Inhaltsverzeichnis

Klinische Notfallmedizin in 2 Bänden

Das gesamte Wissen der klinischen Notfallmedizin in 2 Bänden – umfassend und praxisnah mit zahlreichen Abbildungen. In Band 1 „Wissen" und Band 2 „Skills" wird das vollständige EU-Curriculum Emergency Medicine abgebildet.

- **Band 1 Wissen** – entsprechend dem Currculum in vier Teile gegliedert: Notfallmedizinischen Kernkompetenzen, Organsystem und Patientengruppen, Häufige Notfallsymptome und besondere Notfallsituationen
- **Band 2 Skills** – alle wichtigen Prozeduren und Techniken für die Klinische Notfallmedizin

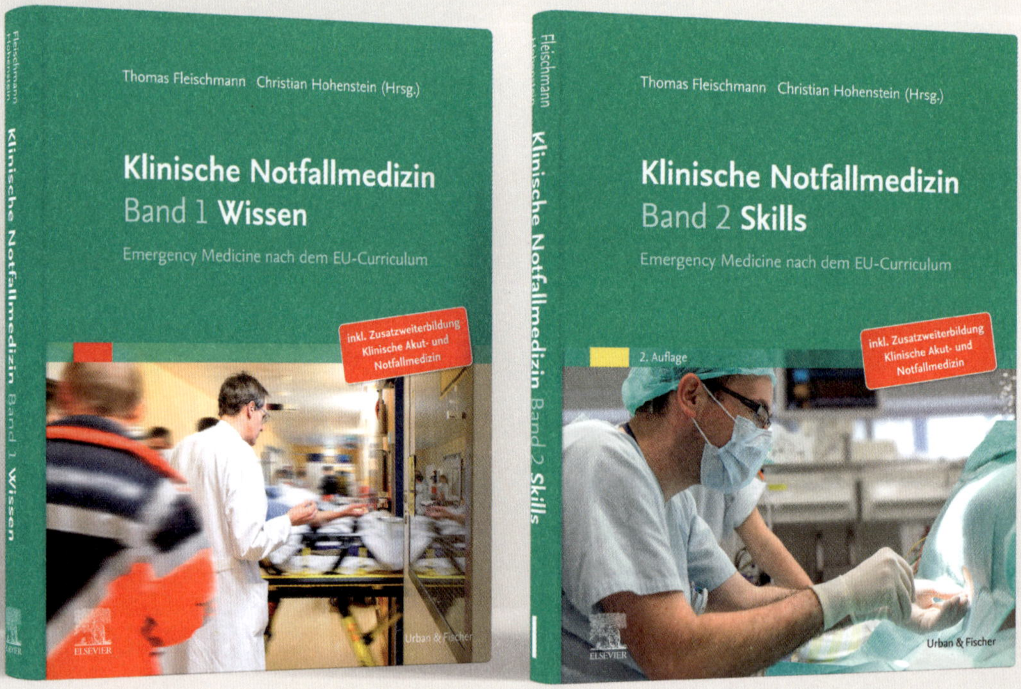

Melden Sie sich für unseren Newsletter an unter www.elsevier.de/newsletter

Diese und viele weitere Titel sowie die aktuellen Preise finden Sie in Ihrer Buchhandlung vor Ort und unter **shop.elsevier.de**

ELSEVIER

20210728b1 Irrtümer vorbehalten. Stand 07/2021

Fleischmann, T.; Hohenstein C. (Hrsg.)

Klinische Notfallmedizin

Band 2 Skills

Widmung Dr. Thomas Fleischmann

Für meine wunderbare Frau Anke, mit großem Dank für ihre Liebe und Nachsicht, und meine beiden großartigen Söhne Maximilian und Florian, die besten Söhne, die ein Vater haben kann.

Widmung PD Dr. Christian Hohenstein

Ich widme dieses Buch meiner Familie. Ich widme es aber auch all denen, die mich in den Jahrzehnten bei der Idee der Notfallmedizin mental unterstützt und an das Thema herangeführt haben. Dieses Buch ist jeder Person gewidmet, die mir zu irgendeinem Zeitpunkt geholfen hat, die notfallmedizinische Idee in Deutschland umzusetzen.

durchgeführt. So wird vermieden, dass durch eine individuelle Bindung von Ressourcen anderen, überlebensfähigen Patienten eine zeitnahe Behandlung vorenthalten wird.

tacSTaRT

In Anpassung an die Situation im militärischen bzw. polizeilichen Einsatz und den Tactical-Combat-Casualty-Care-Empfehlungen wurde der ursprüngliche Algorithmus mSTaRT hinsichtlich der kritischen Blutung (C) modifiziert (Tactical Simple-Triage-and-Rapid-Treatment-Algorithmus) (➤ Abb. 1.7). Die Triage erfolgt an die Gesamtsituation, angepasst in der „Gefährdungszone". In der heißen Zone werden gehfähige Patienten als T3 (Grün) triagiert und in (teil-)sichere Bereiche geschickt. Bei nicht gehfähigen Patienten wird nach Hinweisen für eine kritische Blutung gesucht und diese mittels Notfallmaßnahmen gestoppt. Wenn keine unmittelbare Bedrohungssituation besteht, wird eine vollständige Triage analog dem ABCDE Schema durchgeführt. Hierbei wird versucht, die Situation der „Besonderen Lage" und die vorliegenden Verletzungsmuster zu berücksichtigen.

Kernaussagen

- „Besondere Lagen" (einzeitiges Schadensereignis, mehrzeitiges und an verschiedenen Orten stattfindendes Schadensereignis wie Terroranschlag oder Amoklauf) müssen rasch erkannt werden, um die Alarmierung der notwendigen Rettungsmittel zu ermöglichen.
- In „Besonderen Lagen" ist es erforderlich, bereits präklinisch das Muster von Verletzten oder Erkrankten zu erkennen, die Schwere der Störung zu kategorisieren und die Behandlungspriorität festzulegen.
- International wurden verschiedene Algorithmen für die präklinische Triage entwickelt und in entsprechenden Ländern/Regionen eingeführt.
- Aufgrund von unterschiedlichen Anforderungen und Neuentwicklungen von Bedrohungen wurden bestehende Algorithmen weiterentwickelt. Bisher gibt es keine Hinweise, dass eines dieser Systeme anderen Systemen überlegen ist.
- Teilweise sind die Algorithmen – insbesondere die Weiterentwicklungen – komplex. Es ist somit unklar, ob diese komplexen Abläufe in einer Bedrohungssituation „abrufbar" bzw. anwendbar sind.
- Es erscheint sinnvoll, sich in der regionalen Festlegung auf einen Triage-Algorithmus auf die überregional vorhandenen und eingeführten Algorithmen zu konsentieren. Nur so können eine einheitliche Koordination und Verständigung erreicht werden.
- Die aktuell regional unterschiedlich praktizierten und z. T. in Modifikationen vorgeschlagenen Instrumente weisen eine hohe Komplexität auf. In der Stresssituation einer „Besonderen Lage" wird deshalb das für die Triage notwendige komplexe Wissen schwierig abrufbar sein. Zudem wird durch die Heterogenität der Instrumente bei einem aus verschiedenen Orten gemischten Rettungsteam die Verständigung erschwert. Deshalb dürften vor allem einfach anzuwendende Triage-Algorithmen in der Praxis ausführbar sein.

LITERATUR ZUR VERTIEFUNG

Campbell JL, Fletcher E, Britten N et al. Telephone triage for management of same-day consultation requests in general practice (the ESTEEM trial): a cluster-randomised controlled trial and cost-consequence analysis. Lancet, 2014; 384: 1859–68.

Christ M, Grossmann F, Winter D et al. Modern triage in the emergency department. Dtsch Arztebl Int, 2010; 107: 892–8.

Christ M, Bingisser R, Nickel CH. Emergency Triage. An Overview. Dtsch Med Wochenschr, 2016 Mar; 141(5): 329–35.

Hiereth KI, Hornburger P, Eyer F et al. mSTaRT Trauma & Intox. Erweiterter mSTaRT-Algorithmus für einen Massenanfall von Verletzten unter Berücksichtigung von chemischen Intoxikationen. Notfall Rettungsmed, 2013; 16: 627–36.

Ladehof M, Redmer D, Neitzel C et al. Einsatztaktik beim Massenanfall in Bedrohungslagen. Notfall Rettungsmed, 2018; 21: 462–8.

Ladehof M, Redmer D, Neitzel C et al. tacSTART als adaptierter Sichtungsalgorithmus in Bedrohungslagen. Notfall Rettungsmed, 2018; 21: 469–77.

Mackway-Jones K, Marsden J, Windle J. Ersteinschätzung in der Notaufnahme – Das Manchester-Triage-System. Bern, Stuttgart, Toronto: Huber; 2016.

Parenti N et al. A systematic review on the validity and reliability of an emergency department triage scale, the Manchester Triage System. Int J Nurs Stud, 2014; 51: 1062–9.

Paul A.O, Huppertz T, Mair F et al. Validierung der Vorsichtung nach dem mSTaRT-Algorithmus. Der Unfallchirurg, 2009; 112: 23–32.

Schuster S, Dormann H, Heppner HJ, Singler K, Christ M. Pflegegestützte Triage – ein Erfolgsmodell von modernen Notaufnahmen. Intensiv- und Notfallbehandlung, 2014; 39: 48–56.

Weyrich P, Christ M, Celebi N, Riessen R. Triage systems in the emergency department. Med Klin Intensivmed Notfmed, 2012; 107: 67–78.

KAPITEL

2

Walter Popp, Nina Parohl, Sabine Meyer

Infektionskontrolle und Sterilität

2.1 Händedesinfektion und Hautdesinfektion

In der Notaufnahme wie auch im externen Notfall ist aus hygienischer Sicht die möglichst häufige Händedesinfektion die wichtigste Maßnahme.

Nach den Kriterien der WHO ist eine Händedesinfektion in folgenden Fällen durchzuführen:

- Vor Patientenkontakt
- Nach Patientenkontakt
- Vor aseptischen Tätigkeiten (z. B. Aufziehen von Spritzen)
- Nach Kontakt mit potenziell infektiösem Material (z. B. benutztes Steckbecken oder Aufnehmen von Erbrochenem)
- Nach Kontakt mit der unmittelbaren Patientenumgebung (z. B. Anfassen des Bettgestells)

Im praktischen Alltag sind die ersten beiden Indikationen die wichtigsten und am einfachsten zu erkennen. Die Verbindung – **vor und nach jedem Anfassen des Patienten eine Händedesinfektion durchzuführen** – ist leicht zu merken und sollte als Automatismus verinnerlicht sein.

Praktisch wird die Hohlhand mit dem Händedesinfektionsmittel befüllt, bis sie überläuft (das entspricht in etwa den erforderlichen 3 ml) und dann wird so lange verrieben, bis die Hände trocken sind (das entspricht im Allgemeinen den vorgegebenen 30 s).

Handschuhe sollten immer nur über komplett trockene Hände angezogen werden. Auch **nach dem Ausziehen der Handschuhe** ist eine Händedesinfektion erforderlich, da Handschuhe schon produktionsbedingt Löcher haben bzw. im Einsatz erwerben können und es dadurch zwangsläufig zu einer Kontamination der Hände kommt.

Das Tragen von Handschuhen kann den Träger in einer falschen Sicherheit wiegen.

Auch unter Notfallbedingungen sollte die Händedesinfektion entsprechend den genannten Indikationen möglichst durchgeführt werden.

Spender sollten in jedem Raum vorhanden sein, möglichst nah am Patienten. Kitteltaschenflaschen sind ebenso akzeptabel.

Auch in Notaufnahmen gilt das generelle **Schmucktrageverbot** (➤ Abb. 2.1).

MERKE

„Bei Tätigkeiten, die eine hygienische Händedesinfektion erfordern, dürfen an Händen und Unterarmen z. B. keine

- Schmuckstücke,
- Ringe, einschließlich Eheringe,
- Armbanduhren,
- Piercings,
- künstlichen Fingernägel,
- sog. Freundschaftsbänder

getragen werden.

Fingernägel sind kurz und rund geschnitten zu tragen und sollen die Fingerkuppe nicht überragen."

(TRBA 250)

Auf Nagellack muss verzichtet werden.

Die Vorgaben gelten für alle Mitarbeiter in der Notaufnahme und der Notfallmedizin.

Bei den **Händedesinfektionsmitteln** sollten routinemäßig Präparate eingesetzt werden, die kumulativ mindestens 70 % Alkohole enthalten und „Begrenzt viruzid PLUS" sind. „Viruzide" Präparate können die Haut dauerhaft austrocknen. Sollten Patienten mit Norovirus- oder Adenovirus-Infektion eintreffen, ist entsprechend Hygieneplan zu verfahren, wobei begrenzt viruzid PLUS oder viruzide Präparate anzuwenden sind.

Mindesteinwirkzeiten

MERKE

Für die **Haut- und Händedesinfektion** sind im Wesentlichen folgende **Mindesteinwirkzeiten** wichtig:

- Hygienische Händedesinfektion: 30 s
- Chirurgische Händedesinfektion: 3 min
- Präoperative Hautdesinfektion: 3 min
- Hautdesinfektion vor Legen einer peripheren Venenverweilkanüle bzw. vor Blutabnahme: 15 s
- Hautdesinfektion vor Legen eines ZVK: 1 min
- Hautdesinfektion vor Gelenkpunktionen: 3 min

Vor der Punktion **Talgdrüsen-reicher Haut** (z. B. Kopf, Achsel, Leiste, hintere Schweißrinne) ist die Einwirkzeit verlängert und liegt – je nach Hersteller des Hautdesinfektionsmittels – zwischen 1 und 10 min.

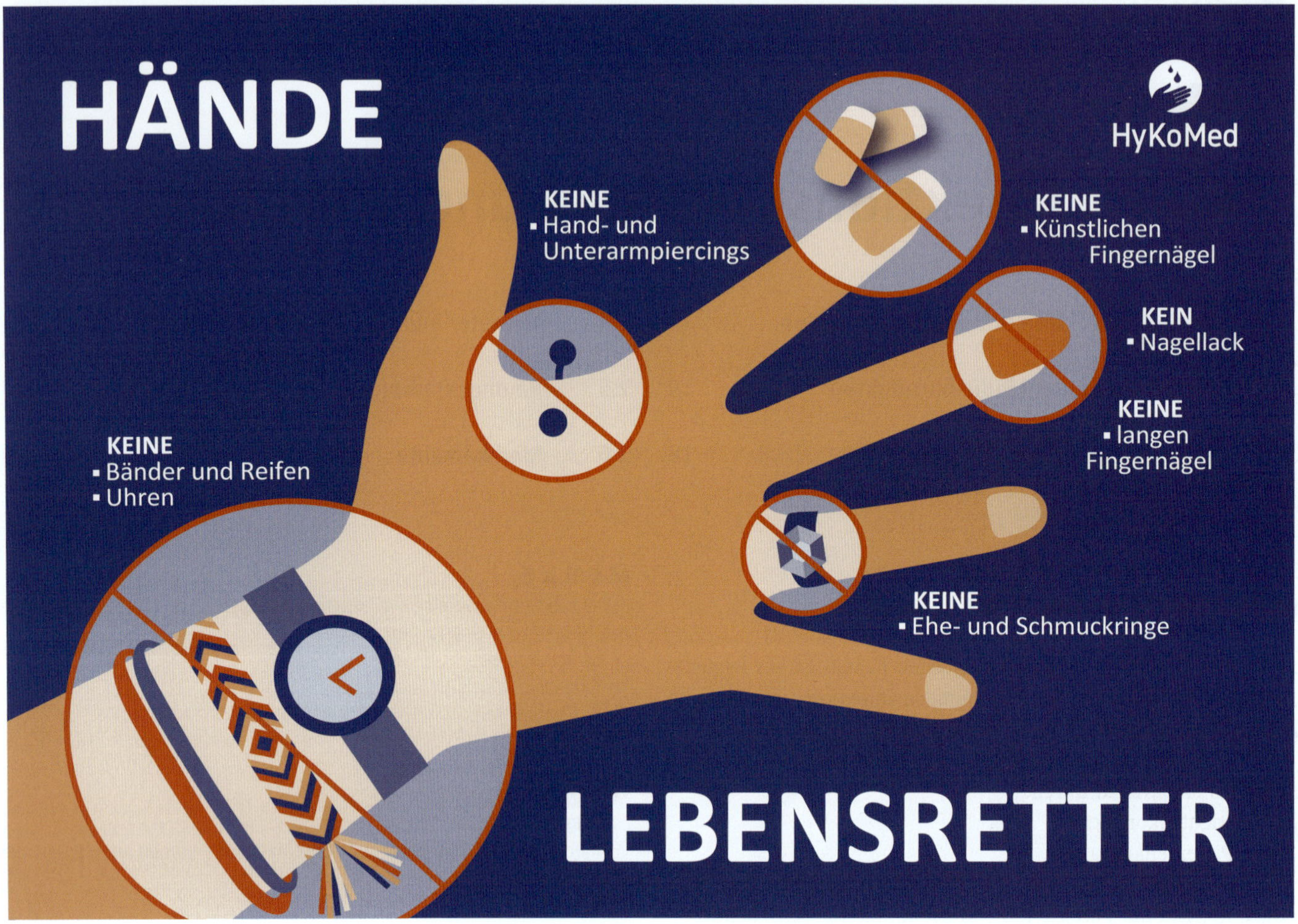

Abb. 2.1 Hände – Lebensretter [F781-006]

INFO

3er-Regel

Die folgende 3er-Regel vereinfacht eine einheitliche Umsetzung:

30 s:	• Hygienische Händedesinfektion • Hautdesinfektion vor Legen einer PVK • Hautdesinfektion vor Blutabnahmen
3 min:	• Chirurgische Händedesinfektion • Präoperative Hautdesinfektion • Hautdesinfektion vor Legen eines ZVK • Hautdesinfektion vor Gelenkpunktion • Vor Punktion Talgdrüsen-reicher Haut (z. B. Kopf, Achsel, Leiste, hintere Schweißrinne): Desinfektionsmittel wählen mit Einwirkzeiten unter 3 min!

Verschiedene Schleimhaut-Desinfektionsmittel sind:

- Octenidin
- Chlorhexidin
- Polihexanid
- PVP-Iod
- Hypochlorit

Bei diesen sind mögliche Kontraindikationen zu beachten, z. B. im Hinblick auf die Anwendung am Trommelfell, an Knorpel/Gelenken, bei Schilddrüsenerkrankungen oder Radioiodtherapie, bei Kindern.

2.2 Aufbereitung von Medizinprodukten

Die Aufbereitung von Medizinprodukten sollte zentral und nicht in der Notaufnahme selbst erfolgen. Eine Ausnahme davon stellen unkritische Medizinprodukte wie Stethoskope oder Blutdruckmanschetten dar, die mittels Wischdesinfektion aufbereitet werden können. Insbesondere bei diesen Instrumenten, die oftmals bei verschiedenen Patienten angewendet werden, ist auf eine häufige und ausreichende Desinfektion zu achten. Die Kontamination der Medizinprodukte mit pathogenen Keimen und über diese die Übertragung auf weitere Patienten kann dadurch vermieden werden.

Der Einsatz von **Einmalartikeln** spart Zeit für das Personal, z. B. Einmalstauschläuche.

2.3 Flächendesinfektion

Die Flächendesinfektion kann mit Eimern und Desinfektionsmittellösung erfolgen. Hierzu ist in der Nähe ein unreiner Arbeitsraum erforderlich, in dem ein Ausguss und ein Desinfektionsmitteldosiergerät angebracht sind. Grundsätzlich sind Oberflächentücher nur einmal in die Lösung einzutauchen und dann zu verwerfen (Einmaltücher) oder der desinfizierenden Waschung zuzuführen (Mehrwegtücher).

Heute werden in der Pflege überwiegend Einmaltuchspendereimer eingesetzt, bei denen die Tücher nach einmaliger Nutzung entsorgt werden. Nachdem die erste Generation dieser Eimer immer weiter benutzt wurde, zeigte sich innen eine massive Biofilmkontamination mit Keimwachstum selbst in der Desinfektionsmittellösung. Daher sind heute Eimer einzusetzen, die nach einmaliger Nutzung zu entsorgen sind oder die mit einem Beutel befüllt werden, der mit den Einmaltüchern gefüllt ist und in den die Desinfektionsmittellösung gegeben wird. Der Beutel wird nach Nutzung verworfen.

MERKE

Bei der Verwendung von **Einmaltuchspendereimern** ist zu beachten:

- Die Deckel sind immer geschlossen zu halten, da es ansonsten zu Austrocknung und Wirkungsverlust sowie zur Kontamination der ersten Tücher kommen kann.
- Es ist genügend Desinfektionsmittellösung einzufüllen, da ansonsten die letzten Tücher trocken und wirkungslos sind.

Die eingesetzten **Desinfektionsmittel** müssen VAH-gelistet sein. Im Allgemeinen gelten für die Flächendesinfektionsmittel die Konzentrationen entsprechend der Einwirkzeit von 1 h (oft 0,5 %). Im „Normalfall" kann die Fläche wiederbenutzt werden, wenn sie trocken ist (bei feuchtem Boden Rutschgefahr), also weit vor 1 h. Ausnahmen muss der Hygieneplan definieren, z. B. bei MRE-Patienten.

Die VAH-Liste enthält eine eigene Einteilung für die **Virus-Wirksamkeit** von Desinfektionsmitteln (➤ Tab. 2.1).

Tab. 2.1 Virus-Wirksamkeit von Desinfektionsmitteln

Einteilung	Wirksam gegen
Begrenzt viruzid	Behüllte Viren, z. B. • Hepatitis-B- und -C-Virus • HI-Virus • Influenzavirus • Herpesvirus • SARS-CoV-2
Begrenzt viruzid PLUS	Wie „Begrenzt viruzid", zusätzlich • Adenovirus • Norovirus • Rotavirus
Viruzid	Behüllte und unbehüllte Viren, z. B. • Hepatitis-A-Virus • Adenovirus • Norovirus • Rotavirus • Papillom-Viren • Poliovirus

Für **(komplette) Viruzidie** sind im Allgemeinen **Sauerstoffabspalter** oder **Aldehyde** erforderlich. Es macht Sinn, in Notaufnahmen routinemäßig Sauerstoffabspalter für die Flächendesinfektion einzusetzen, da dann keine Umstellungen erforderlich sind, wenn z. B. ein Patient mit Norovirus-Infektion eintrifft.

Wegen der in Notaufnahmen oft unklaren Situation bezüglich möglicher Infektionen oder Kolonisationen von Patienten sollten Flächen- und Gerätedesinfektionsmaßnahmen mehrfach am Tag durchgeführt werden. Dies betrifft besonders häufig angefasste Kontaktflächen (z. B. Bettgestelle, Lichtschalter, Türklinken). Auch Geräte (z. B. Ultraschallgerät) sind besonders zu beachten. **Speziell ausgebildetes Reinigungspersonal** (Servicekräfte), das im jeweiligen Bereich fest eingesetzt wird, arbeitet häufig schneller und effektiver als das Pflegepersonal, das die Aufbereitung oft nicht als Kernaufgabe ansieht. Desinfizierbare oder spülmaschinenfeste Tastaturen von PCs sollten Standard sein.

2.4 Katheter und Verbrauchsmaterialien

Für alle Maßnahmen am Patienten gelten die entsprechenden **KRINKO-Empfehlungen,** die seit der Änderung des Infektionsschutzgesetzes 2011 verbindlich umzusetzen sind. Dies betrifft beispielsweise das Legen von peripheren Venenverweilkanülen (PVK), zentralen Venenkathetern (ZVK) und Blasenkathetern. In jedem hauseigenen Hygieneplan müssen die Maßnahmen dezidiert beschrieben werden.

Unter Notfallbedingungen ohne maximale Barrierevorkehrungen angelegte ZVK sollten innerhalb von 24 h entfernt und an anderer Stelle neu angelegt werden. Gleiches gilt für unter Notfallbedingungen gelegte PVK, bei deren Legen nicht die Regeln der Antisepsis beachtet werden konnten. Das Legen von ZVK und PVK ist zu dokumentieren.

Auf HNO-ärztlichen Behandlungseinheiten dürfen keine offenen und ungeschützten Instrumente ausgelegt werden, da diese oft Blutkontakt haben und insofern ein Virus-Übertragungsrisiko nicht sicher ausgeschlossen werden kann. Hier ist ein Tablettsystem zu verwenden, wie es im zahnärztlichen Bereich üblich ist.

MERKE

Folgende **Lagerfristen für Sterilgut** gelten:

- Ungeschützt (offen): alsbaldiger Verbrauch (innerhalb von 2 Tagen)
- Geschützt (in geschlossenen Schränken oder Schubladen): 6 Monate (in zusätzlicher Umverpackung 5 Jahre)

2.5 Raumgestaltung

Bei der räumlichen Gestaltung von Notaufnahmen sind aus hygienischer Sicht **getrennte Untersuchungsräume** die beste Lösung. In diesen sollten auch Waschbecken sein. Die Räume sind so sparsam als möglich auszustatten, damit bei eventuellen Infektionspatienten die anschließenden Aufbereitungsmaßnahmen möglichst kurz dauern können und wenig Material weggeworfen werden muss. **Sterilgüter** sind nicht offen aufzubewahren, sondern in (geschlossenen) Schränken und Schubladen.

Derzeit gibt es einen Trend zu Großraumlösungen in Notaufnahmen. Dabei sollten zwischen den Patienten keine Vorhänge sein (weil deren Aufbereitung und regelmäßige Desinfektion oft nicht funktioniert), sondern mobile Wände oder faltbare Raumteiler, die wischdesinfiziert werden können.

Notaufnahmen erfordern üblicherweise einen unreinen Arbeitsraum, in dem auch eine Steckbeckenspüle vorhanden sein muss. Alternativ können auch Einmalsteckbecken und Einmalurinflaschen verwendet werden, die die Flüssigkeit mittels Gel binden und als Müll entsorgt werden können.

Wenn es in der Notaufnahme ausschließlich Fensterlüftung gibt, sollten die Fenster außen mit Fliegengitter versehen sein. Es kann auch Räume geben, in denen es durch eingeschaltete elektrische Geräte (z. B. Ultraschall) oder großflächige sonnige Fensterflächen zu **Überwärmung** kommt. In solchen Räumen können Umluftkühlgeräte installiert werden, die allerdings der VDI 6022 entsprechen müssen. Bei diesen fällt durch die Kühlung allerdings Wasser an, das (nicht in das Waschbecken!) abgeleitet werden muss. Zudem neigen die Geräte zur Biofilmbildung und damit zur Verkeimung, sodass sie regelmäßig desinfizierend gereinigt sowie gewartet werden müssen.

Wenn der Aufenthalt von Patienten in der Notaufnahme auf mehrere Stunden eingeplant ist (fließender Übergang zu Aufnahmestationen), ist auch deren **Speisenversorgung** zu regeln. Dies sollte in Absprache mit der Küchenleitung geschehen, da diese erheblich vom Speisenkonzept (am häufigsten Cook & Serve, Cook & Chill, Cook & Freeze) abhängt. Gegebenenfalls sind auch Flächen für Kühl- oder Warmhaltewagen einzuplanen. Das Hazard-Analysis-and-Critical-Control-Point **(HACCP-)-Konzept** sollte von der Küchenleitung bis zum Patienten ausgelegt sein und auch von der Küche überwacht und kontrolliert werden.

2.6 Medikamente

Für das Richten von Medikamenten gelten die üblichen hygienischen Bedingungen, die im Hygieneplan festgelegt sein sollten. Normalerweise muss ein fertig zubereitetes Medikament (Spritze, Infusion) dem Patienten innerhalb von 1 h verabreicht werden. Im **Notfallwagen** kann das Medikament etwas länger zubereitet „stehen" (z. B. Verwerfen erst nach 24 h), da das Überleben des Patienten höherrangig gegenüber der Hygiene ist. Allerdings sollte auch eine solche Regelung mit der Krankenhaushygiene und der Hygienekommission abgestimmt sein. Ansonsten gilt auch hier die Devise, dass möglichst wenige Materialien offen auf dem Notfallwagen liegen sollten. Keine Lagerung von offenen Ampullen, aufgezogene Spritzen müssen korrekt beschriftet (Inhalt, Datum, Uhrzeit, Handzeichen) und mit einem sterilen Stopfen verschlossen sein. Andernfalls, insbesondere bei unklarem Inhalt, sind die Spritzen sofort zu verwerfen.

Außerdem sind entsprechende Fachinformationen von Medikamenten zu beachten. Beispielsweise muss Propofol grundsätzlich unmittelbar nach dem Aufziehen verwendet werden, da Todesfälle durch frühe bakterielle Kontamination vorkommen können. Einheitliche Regeln für Medikamente können daher nicht aufgestellt werden.

VERWENDETE LITERATUR

ABAS: Beschluss 610. Schutzmaßnahmen für Tätigkeiten außerhalb von Sonderisolierstationen bei der Versorgung von Patienten, die mit hochpathogenen Krankheitserregern infiziert oder krankheitsverdächtig sind. 2016.

Empfehlung der Kommission für Krankenhaushygiene und Infektionsprävention (KRINKO) beim Robert Koch-Institut (RKI) und des Bundesinstitutes für Arzneimittel und Medizinprodukte (BfArM). Anforderungen an die Hygiene bei der Aufbereitung von Medizinprodukten. Bundesgesundheitsbl, 2012; 55: 1244–310.

Empfehlung der Kommission für Krankenhaushygiene und Infektionsprävention (KRINKO) beim Robert Koch-Institut. Prävention von Infektionen, die von Gefäßkathetern ausgehen. Teil 1 – Nichtgetunnelte zentralvenöse Katheter. Bundesgesundheitsbl, 2017; 60: 171–206.

Empfehlung der Kommission für Krankenhaushygiene und Infektionsprävention (KRINKO) beim Robert Koch-Institut. Prävention von Infektionen, die von Gefäßkathetern ausgehen. Teil 2 – Periphervenöse Verweilkanülen und arterielle Katheter. Bundesgesundheitsbl, 2017; 60: 207–15.

Empfehlung der Kommission für Krankenhaushygiene und Infektionsprävention (KRINKO) beim Robert Koch-Institut. Infektionsprävention im Rahmen der Pflege und Behandlung von Patienten mit übertragbaren Krankheiten. Bundesgesundheitsbl, 2015; 58: 1151–70.

Jürs U. Hygiene in der Notaufnahme – Reine Organisationssache. Heilberufe/ Das Pflegemagazin, 2013; 65: 13–5.

Popp W. Kurzlehrbuch der Krankenhaushygiene für Medizinstudentinnen und -studenten, Auszubildende in Gesundheitsberufen und Hygienebeauftragte. 2019. www.hykomed.de (letzter Zugriff 1.12.2019).

RKI: Antworten auf häufig gestellte Fragen zu Ebolafieber. RKI, 9.5.2018.

TRBA 250: Biologische Arbeitsstoffe im Gesundheitswesen und in der Wohlfahrtspflege. 2018. https://www.baua.de (letzter Zugriff 1.12.2019).

KAPITEL

3

Joachim Koppenberg

Wiederbelebung

Die Maßnahmen der Wiederbelebung bzw. Reanimation bzw. kardiopulmonalen Reanimation (*Cardio-Pulmonal Resuscitation*, CPR) eines Menschen in einer Notaufnahme unterscheiden sich primär grundsätzlich nicht von den allgemeinen Empfehlungen zur Reanimation. Aktuell handelt es sich dabei um die ERC-Empfehlungen aus dem Jahr 2020 [1, 2], welche seit 2015 inhaltlich keine wesentlichen Änderungen erfahren haben, jedoch die bisherigen Maßnahmen unterstützen und nur teilweise modifizieren. Speziell wurde noch eine Empfehlung bezüglich erhöhter Schutzmaßnhamen bei der Wiederbelebung von COVID-19-Patienten publiziert [3].

Grundsätzlich darf gegenüber der präklinischen Situation in einer Notaufnahme von besseren Voraussetzungen zur Leitlinienumsetzung ausgegangen werden. Dies beginnt bei der zügigen Feststellung des Kreislaufstillstands und der schnellen und kompetenten Umsetzung der Basismaßnahmen (*Basic Life Support*, BLS) sowie der erweiterten Maßnahmen (*Advanced Life Support*, ALS; *Pediatric Life Support*, PLS). Des Weiteren können in einer Notaufnahme diagnostische und therapeutische Maßnahmen ergriffen werden, die in der Präklinik oft noch nicht zum Einsatz kommen können. Dieses Kapitel wird zum einen die Grundlagen der Wiederbelebung darstellen, im Besonderen jedoch auch auf die erweiterten Möglichkeiten in der klinischen Notfallmedizin eingehen.

3.1 Allgemeines zur Reanimation in der Notaufnahme

Die Grundvoraussetzungen für eine erfolgreiche Reanimation sind wohl – mit Ausnahme einer Intensivstation – nirgends besser gegeben als in einer Notaufnahme. So konnten Kayser et al. [4] in einer Arbeit mit über 60.000 Patienten nachweisen, dass Patienten mit einem innerklinischen Kreislaufstillstand in amerikanischen Notaufnahmen im Vergleich zu Normalstationen eine deutlich verbesserte Überlebenschance (Krankenhausentlassung) hatten (22,8 vs. 10,8 %). Signifikante Unterschiede ergeben sich bei den Überlebensraten, wenn berücksichtigt wird, ob der Patient den Stillstand in der Notaufnahme selbst oder bereits präklinisch erlitten hat (24,6 vs. 10,1 %) bzw. ob es sich um eine nichttraumatische bzw. traumatische Ursache handelt (23,8 vs. 7,5 %). Die guten Überlebenschancen und Entlassungsraten bei Eintreten des Kreislaufstillstands in einer Notaufnahme können in erster Linie durch eine schnellere Detektion des Ereignisses sowie die zügig eingeleitete Therapie durch geschultes Personal erklärt werden. So betrug z. B. die Zeit bis zur ersten Defibrillation im Median unter 1 min und die Zeit bis zur Etablierung eines erweiterten Atemwegsmanagements im Median 3 min nach Stillstand. Als weitere positive Aspekte dürfen genannt werden: das sichere klinische

Umfeld (hell, trocken, warm, bekannte Umgebung), ausreichend Personal (quantitativ und qualitativ), erweiterte diagnostische und therapeutische Möglichkeiten (s. unten).

In den besonderen Fokus ist die Erkennung von Risikopatienten und somit die Vermeidung des Eintritts eines Kreislaufstillstands getreten. So kann durch frühzeitige Identifikation und Behandlung von kritisch kranken Patienten das Eintreten eines Kreislaufstillstands idealerweise verhindert werden. Hierfür wurde in den Leitlinien erstmals die sog. Präventionskette aus Ausbildung, Überwachung, Erkennung, Alarmierung und Reaktion entwickelt. Immer häufiger setzten sich auch sog. **Medical Emergency Teams (MET)** in Krankenhäusern durch [5]: Das MET kommt noch vor Eintreten eines Kreislaufstillstands präventiv zum Einsatz und wird zu kritisch kranken Patienten auf die Normalstation alarmiert. Durch Einführung solcher METs kann die Inzidenz innerklinischer Herz-Kreislauf-Stillstände reduziert werden [6].

3

3.2 Alarmierung und Organisation

Bei der Behandlung von Patienten mit einem innerklinischen Kreislaufstillstand ist der Übergang von Basismaßnahmen zu erweiterten Maßnahmen aufgrund der speziellen Situation fließend (➤ Abb. 3.1).

Von besonderer Bedeutung ist, dass

- der Stillstand unmittelbar erkannt wird,
- zügig ein Reanimationsalarm ausgelöst wird (entweder direkt für das Notaufnahmeteam oder ggf. für ein krankenhausweites REA-Team),
- die CPR inkl. Atemwegshilfen und Sauerstoffgabe sofort begonnen und
- eine notwendige Defibrillation (entweder via AED oder Defibrillator) innerhalb von 3 min verabreicht wird.

Erleidet der Patient, beobachtet an einem Monitor, einen Kreislaufstillstand und liegt ein Kammerflimmern vor und ist zudem bereits auch ein Defibrillator am Patienten angeschlossen, so kann bei dem beoachteten defibrillationswürdigen Rhythmus initial bis zu dreimal sofort defibrilliert werden. Die weiteren Maßnahmen werden in den nächsten Abschnitten detailliert besprochen.

3.2.1 Teamzusammensetzung

In größeren Notaufnahmen wird sich das **REA-Team** in der Regel aus Mitarbeitern der Notaufnahme rekrutieren. In kleineren Krankenhäusern gibt es häufig ein REA-Team für das gesamte Krankenhaus, das auch für die Notaufnahme zuständig ist. Die Erstbehandlung (BLS plus AED) findet dann durch das vor Ort anwesende Personal statt, während das REA-Team die erweiterten Maßnahmen (ALS) einleitet. Auch in solchen Modellen können nach Reanimation Entlassungsraten von 28 % erreicht werden [7]. In angloamerikanischen Notaufnahmen und zunehmend auch in deutschsprachigen Schockräumen gehört in kritischen Situationen (Reanimation, Polytraumaversorgung u. a.) ein **Teamleader** zur Standardbesetzung. Dieser ist nicht direkt in die manuelle Behandlung des Patienten involviert, sondern leitet und koordiniert den Einsatz der einzelnen Teammitglieder und kann so den Überblick über die Situation behalten. Seine Aufgaben beinhalten neben der Anordnung und Überwachung der Maßnahmen auch die Klärung des DNAR-Status *(Do Not Attempt Resuscitation)* sowie die Invasivität bzw. Dauer der Maßnahmen bis hin zur definitiven Entscheidung über deren Abbruch. Die Funktionen der einzelnen Teammitglieder sollten im Vorfeld konzeptionell klar und eindeutig festgelegt und trainiert sein. Alle Mitarbeiter einer Notaufnahme sollten mindestens einmal, besser zweimal jährlich an einem BLS- bzw. ALS-Training teilgenommen haben. Leider zeigen Untersuchungen, dass die Qualität innerklinischer Herzdruckmassagen nicht immer optimal ist [8, 9]. Zu beherzigen ist auch, dass die Anwesenheit von zu vielen Helfern kontraproduktiv wirken kann, wenn ihr Einsatz nicht klar strukturiert ist. Ideal scheint im Rahmen einer Reanimation der Einsatz von 6 Personen zu sein:

INFO

Ideale REA-Teambesetzung

- 1 × Teamleader
- 2 × Position Herzdruckmassage, inkl. Bedienung Defibrillator
- 1 × Position Atemwegsmanagement
- 1 × Position i. v./i. o. Zugang + Medikation
- 1 × Position Dokumentation

3.3 Basismaßnahmen (Basic Life Support, BLS)

Die Leitlinien 2020 stellen insbesondere die Bedeutung der suffizienten Herzdruckmassage in den Vordergrund aller Bemühungen, was durch den Ablaufwechsel von ABC auf CAB unterstrichen wird. Da für die suffiziente Herzdruckmassage ein hoher Evidenzgrad vorliegt, gilt es, jede unnötige Unterbrechung definitiv zu verhindern. Der Ablauf von BLS-Maßnahmen folgt dem Algorithmus in ➤ Abb. 3.2.

Findet man einen Patienten leblos ohne jegliche Bewegung bzw. Reaktion vor, so muss sofort der REA-Alarm ausgelöst werden und, wenn möglich, durch einen zweiten Helfer ein AED oder Defibrillator organisiert werden. Der Ersthelfer macht die Atemwege frei und überprüft die Atmung. Findet sich keine suffiziente Atmung, wird unmittelbar mit der CPR in einem Verhältnis von 30 Kompressionen zu 2 Beatmungen begonnen. Die Kompressionen sollen schnell (zwischen 100–120/min) und kräftig (mindestens 5 – max. 6 cm Tiefe) in der Mitte des Brustkorbs vorgenommen werden, wobei auf eine vollständige Entlastung zu achten ist. Die 2 Beatmungen (nach Möglichkeit innerklinisch mit einer Maske und Sauerstoffanschluss via Demandventil oder einer supraglottischen Atemwegshilfe, ansonsten von Mund zu Mund) erfolgen bei überstreckten Kopf und angehobenem Kinn jeweils über 1 s; als Zielgröße dient die Hebung des Thorax. Unmittelbar danach wird mit den Kompressionen fortgefahren und im Zyklus 30 Kompressionen zu 2 Beatmungen bis zum Eintreffen des AED/Defibrillators bzw. REA-Teams weiter reanimiert.

Die Unterbrechungen der Thoraxkompressionen sind auf ein Minimum zu beschränken. Sind zwei Helfer anwesend, sollen

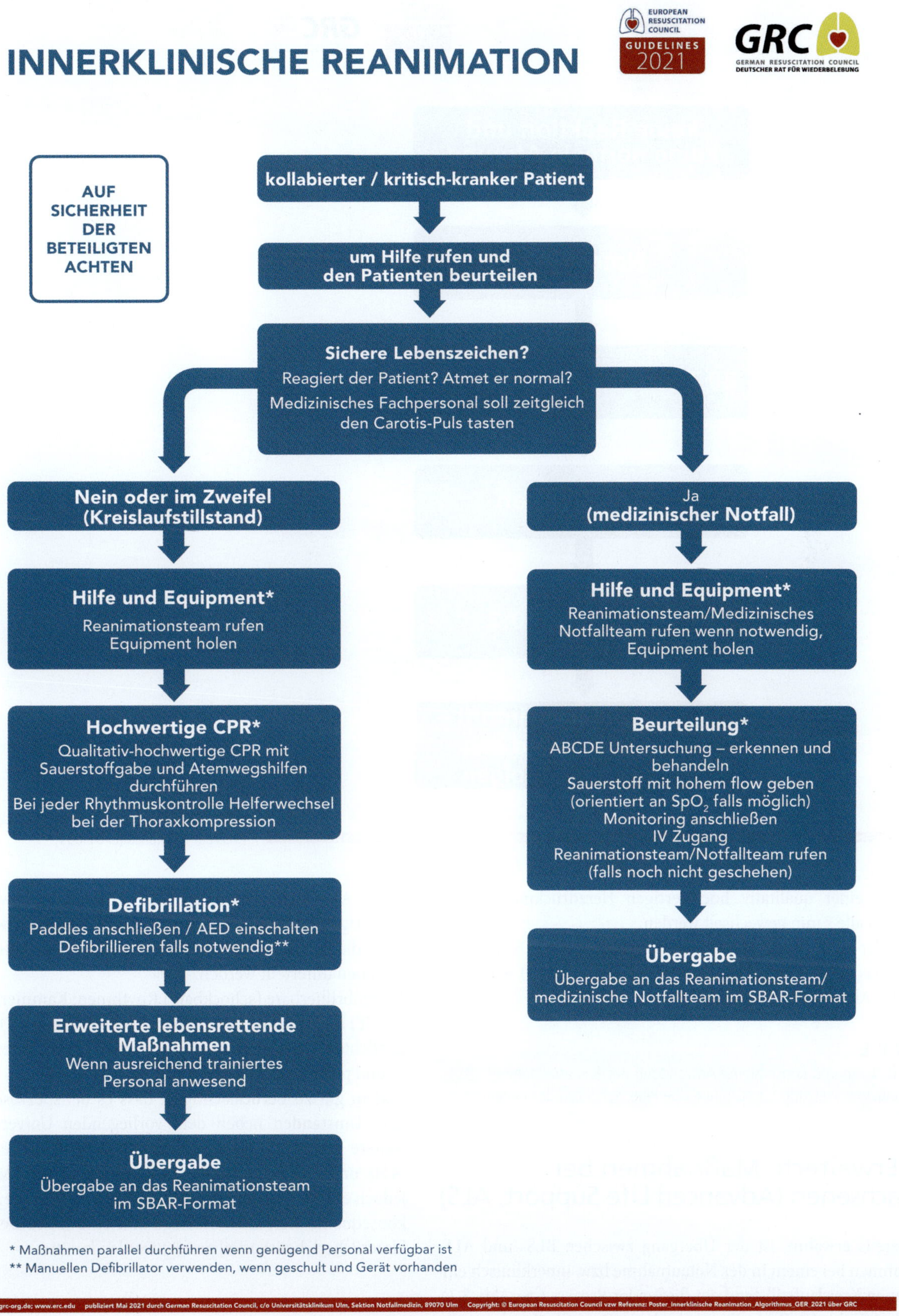

Abb. 3.1 Algorithmus zur Behandlung des innerklinischen Kreislaufstillstands [F781-035]

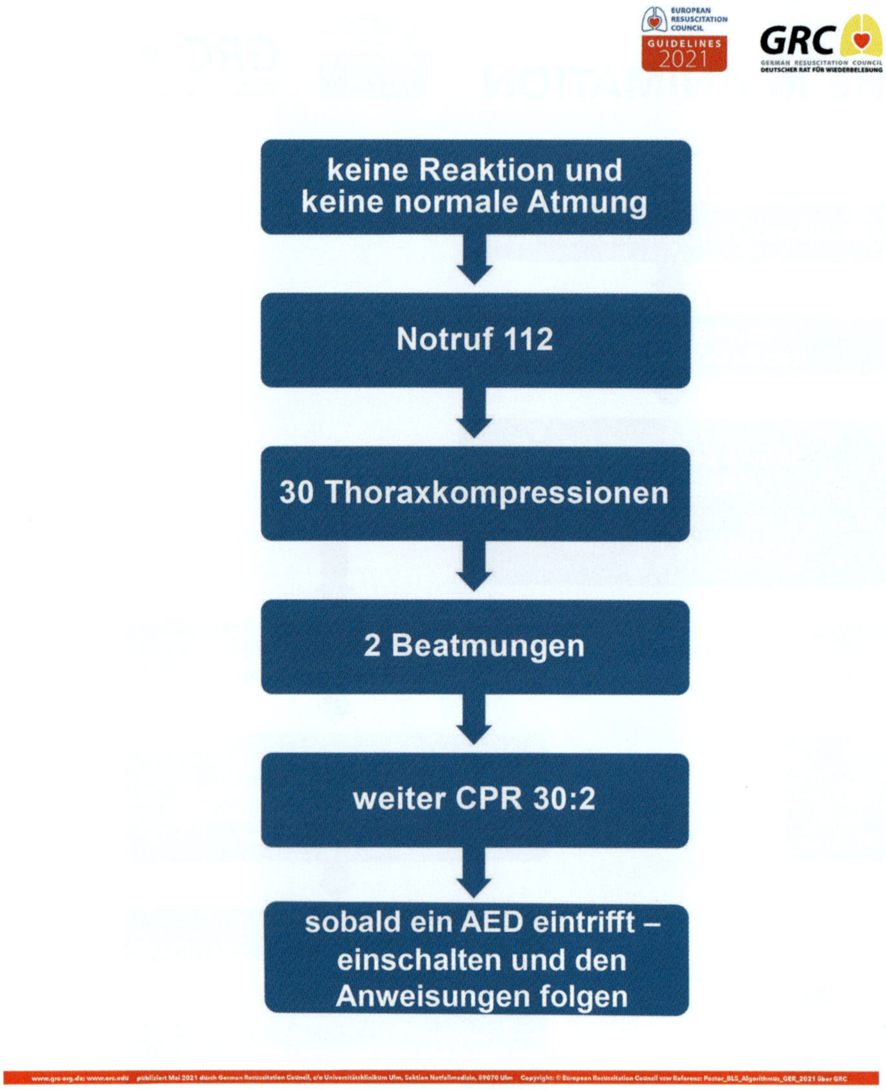

Abb. 3.2 BLS-Algorithmus zur Behandlung des Herz-Kreislauf-Stillstands [F781-034]

im Sinne einer qualitativ hochwertigen Herzdruckmassage die Positionen alle 2 min gewechselt werden.

Trifft der AED ein, so ist nach den Vorgaben des AEDs weiterzufahren. Das eintreffende REA-Team (inkl. Defibrillator) wird nach dem ALS-Algorithmus vorgehen.

MERKE

Die suffiziente und konsequente Anwendung der Basismaßnahmen (BLS) ist Grundvoraussetzung für optimale Überlebenschancen des Patienten.

3.4 Erweiterte Maßnahmen bei Erwachsenen (Advanced Life Support, ALS)

Wie bereits erwähnt, ist der Übergang zwischen BLS- und ALS-Maßnahmen bei einem in der Notaufnahme bzw. innerklinisch eingetretenen Kreislaufstillstand ein fließender Prozess (➤ Abb. 3.1). Je nach Anzahl der Personen sowie deren Qualifikation kann der Übergang unterschiedlich sein.

Die ALS-Maßnahmen, die nun näher erläutert werden, können zum Algorithmus in ➤ Abb. 3.3 zusammengefasst werden; danach kann die Behandlung der Kreislaufstillstände grundsätzlich in zwei Gruppen unterteilt werden:

1. Defibrillierbare (schockbare) Rhythmen: Kammerflimmern (VF) und pulslose ventrikuläre Tachykardie (pVT)
2. Nichtdefibrillierbare (nicht-schockbare) Rhythmen: Asystolie und pulslose elektrische Aktivität (PEA)

Zudem gilt zu berücksichtigen, dass es bei spezifischen Ursachen bzw. Umständen neben dem vorliegenden Universalalgorithmus weitere diagnostische und therapeutische Optionen geben kann (4 Hs und HITS s. unten). Bei Betrachtung aller Maßnahmen ist jedoch erneut festzuhalten, dass bis heute nur für die suffiziente und konsequente Herzdruckmassage und eine frühe Defibrillation ein klarer Überlebensvorteil gezeigt werden konnte.

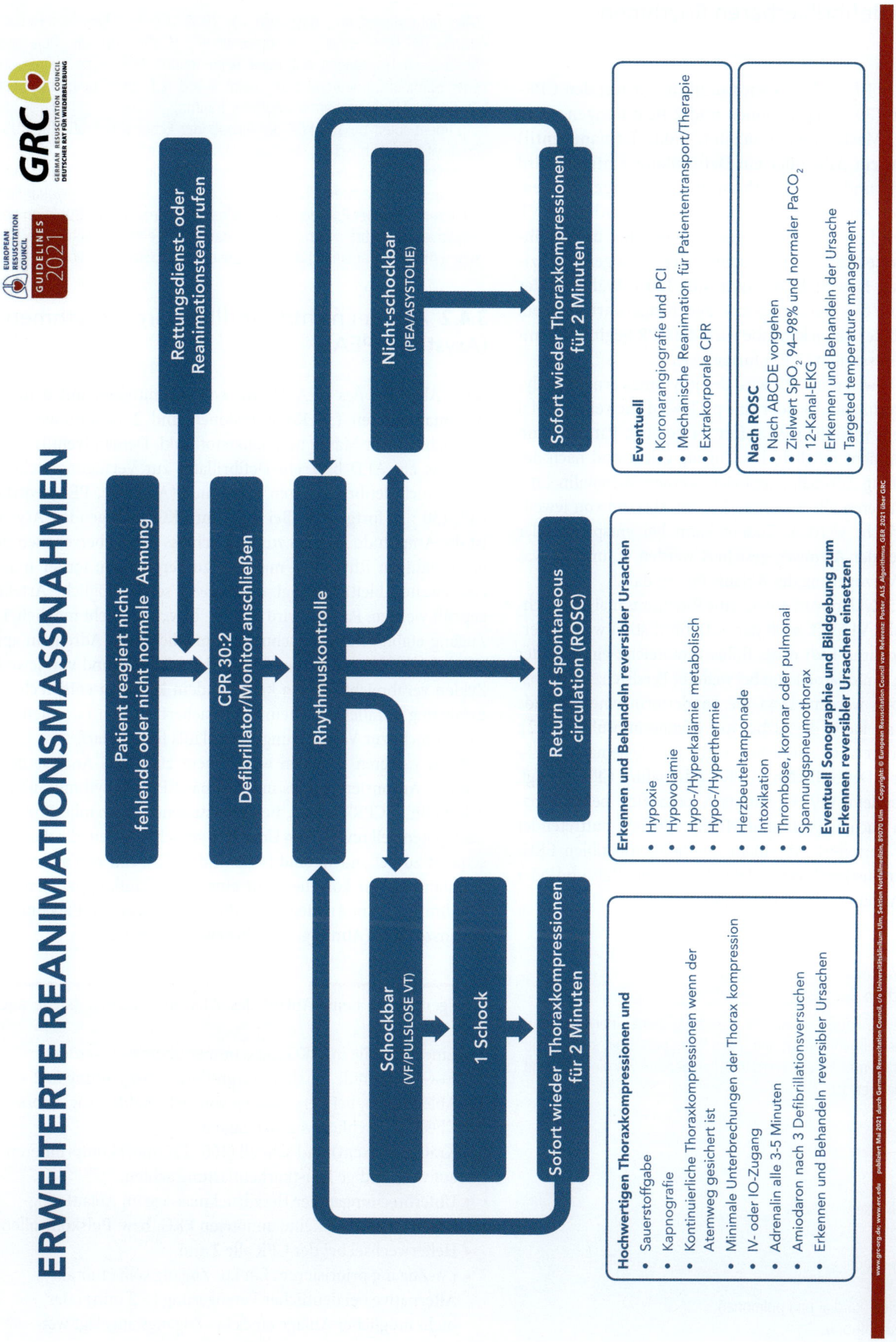

Abb. 3.3 ALS-Algorithmus zur Behandlung des Herz-Kreislauf-Stillstands [F781-035]

3.4.1 ALS bei defibrillierbaren Rhythmen (VF, pVT)

Nach Absetzen des REA-Alarms wird unmittelbar mit den CPR-Basismaßnahmen (30 Kompressionen und 2 Beatmungen, nach Möglichkeit mit Maske und Sauerstoff inkl. Demandventil) begonnen. Sobald ein AED oder ein Defibrillator eintrifft, wird dieser installiert und die Rhythmusanalyse vorgenommen. Findet sich in der Analyse ein defibrillierbarer Rhythmus (VF oder pVT), so wird das Gerät unverzüglich geladen und defibrilliert (idealerweise mittels biphasischem Gerät mit gerätespezifischer Dosis bzw., falls nicht bekannt, mit 150 J. Während des Ladevorgangs soll die Herzdruckmassage fortgeführt werden. Unmittelbar nach der Schockabgabe wird die CPR beginnend mit den Thoraxkompressionen (30:2) fortgesetzt.

Nach 5 Zyklen bzw. 2 min CPR wird der Rhythmus erneut analysiert. Besteht weiterhin ein VF oder eine pVT, wird ein weiteres Mal defibrilliert. Erneut wird die CPR sofort fortgeführt. Parallel kann ein i. v. bzw., falls nicht möglich, i. o. Zugang gelegt und nach der 3. Defibrillation 1 mg Adrenalin appliziert werden. Adrenalin 1 mg kann dann im Weiteren alle 3–5 min, d. h. im Abstand von jeweils 2 Zyklen, verabreicht werden. Zudem kann bei entsprechender Erfahrung parallel der Atemweg gesichert werden (s. unten), was jedoch nicht zur Verzögerung des Ablaufs führen darf.

Nach weiteren 5 Zyklen wird erneut eine Rhythmusanalyse durchgeführt. Besteht die VF/pVT nach der 3. Defibrillation weiter, werden 300 mg Amiodaron i. v/i. o. als Bolus verabreicht; ein erneuter Bolus von 150 mg Amiodaron kann bei weiterer Persistenz im nächsten Zyklus gegeben werden. Liegt die Sonderform einer Torsade de pointes vor, so kann die Gabe von Magnesiumsulfat (1–2 g i. v./i. o.) erwogen werden. Ansonsten wird dem Schema: „CPR – Rhythmusanalyse – Defibrillation – CPR – Adrenalin – CPR" gefolgt.

Bei persistierendem VF/pVT ist nach potenziell behandelbaren Ursachen zu suchen (4 Hs und HITS). Ein neu auftretender Spontankreislauf korreliert mit einem kreislaufkompatiblen EKG-Rhythmus, einem Anstieg des endtidalen CO_2, einem Puls und/oder Lebenszeichen (Atmung, Abwehrbewegungen u. a.).

INFO

Häufigste Ursachen der PEA

Findet sich bei einem Patienten eine PEA, so muss neben den allgemeinen Reanimationsmaßnahmen gezielt nach den potenziell reversiblen Ursachen gesucht werden. Diese werden im Folgenden als die **4 Hs** und die **HITS** zusammengefasst.

Die 4 Hs:
- **H**ypoxie
- **H**ypovolämie
- **H**ypothermie
- **H**ypo-/Hyperkaliämie/metabolisch

Die HITS:
- **H**erzbeuteltamponade
- **I**ntoxikation
- **T**hromboembolien (kardial und pulmonal)
- **S**pannungspneumothorax

Man geht davon aus, dass sich ca. 20 % aller präklinischen Herzstillstände in Form einer PEA präsentieren. Häufig tritt die PEA unter besonderen Umständen auf, etwa beim Trauma (z. B. Hypovolämie und/oder Spannungspneumothorax), beim Suizid (z. B. Vergiftung) oder beim Lawinenunfall (Hypothermie und/oder Trauma).

Zudem spielt bei der PEA der Einsatz der Echokardiografie (POCUS = Point-of-Care-Ultraschall, ➢ Kap. 21) eine wichtige Rolle im klinischen Notfallbetrieb. So kann durch die Beurteilung der linksventrikulären Funktion zwischen einer echten PEA mit einer komplett fehlenden myokardialen Funktion und einer Pseudo-PEA mit einer myokardialen Restfunktion ohne effektiven Auswurf differenziert werden. Das Fehlen jeglicher mechanischen Aktivität hat einen hohen negativen prädiktiven Wert von 97 % [10].

3.4.2 ALS bei nichtdefibrillierbaren Rhythmen (Asystolie, PEA)

Nach Absetzen des REA-Alarms wird unmittelbar mit den CPR-Basismaßnahmen (30 Kompressionen und 2 Beatmungen, nach Möglichkeit mit Maske und Sauerstoff inkl. Demandventil) begonnen, bis ein AED bzw. ein Defibrillator zur Verfügung steht. Bei einem nichtdefibrillierbaren Rhythmus (Asystolie, PEA) wird die CPR (30 : 2) fortgesetzt. Bei einer im EKG vorliegenden Asystolie ist die Amplitude im EKG zum Ausschluss eines übersehenen defibrillierfähigen Rhythmus maximal zu vergrößern; ferner müssen eine zweite Ableitung (engl. *cross-check*) sowie mögliche Artefakte geprüft werden. Parallel wird ein i. v.- bzw., falls nicht möglich, i. o.-Zugang etabliert und so schnell als möglich 1 mg Adrenalin appliziert, das im Weiteren alle 3–5 min bzw. im Abstand von jeweils 2 Zyklen verabreicht werden kann. Zudem kann bei entsprechender Erfahrung parallel der Atemweg gesichert werden (s. unten), was jedoch nicht zur Verzögerung des Ablaufs führen darf.

Nach weiteren 5 Zyklen wird erneut eine EKG-Analyse durchgeführt. Ansonsten geht es im Schema „CPR – Rhythmusanalyse – Adrenalin – CPR" weiter. Bei persistierender Asystolie/PEA muss nach potenziell reversiblen Ursachen gesucht werden, die dann konsequent zu behandeln sind (4 Hs und HITS). Ein neu auftretender Spontankreislauf korreliert mit einem kreislaufkompatiblen EKG-Rhythmus, einem Anstieg des endtidalen CO_2, einem Puls und/oder Lebenszeichen (Atmung, Abwehrbewegungen u. a.).

Kernaussagen

Folgendes ist beim Ablauf des ALS zu beachten (siehe auch ➢ Abb. 3.3):
- Eine Asystolie im EKG muss immer überprüft werden: EKG-Amplitude maximal vergrößern, Überprüfung in 2 Ableitungen, bei Verwendung von Defi-Paddels sog. Cross-Check, Ausschluss von Artefakten.
- Kräftig (5–6 cm) und schnell (100–120/min) komprimieren, auf vollständige Brustkorbentlastung achten.
- Unterbrechungen der Herzdruckmassage im Ablauf möglichst vermeiden: keine unnötigen EKG- bzw. Pulskontrollen.
- Helferwechsel bei der CPR alle 2 min
- i.v.-Zugang priorisieren. Ein i.o.-Zugang sollte nur als Alternative bei deutlicher Verzögerung (> 2 min) oder nicht möglicher Anlage eines i.v.-Zugangs angelegt wer-

den. Das Legen eines zentralvenösen Zugangs in der Reanimationssituation gilt als meist nicht erforderlich.
- Atemwege sichern: Die Intubation stellt nach wie vor den Goldstandard der Atemwegssicherung dar und erlaubt gegenüber z. B. der Maskenbeatmung eine kontinuierliche Herzdruckmassage ohne Unterbrechung mit 100–120/min, wobei dann eine Atemfrequenz von 8–10/min empfohlen wird. Eine Hyperventilation ist unbedingt zu vermeiden (s. Kapnografie unten). Die endotracheale Intubation sollte jedoch nur durch Geübte vorgenommen werden und darf die Herzdruckmassage nicht länger als 5 s unterbrechen. Ansonsten muss der Intubationsversuch abgebrochen und auf die Maskenbeatmung gewechselt werden. Nach der Intubation muss die sichere Tubuslage verifiziert werden (visuelle Kontrolle, Kapnometrie). Ist eine Intubation nicht möglich, kann alternativ auch eine supraglottische Atemwegshilfe (z. B. Larynxmaske oder -tubus) verwendet werden. Die Beatmung während einer laufenden Reanimation erfolgt mit der maximal möglichen Sauerstoffkonzentration.
- Einsatz der Kapnografie: Mittels Kapnografie kann einerseits die korrekte Tubuslage eindeutig verifiziert sowie gleichzeitig die Qualität der Herzdruckmassage überwacht werden. Sie ist somit unabdingbar. Mittels Kapnografie kann zudem ein ROSC erkannt werden.
- Parallel immer nach potenziell reversiblen Ursachen suchen und diese behandeln (4 Hs und HITS, s. oben).
- Bei Fehlen von Amiodaron kann als Antiarrhythmikum alternativ auch Lidocain eingesetzt werden: Initialdosis 1 mg/kg KG, gefolgt von 0,5 mg/kg KG bis max. 3 mg/kg KG.
- In der Notaufnahme kann zu weiteren Diagnostik eine Ultraschalluntersuchung (POCUS) erwogen werden.
- Bei innerklinischen Transporten bzw. prolongierten Reanimationen können mechanische Reanimationshilfen erwogen werden.
- Bei entsprechender ACS-Anamnese und -Verdacht kann eine PCI (perkutane Koronarintervention oder Lysetherapie) unter Reanimation erwogen werden.
- Bei speziellen Indikationen sowie Verfügbarkeit kann der Einsatz einer extrakorporalen CPR (eCPR) erwogen werden, wobei der Patient sofort an die Herz-Lungen-Maschine angeschlossen wird. Der Vorteil ist, dass die sowohl für Patienten als auch für den Helfer anstrengende Kompression des Brustkorbs entfällt.
- Die regelmäßige Gabe von Bikarbonat wird nicht mehr empfohlen, kann aber in spezifischen Situationen (z. B. Hyperkaliämie, Intoxikation mit trizyklischen Antidepressiva) erwogen werden.

3.5 Erweiterte Maßnahmen bei Kindern (Pediatric Basic Life Support, PBLS)

Die Reanimation von Säuglingen bzw. Kindern ist auf mehreren Ebenen anspruchsvoll: Zum einen handelt es sich um eine nicht alltägliche Situation, zum anderen gehören die notwendigen Techniken (i. v./i. o. Zugang, Intubation etc.) für den Nichtpädiater nicht zur Routine. Zu all dem kommt beim Behandelnden auch noch der emotionale „Kindchenfaktor" hinzu. Daher ist es zu begrüßen, dass die Empfehlungen das Prozedere deutlich vereinfacht und damit weitere Unsicherheitsfaktoren reduziert haben. Dies beginnt bereits bei der Definition des Alters; hier werden nur noch **2 Altersgruppen** differenziert:

1. Früh- oder Neugeborene	= „NLS = Newborn Life Support"
2. Kinder 0–18 Jahre, also Säuglinge und Kinder	= „PBLS = Pediatric Basic Life Support"

Die Definition des Begriffs „Kinder" in Abgrenzung zum Erwachsenen bleibt hierbei jedoch dem Behandelnden überlassen: Schätzt er den Patienten als Kind ein, so kommen die PBLS-Leitlinien zum Einsatz. Kommt der Behandelnde hingegen zu dem Schluss, dass es sich eher um einen jungen Erwachsenen handelt, finden die ALS-Leitlinien für Erwachsene Anwendung.

Im Gegensatz zu Erwachsenen handelt sich bei sonst herzgesunden Kindern fast immer um einen sekundären Herz-Kreislauf-Stillstand – in erster Linie mit einer hypoxischen Ursache (Asphyxie). Deshalb wird die Reanimation initial mit 5 Atemspenden begonnen. Asphyxien führen fast immer zu nichtdefibrillierbaren Kreislaufstillständen: d. h. zu Asystolie und pulsloser elektrischer Aktivität (Bradykardie < 60/min ohne Kreislaufzeichen). Bei primär kardial erkrankten Kindern können auch defibrillierbare Rhythmen auftreten: d. h. Kammerflimmern und pulslose ventrikuläre Tachykardie (pVT).

3.5.1 PBLS bei Kindern

Die Basismaßnahmen stehen aufgrund der hypoxischen Ursache bei den Kindern im Vordergrund. Daher werden initial gemäß ERC-Empfehlungen 5 Beatmungen verabreicht. Grundsätzlich wird aus didaktischen Gründen bei Laien auch im Rahmen der Kinderreanimation ein Verhältnis von Herzkompressionen zu Ventilation wie bei den Erwachsenen von 30:2 instruiert. Da es sich jedoch meist um hypoxische Ursachen handelt, wird für zwei oder mehr anwesende medizinische Profis (z. B. in der Notaufnahme) ein Herzkompressions-Ventilations-Verhältnis von 15:2 empfohlen. Wird das Kind durch einen Helfer betreut, soll dieser vor Alarmierung des REA-Teams zudem mindestens 1 min die PBLS-Maßnahmen durchführen (➤ Abb. 3.4). Der richtige Druckpunkt bei Säuglingen und Kindern liegt im unteren Drittel des Brustbeins. Die Kompressionstiefe ist korrekt, wenn ein Drittel des Thoraxdurchmessers eingedrückt wird (bei Säuglingen mindestens 4 cm, bei Kindern mindestens 5 cm) – gefolgt von einer kompletten Druckentlastung zur Füllung des Herzens, jedoch ohne Verlust des Druckpunkts. Kann der Thorax bei Säuglingen umfasst werden, so bietet sich die beidhändige thoraxumgreifende Technik an; es kann aber auch mit 2 Fingern komprimiert werden. Mit steigendem Alter wird auf die einhändige bis hin zur beidhändigen Handballentechnik gewechselt. Die Frequenz der Herzdruckmassage soll 100–120/min betragen.

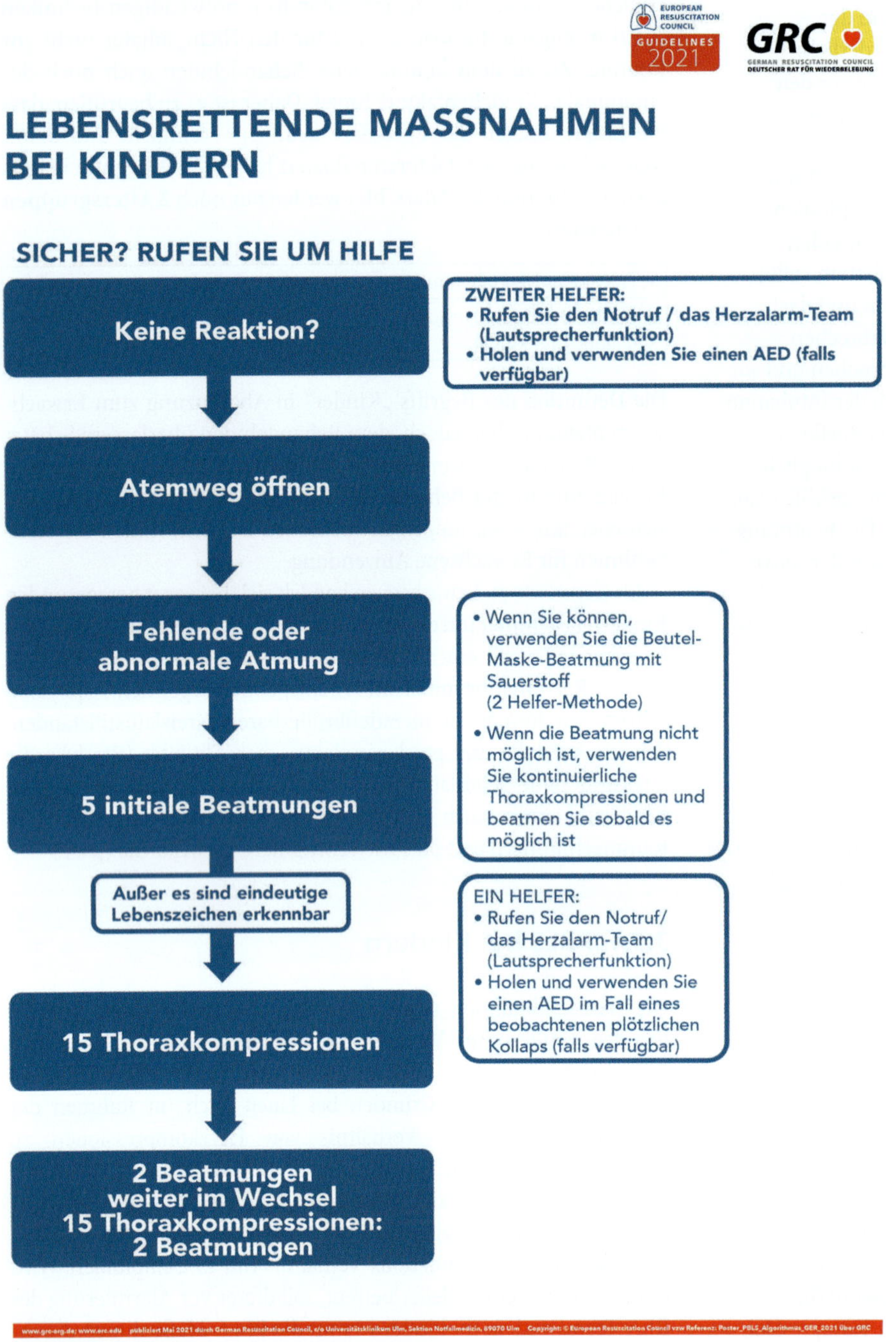

Abb. 3.4 BLS-Algorithmuszur Behandlung des kindlichen Herz-Kreislauf-Stillstands [F781-041]

Steht ein AED zur Verfügung, soll er frühestens nach Durchführung der Basismaßnahmen über 1 min zur Klärung des zugrunde liegenden Rhythmus zum Einsatz kommen. Zeigt sich ein defibrillierbarer Rhythmus, so ist der AED ab einem Alter von > 1 Jahr einsetzbar. Im Idealfall kommen spezielle Kinder-Paddles (> 1 bis < 8 Jahre) zur Anwendung, es können aber auch die herkömmlichen Erwachsenen-Paddels verwendet werden. Für den Einsatz eines AED bei Kindern < 1 Jahr, d. h. bei Säuglingen, kann aktuell keine Empfehlung ausgesprochen werden.

3.5.2 Erweiterte PLS-Maßnahmen (European Pediatric Advanced Life Support, EPALS)

Der Übergang von den PBLS zu den erweiterten EPALS-Maßnahmen ist wie bei Erwachsenen in der Notaufnahme fließend (➤ Abb. 3.5). Entscheidend ist bei Kindern, dass den meist hypoxisch bedingten Ursachen angemessen Rechnung getragen wird. Daher sind von Anfang an eine suffiziente Beatmung und die Oxygenierung mit

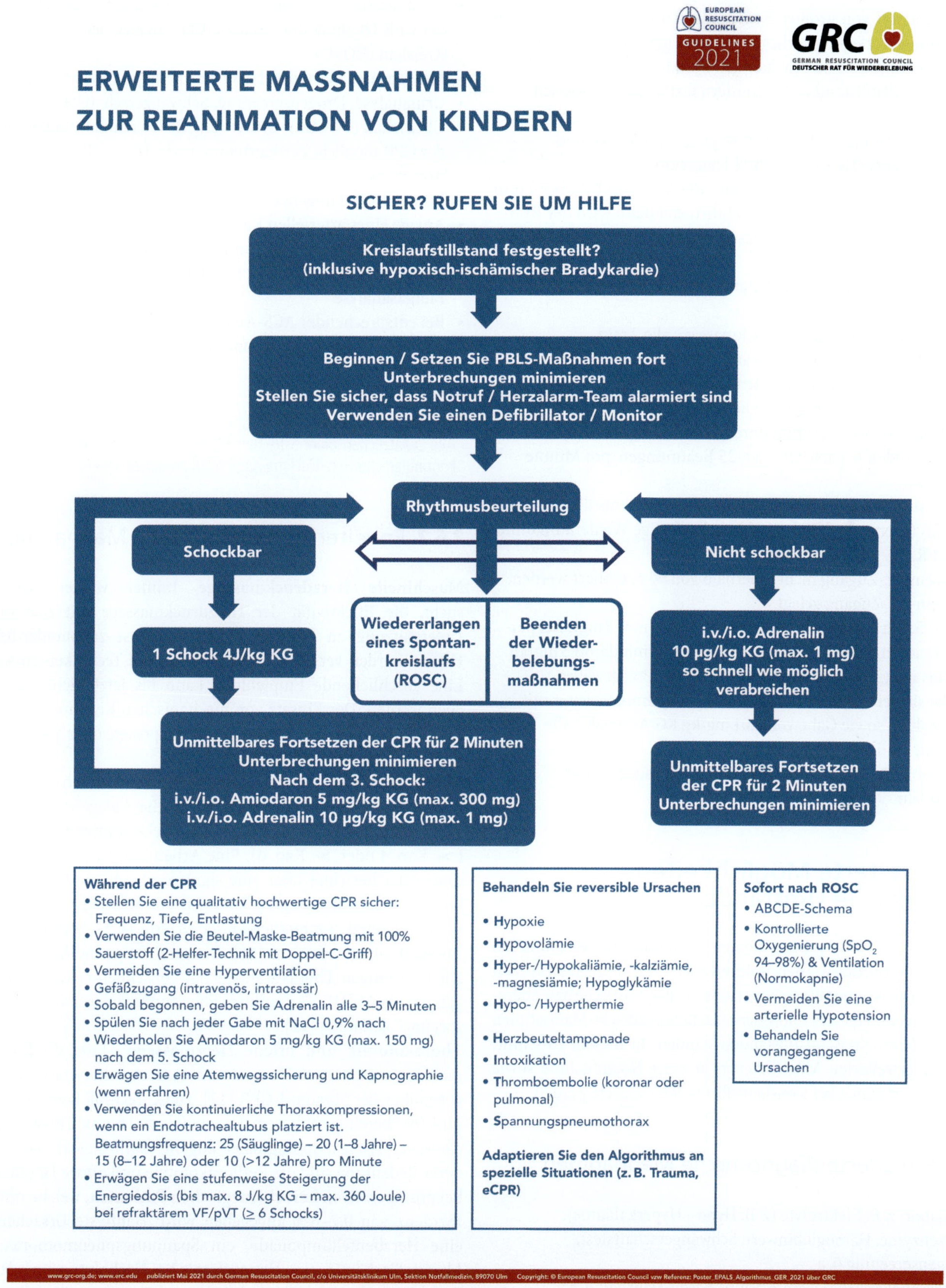

Abb. 3.5 ALS-Algorithmus zur Behandlung des kindlichen Herz-Kreislauf-Stillstands [F781-041]

100 % Sauerstoff von größter Bedeutung. Zudem ist zu klären, ob eine Atemwegsverlegung vorliegt, und diese ggf. zügig zu beseitigen. Die bei diesem Ablauf zu beachtenden Punkte sind:

- Ein Kreislaufstillstand ist bei Kindern fast immer hypoxisch bedingt.
- Initial 5 Beatmungen, idealerweise gleich mit Maske und Guedel-/Wendl-Tubus und 100 % Sauerstoff
- Ist der ersteintreffende Helfer allein, werden zunächst über 1 min Basismaßnahmen (30:2) durchgeführt, erst dann wird der REA-Alarm ausgelöst. Im Idealfall geschieht dies parallel sofort durch einen zweiten Helfer.
- Sind zwei professionelle Helfer anwesend, wird in einem Verhältnis von 15:2 reanimiert.
- Helferwechsel für die Herzdruckmassage alle 2 min
- Neben der Maskenbeatmung kann auch die Platzierung einer Larynxmaske oder eines Endotrachealtubus angestrebt werden (➤ Kap. 6). Nach gelungener Intubation kann mit einer Frequenz von 100–120/min durchgehend komprimiert werden; es werden je nach Alter 10–25 Beatmungen pro Minute appliziert.
- Findet sich ein **defibrillierbarer Rhythmus**: Defibrillation mit 4 J/kg KG (mono- und biphasisch) und sofortige Wiederaufnahme der CPR.
- Kann ein i. v.-Zugang nicht innerhalb von 90 s etabliert werden, wird ein i. o.-Zugang gelegt.
- Alle 3–5 min 0,01 mg/kg KG Adrenalin (bis max. 1mg). Bei persistierendem defibrillierbarem Rhythmus: Amiodaron 5 mg/kg KG (bis max. 300 mg) nach der 3. Defibrillation erwägen.
- Findet sich ein **nichtdefibrillierbarer Rhythmus:** weiter mit 15:2-Zyklen sowie Gabe von 0,01 mg/kg KG Adrenalin alle 3–5 min i. v./i. o.
- Reversible Ursachen: 4 Hs und HITS gezielt suchen und behandeln.

3.6 Erweiterte Möglichkeiten und spezielle Umstände

In einer klinischen Umgebung können im Rahmen der Reanimation Maßnahmen ergriffen werden, welche die ALS- oder PLS-Algorithmen erweitern. Dies können einerseits erweiterte diagnostische bzw. therapeutische Techniken sein und/oder ursachenspezifische Maßnahmen bei besonderen Kreislaufstillstandumständen. In diesem Abschnitt sollen die erweiterten Möglichkeiten in einer Notaufnahme sowie besondere Umstände bei Kreislaufstillständen erläutert werden.

3.6.1 Erweiterte diagnostische Maßnahmen

- Blutlabor: z. B. Elektrolyte (z. B. Hypo-, Hyperkaliämie), Herzenzyme, Hämoglobinwert, Schwangerschaftstest, Drogenscreening u. a.
- Blutgasanalyse: Hypoxämie, Säure-Basen-Haushalt u. a.
- Kapnografie: Kontrolle der sicheren Tubuslage, Überwachung der CPR-Qualität, drastischer $etCO_2$-Anstieg bei einsetzendem Kreislauf (ROSC)
- Messung der Kernkörpertemperatur: Hypo-/Hyperthermie
- Urinanalyse: Drogenscreening, Schwangerschaftstest u. a.
- Ultraschall (POCUS): Beurteilung der Herzaktion unter laufender CPR möglich, Perikardtamponade, Hämo-/Pneumothorax, Aortenaneurysma u. a.
- Röntgen/CT: Lungenembolie, Pneumothorax u. a.
- Anlage eines arteriellen Katheters: Überwachung der Effektivität der kardiopulmonalen Reanimation („Auswurf"), eindeutiges Pulssignal bei wieder einsetzenden Kreislauf, wiederholte Blutgasanalyse
- Bei entsprechender ACS-Anamnese und Verfügbarkeit: PCI (perkutane Koronarintervention) oder Lysetherapie unter laufender Reanimation

MERKE
Alle zusätzlichen diagnostischen Maßnahmen dürfen die suffiziente und kontinuierliche Herzdruckmassage nicht beeinträchtigen!

3.6.2 Erweiterte therapeutische Maßnahmen

Maschinelle Herzdruckmassage Immer wieder wird versucht, die Effektivität der Herzdruckmassage mit maschineller Unterstützung zu erhöhen oder zumindest zu standardisieren. Hierzu wurden verschiedenste Modelle und Techniken entwickelt. Eine abschließende Empfehlung kann bis jetzt nicht ausgesprochen werden. Der Einsatz von mechanischen Reanimationsgeräten kann jedoch bei innerklinischen Transporten oder prolongierten Reanimationen erwogen werden.

Thoraxdrainage Ist der Kreislaufstillstand durch einen Spannungspneumothorax verursacht, so ist die Anlage einer effektiven Thoraxdrainage eine einfache und lebensrettende Maßnahme (➤ Kap. 4 oder ➤ Kap. 6). Eine Arbeit aus dem deutschen Traumaregister berichtet über eine signifikant erhöhte Überlebensrate bei Patienten mit stumpfen Traumen und konsekutivem Kreislaufstillstand (engl. *traumatic cardiac arrest,* TCA), wenn diese eine Thoraxdrainage erhielten [11]. Die großzügige Indikationsstellung zur beidseitigen Thoraxdrainage hat konsequenterweise auch Eingang in die AWMF S3-Leitlinie „Polytrauma/Schwerstverletztenversorgung" gefunden [12].

Thorakotomie und offene Herzmassage Eine direkte Herzmassage bei offenem Thorax verbessert den koronaren Blutfluss gegenüber der Standard-CPR [13]. Diese Technik kommt in erster Linie bei bereits eröffnetem Thorax (Herz-Thorax-Chirurgie) oder Abdomen (transdiaphragmaler Zugang) zum Einsatz. Von besonderer Bedeutung sind die Rethorakotomie und offene Herzmassage bei postoperativen **herzchirurgischen Patienten,** welche mit einer Inzidenz von 0,7–8 % angegeben wird. Häufigste Ursachen sind eine Herzbeuteltamponade, ein Spannungspneumothorax, eine Myokardischämie, eine Hypovolämie bei Nachblutungen oder eine Dyfunktion eines Schrittmachersystems. Es sollte spätestens 10 min

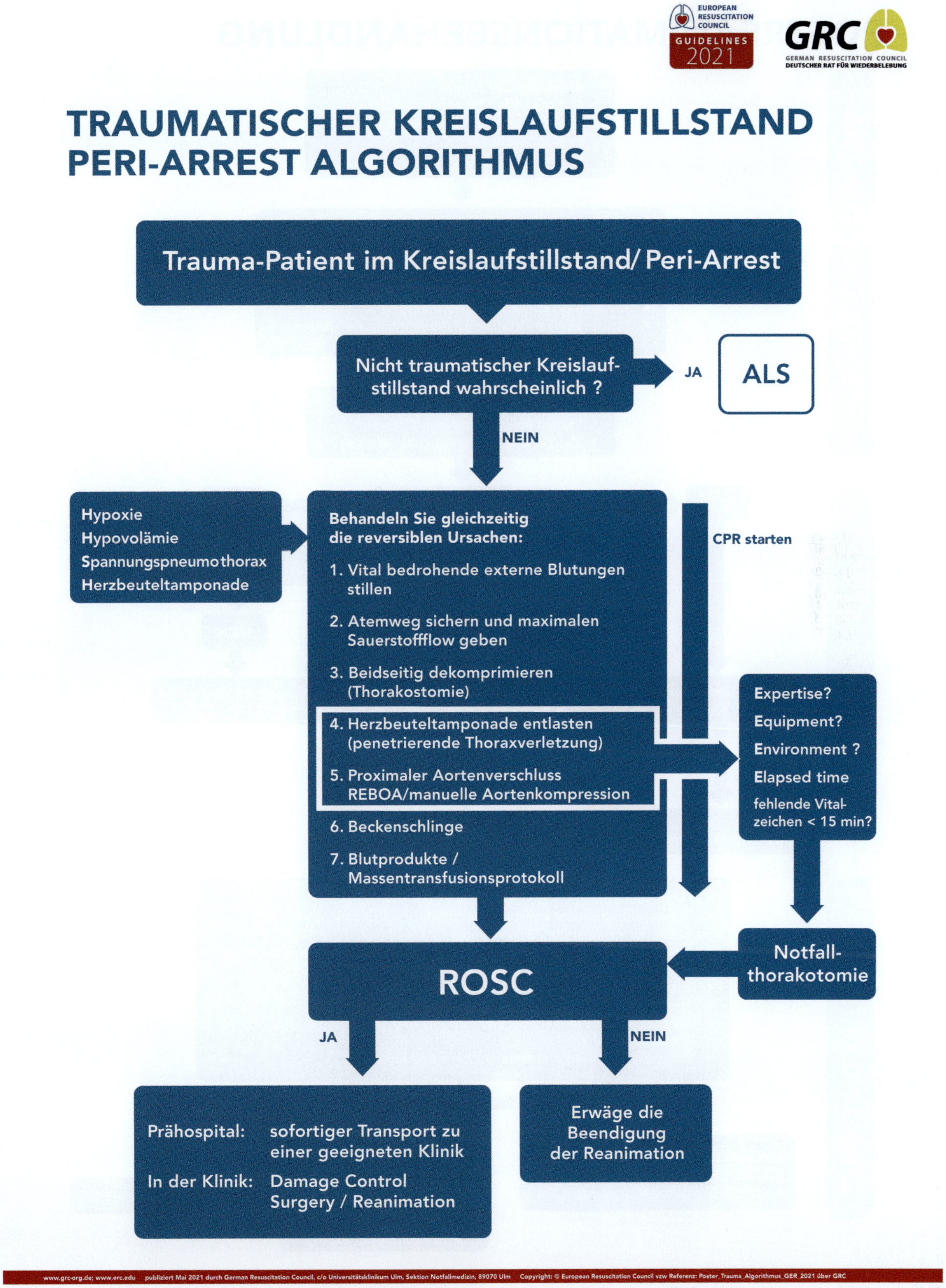

Abb. 3.7 Algorithmus zur Behandlung des traumatischen Herz-Kreislauf-Stillstands [F781-036]

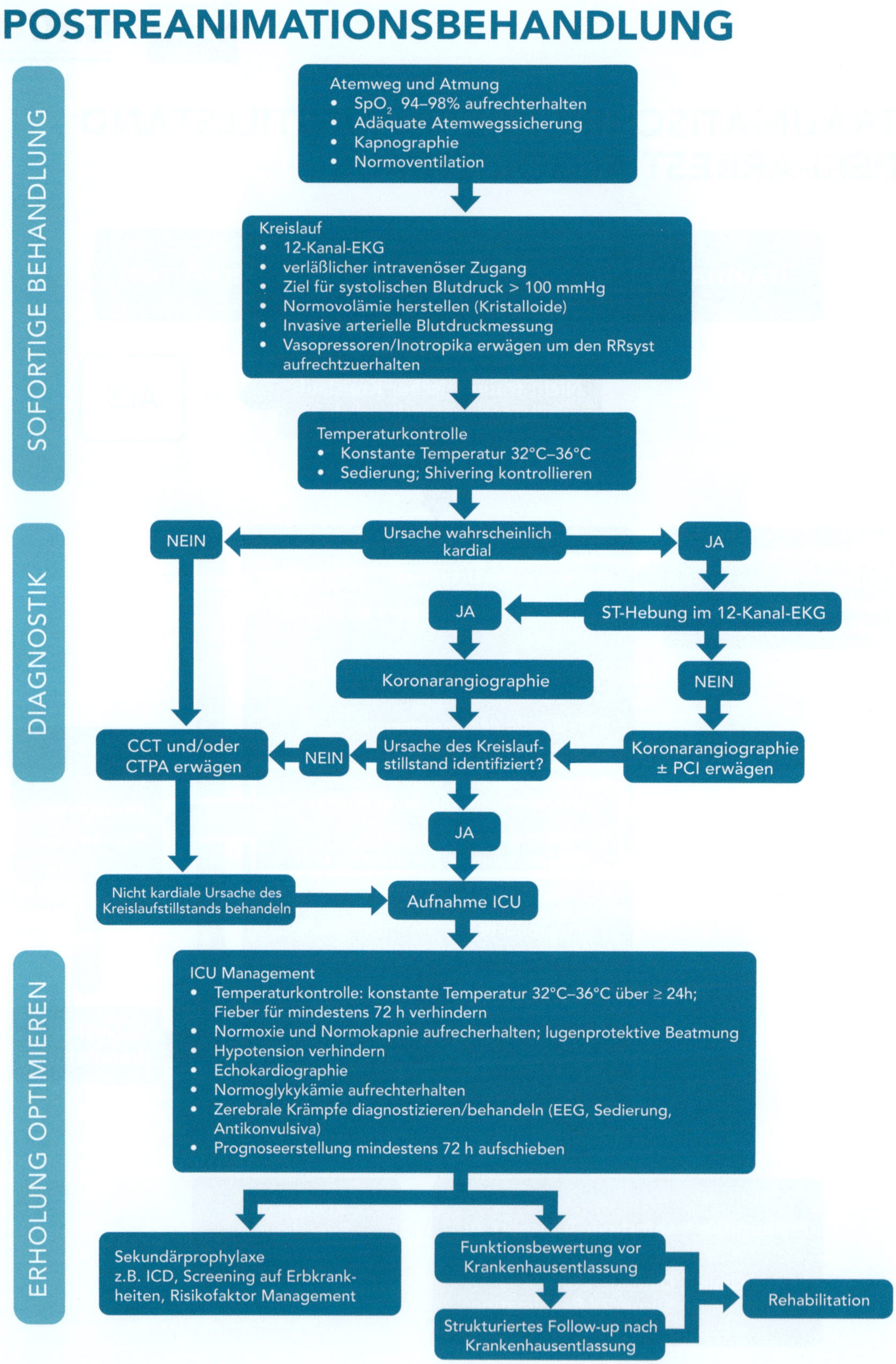

Abb. 3.8 Postreanimationsbehandlung [F781-037]

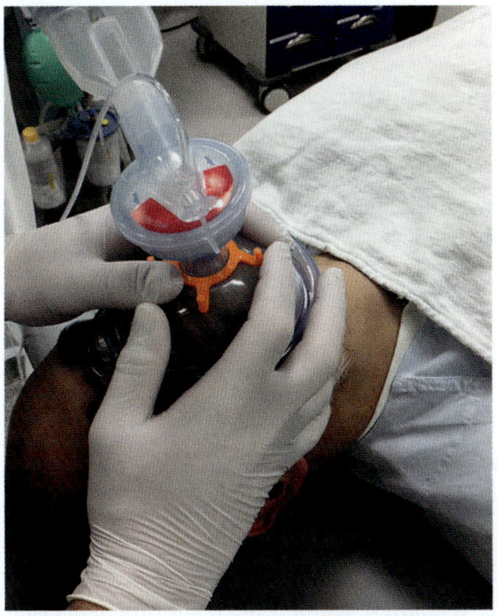

Abb. 4.6 Doppel-C-Griff. Ein zweiter Helfer übernimmt die Beatmung. [P165].

4.2 Endotracheale Intubation

Die endotracheale Intubation ist der „Goldstandard" der Atemwegssicherung beim Notfallpatienten. Das Verfahren gewährleistet den sicheren Zugang zum Tracheobronchialsystem, verhindert das Aspirieren von Mageninhalt, erlaubt die Beatmung mit PEEP, definiertem Atemzugvolumen und hohen Beatmungsdrücken sowie die Möglichkeit einer Bronchialtoilette.

MERKE

Nur ein geblockter Endotrachealtubus in der Trachea ist ein gesicherter Atemweg!

4.2.1 Vorbereitungen

Eine endotracheale Intubation in der Notaufnahme ist immer eine Notfallmaßnahme. Umso wichtiger ist es, dass bereits vor der Intubation standardisierte Vorbereitungen getroffen werden. Hierzu eignen sich Checklisten für die vorzubereitenden Instrumente, Materialien und Medikamente.

INFO

Checkliste: Vorbereitung zur Intubation

- Videolaryngoskop/Laryngoskop mit Spatel
- Tubus Erwachsene: ID 7–8 mm mit integriertem Führungsstab
- Aufgesetzte Blockerspritze 10 ml
- Absauger mit aufgestecktem Absaugkatheter und Sog
- Kapnografie
- Stethoskop
- Fixierband oder Pflaster
- Beatmungsbeutel mit Maske, Reservoirbeutel und Flow von 15 l O_2/min
- Nasenbrille zur apnoischen Oxygenierung (15 l O_2/min)
- Cuffdruckmesser
- Beatmungsgerät betriebsbereit mit integrierter Kapnografie

4.2.2 Präoxygenierung und apnoische Oxygenierung

Wenn möglich, erfolgt vor der Intubation die Präoxygenierung für mindestens 3 min. Dies geschieht mit einer dichtsitzenden Gesichtsmaske des Beatmungsbeutels oder über eine NIV-Maske beim Spontanatmenden. Ziel der Präoxygenierung ist es, den Stickstoff aus der Lunge herauszuwaschen, damit im Falle eines verzögerten Intubationsvorgangs keine Hypoxie entsteht.

INFO

Wenn der klinische Zustand des Patienten es zulässt, wird zunehmend die **Delayed-Sequence-Intubation (DSI)** statt der **Rapid-Sequence-Intubation (RSI)** empfohlen.
Hier erhält der Patient für einige Minuten eine NIV-Beatmung mit zunehmendem PEEP und 100 % FiO_2, sodass durch den Überdruck Atelektasen geöffnet werden und sich die Sauerstoffversorgung während der Apnoephase verlängert. Indiziert ist dieses Verfahren bei Patienten, die keine Kontraindikation für NIV haben. Damit der Patient vor der Intubation die DSI toleriert, ist meist eine Sedierung mit Ketanest notwendig, z. B. 0,25–0,5 mg/kg KG.

Ergänzt wird die Präoxygenierung während des Intubationsvorgangs durch die apnoische Oxygenierung, mit der ebenfalls die Apnoephase verlängert wird. Hierzu wird mit Beginn der Einleitung der Narkose über eine nasale Sonde Sauerstoff mit hohem Flow (10 l O_2/min) verabreicht.

INFO

Die **apnoische Oxygenierung** soll auch während und in Kombination mit der DSI durchgeführt werden! Die Nasensonde wird dazu schon während der NIV-Therapie entsprechend platziert.

Es gibt die Situationen, in denen eine Präoxygenierung nicht funktioniert. Dies mag daran liegen, dass der Patient schwer blutet, ständig erbricht, die Maskenbeatmung aus technischen Gründen nicht möglich oder zu gefährlich ist (drohende Aspiration) oder er bei „gezücktem Laryngoskop" einen Atemstillstand bekommt. Dann kann die **sofortige Intubation** auch eine sinnvolle Möglichkeit sein. Dies muss aber im Einzelfall entschieden werden.

4.2.3 Lagerung

Vor der Intubation ist der Patient zu lagern, sofern es sich zeitlich einrichten lässt. Eine Flachlagerung ist nicht empfehlenswert. Der Patient sollte mindestens in der **verbesserten Jackson-Position** durch ein Unterlegen eines Kissens unter den Kopf oder besser in eine **30°-Oberkörperhochlagerung** gelagert werden (> Abb. 4.7). Durch diese Lagerung wird die oropharyngealen Achse abgeflacht und die Einstellung mit dem Laryngoskop erleichtert.
Gegebenenfalls kann die Glottisebene durch eine optimale extralaryngeale Manipulation (OELM) oder das sog. **BURP-Manöver (Backwards Upwards Rightwards Pressure)** in die Sichtachse des Intubateurs geschoben werden (> Abb. 4.8).

4

MERKE

Bei der Intubation sollten von vornherein immer die optimalsten Bedingungen hergestellt werden, sofern dies möglich ist. Dies betrifft alle Aspekte des Intubationsvorgangs, von der Lagerung bis hin zum Management der Ventilation.

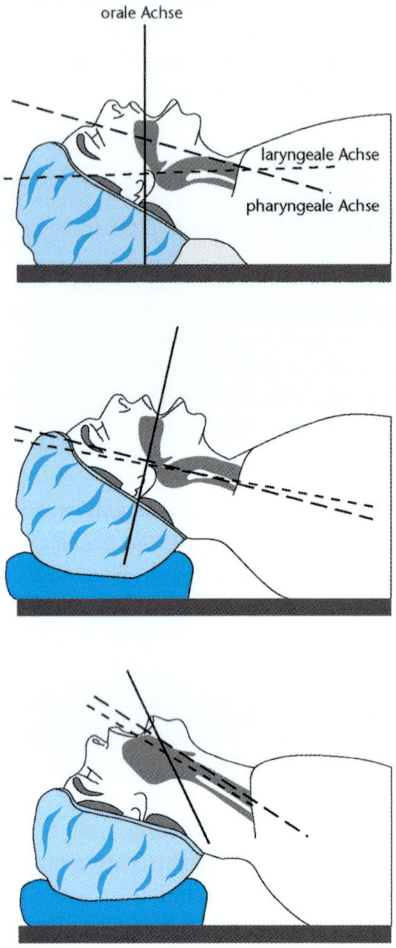

Abb. 4.7 Verbesserte Jackson-Position [L139]

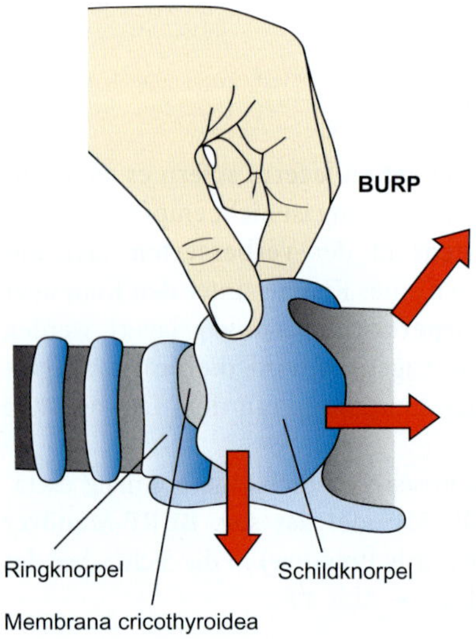

Abb. 4.8 BURP (Backwards, upwards, rightwards pressure) [L143]

4.2.4 Laryngoskopie

Die **direkte Laryngoskopie** ist die bekannteste Vorgehensweise, um den Eingang der Trachea darzustellen und den Tubus sicher endotracheal zu platzieren. Cormack und Lehane (C&L) haben die Einsicht der Glottisebene in 4 Schwierigkeitsgrade (➤ Abb. 4.9) eingeteilt.

Nach Einsicht und Erkennen der anatomischen Strukturen wird der Tubus unter Sicht des Intubateurs in die Trachea inseriert. Dies ist bei Grad 1 und 2 meist ohne Probleme möglich.

Liegt ein Cormack & Lehane-Grad 3 und 4 vor, ist eine Intubation ohne Hilfsmittel in der Regel nicht möglich. Hierfür stehen dann sowohl Bougies, die Videolaryngoskopie und die fiberoptische Intubation zur Verfügung.

Durch die **Videolaryngoskopie** mit einer an der Spitze des Spatels sitzenden Kamera wird es möglich, einen Einblick von ca. 80° in den Bereich der Glottisebene zu erhalten (➤ Abb. 4.10).

Durch dieses indirekte Verfahren können auch die umstehenden Mitarbeiter und Kollegen genau den Vorgang der Intubation am Monitor verfolgen und bei auftretenden Schwierigkeiten frühzeitig eingreifen bzw. unterstützen, z. B. mit einer extralaryngealen Manipulation oder dem Anreichen eines Tubus mit dünnerem Durchmesser.

In einigen Studien konnte belegt werden, dass die Intubation mit dem Videolaryngoskop insbesondere bei der Notfallintubation eine höhere Rate des sog. First-Pass Success ermöglicht als die bisherige direkte Technik. Ferner ist ein First-Pass Success unter Notfallbedingungen mit einem verbesserten Outcome verbunden.

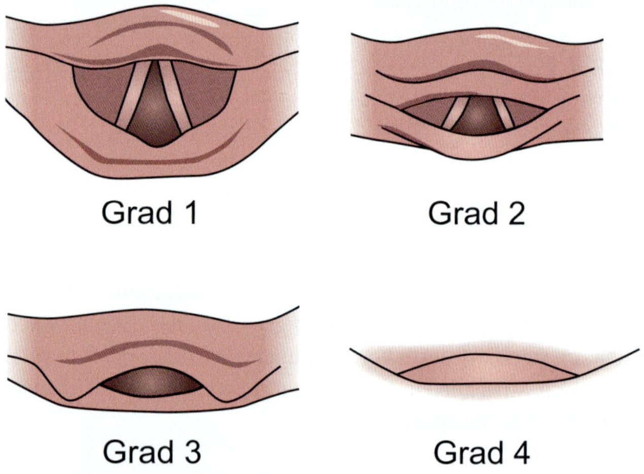

Abb. 4.9 Cormack und Lehane Grad 1–4 [L157]

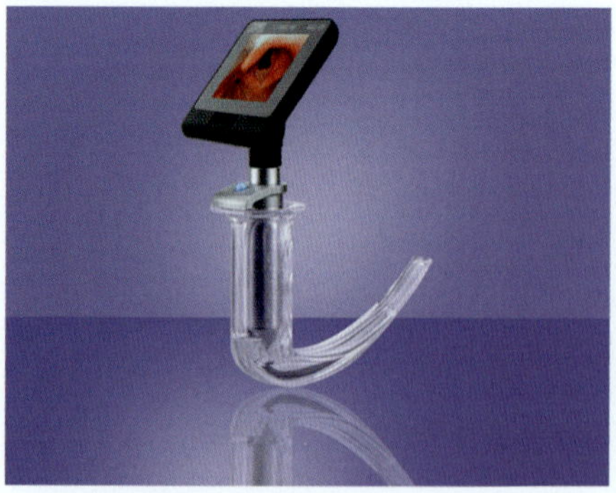

Abb. 4.10 Videolaryngoskop (mit freundlicher Genehmigung der Fa. Karl Storz SE & Co Kg, Tuttlingen) [V221]

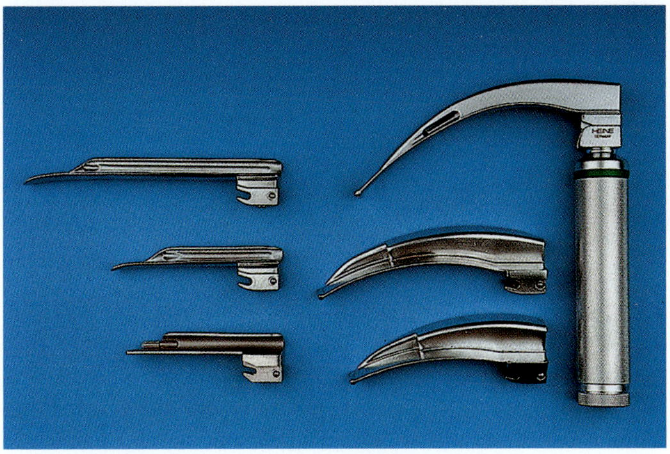

Abb. 4.11 Miller-Spatel und Macintosh-Spatel [M582]

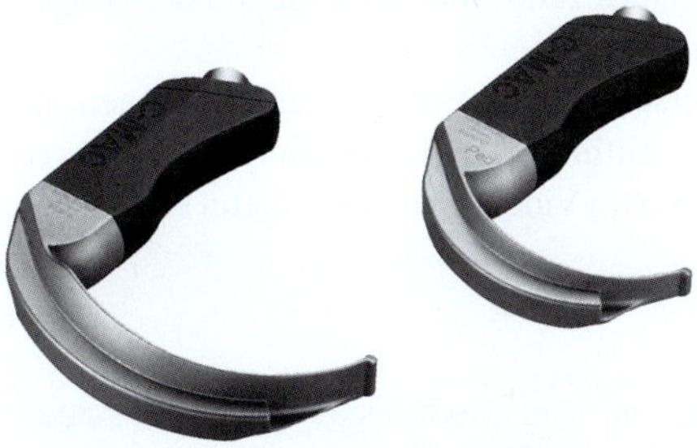

Abb. 4.12 D-Blade [V221]

MERKE

Der **erste Intubationsversuch** sollte der erfolgreiche sein – daher sollte schon im ersten Versuch die optimale Technik verwendet werden!

Mithilfe der Videolaryngoskopie ist eine Insertion des Tubus in die Trachea unter Sicht möglich und dokumentierbar. Sie sollte deshalb nicht nur beim schwierigen Atemweg, sondern bei jeder Intubation zur Anwendung kommen.

Zur Intubation können je nach anatomischen oder pathologischen Begebenheiten des Atemwegs **unterschiedliche Spatel** benutzt werden. Hierzu stehen gerade Spatel, z. B. Miller-Spatel, gebogene Spatel, z.B. Macintosh-Spatel und Spatel mit extremer Auslenkung (z. B. D-Blade) zur Verfügung. Die Tuben müssen an die Spatel und deren Auslenkung angepasst werden (➤ Abb. 4.11, ➤ Abb. 4.12).

4.2.5 Tuben und Hilfsmittel

Die Auswahl der richtigen Tubusgröße spielt für den Vorgang der endotrachealen Intubation eine ebenfalls wichtige Rolle.
Als Faustregel gilt:

- Frauen: ID 7,0–7,5 mm
- Männer: ID 8,0–8,5 mm

Die optimale Tubustiefe liegt beim Erwachsenen bei ca. 22–24 cm ab Mundwinkel.

MERKE

Tubuseinführung: Not more than 24!

Zur Stabilisierung und Anpassung an die anatomischen Gegebenheiten des Patienten werden **Führungsstäbe** in das Lumen des Tubus eingebracht (➤ Abb. 4.13). Um Verletzungen zu vermeiden, müssen die Führungsstäbe mit ihrer Spitze im Lumen des Tubus liegen.

Mithilfe einer **Magill-Zange** kann die Spitze eines Tubus gefasst werden und der Tubus in die Richtung der Glottis geführt werden (➤ Abb. 4.14).

Nach der Insertion des Tubus in die Trachea wird dieser geblockt. Das bedeutet, dass der Cuff im unteren Bereich des Tubus mit Luft gefüllt wird, um den Raum zwischen Tubusaußenseite und Trachea abzudichten. Der Druck, der damit auf die Schleimhaut der Trachea ausgeübt wird, darf einen Wert von 25 cm H_2O nicht überschreiten.

Es gibt Hinweise, dass die Verwendung des Bougie schon im ersten Intubationsversuch den First-Pass Success erhöht.

MERKE

Setzen Sie bei der Intubation zusätzlich sehr großzügig den Bougie ein – der First-Pass Success wird damit erhöht.
Außerdem werden Sie in einer schwierigen Situation eher daran denken, wenn Sie ihn schon früher einmal verwendet haben (➤ Kap. 4.3).

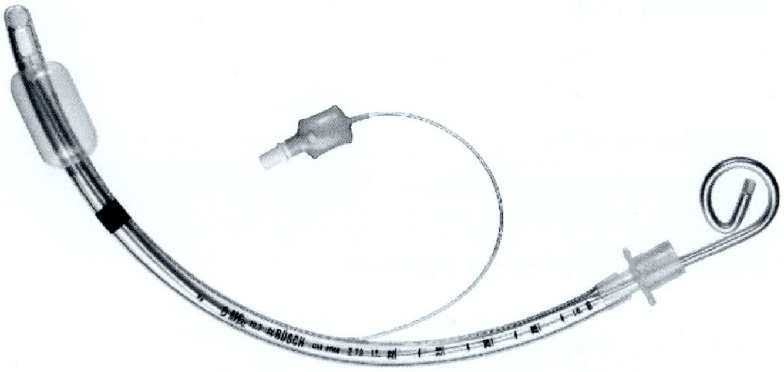

Abb. 4.13 Tubus mit integriertem Führungsstab [V420]

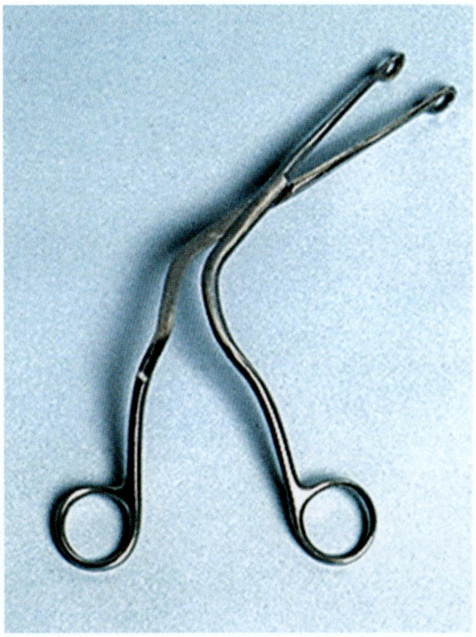

Abb. 4.14 Magill-Zange [K183]

4

4.2.6 Vorgang der Intubation

Die Intubation wird in der Regel beim tief bewusstlosen Patienten ohne Medikamente durchgeführt. Beim Patienten mit vorhandenen Schutzreflexen muss zunächst eine Narkose eingeleitet werden. Meist erfolgt dies durch die Rapid-Sequence-Intubation, eine schnelle Einleitung ohne Zwischenbeatmung. Seit einiger Zeit wird alternativ die **Delayed-Sequence-Intubation** empfohlen. Hierbei wird der Patient mit Ketamin und Midazolam analgosediert und dann mittels NIV-Maske oxygeniert. Nach Erlangen einer ausreichenden Oxygenierung wird die Narkose vertieft und die Intubation durchgeführt.

Zur Narkose-Induktion können Propofol oder Midazolam verabreicht werden. Als Analgetikum kann das hochpotente Opiat Fentanyl verabreicht werden. Eine Sonderstellung nimmt Ketamin ein, welches zusammen mit Midazolam ebenfalls zu einer tiefen Analgosedierung führt.

INFO

Checkliste Medikamente zur Intubation

Hypnotika

- Propofol 1 %: 1–2 mg/kg KG beim kreislaufstabilen Patienten
- Midazolam: 0,1–0,2 mg/kg KG

Analgetika

- Fentanyl: 0,05–0,1 mg als Bolus
- Ketanest S: 1 mg/kg KG

Muskelrelaxanzien

- Lysthenon: 1 mg/kg KG
- Esmeron: 1 mg/kg KG

Vereinfachtes Schema zur Einleitung

- Midazolam: 10 mg
- Ketanest S: 100 mg
- Esmeron: 100 mg

Kreislaufunterstützende Medikamente zur Narkoseeinleitung griffbereit

- Arterenol im Perfusor 1 mg/50 ml Stufe nach Blutdruck – Startdosis etwa 20 ml/h, Boli von 1–2 ml möglich (20–40 μg)
- Atropin 0,5 mg

MERKE

Auch kreislaufstabil erscheinende Patienten brechen im Notfall sehr häufig massiv mit dem Blutdruck ein. Seien Sie vorbereitet! Am besten kümmert sich parallel ein Arzt um die Anlage eines ZVK, einer Arterie und einen Arterenol-Perfusor.

Nach Relaxierung wird die Glottisebene dargestellt und der Tubus unter Sicht in die Trachea vorgeschoben.

Der Tubus wird in einer Tiefe von 22–24 cm ab der Zahnreihe fixiert, um eine Dislokation zu verhindern. Dies sollte im Notaufnahmeprotokoll dokumentiert werden.

Die Narkose-Aufrechterhaltung erfolgt z. B. durch die unten stehenden Medikamente.

INFO

Medikamente zur Narkose-Aufrechterhaltung

- Propofol mit ca. 4 mg/kg KG/h – bei 1 % Propofol Laufrate etwa 30 ml/h
- Fentanyl 0,1–0,2 mg bolusweise, ca. 0,25 mg/h

4.2.7 Überprüfung der Tubuslage

Die Überprüfung der korrekten endotrachealen Tubuslage erfolgt mithilfe der Kapnometrie oder Kapnografie. Neben dem unter Sicht vorgeschobenen Tubus ist die Kapnografie die einzig sichere Methode zum Nachweis einer korrekten Tubuslage. Alle anderen Verfahren, wie Beschlagen des Tubus und Auskultation der Lungen, sind unsichere Verfahren.

Derzeit werden vielversprechende Versuche unternommen, die endotracheale Tubuslage mithilfe der Sonografie zu verifizieren. Auch die direkte Sicht mit dem Videolaryngoskop kann eine sichere Tubuslage zeigen.

MERKE

Die Kapnografie und die Sicht mit dem Videolaryngoskop sind die einzigen Möglichkeiten, eine sichere Tubuslage zu verifizieren.

4.3 Schwieriger Atemweg

Ein schwieriger Atemweg liegt vor, wenn

1. mehr als 3 Intubationsversuche unternommen werden müssen bis zur erfolgreichen Intubation.
2. die Masken-Beutel-Atmung nicht ausreichend durchgeführt werden kann.
3. der Tubus nicht in die Trachea vorgeschoben werden kann.
4. die Intubation länger als 10 min dauert.

Bei Scheitern einer regulären Intubation müssen verschiedene alternative Techniken bekannt sein und die dazu notwendigen Materialien und Instrumente jederzeit zur Verfügung stehen.

Wichtig ist, dass sich der Intubateur bereits vor der Intubation über eine alternative Technik bzw. deren Ablauf Gedanken macht und sich mental (Mental Rehearsal) darauf vorbereitet. Diese mentale Vorbereitung muss mit dem gesamten Team besprochen und vorausschauend geplant werden. Hierzu eignet sich neben der Schulung des gesamten Teams auch ein Ort, an dem Materialien und Instrumente zusammen vorgehalten werden, z. B. ein „A-Schrank" (Airway-Schrank) oder ein mobiler Airway-Management-Wagen.

Wichtigste Maßnahme für die Situation eines erkannten oder auch unerkannten schwierigen Atemwegs ist die Aufrechterhaltung der Oxygenierung. Bereits 1981 formulierte Benumoff: „Der Mensch stirbt nicht am fehlenden Tubus, sondern am fehlenden Sauerstoff".

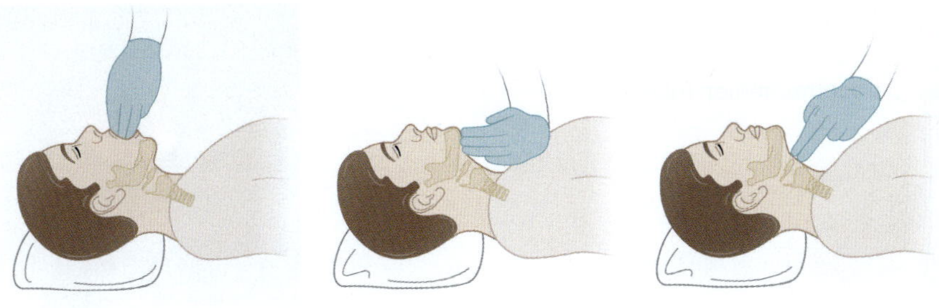

Abb. 4.15 3-3-2 Regel. Mit der 3-3-2 Regel soll die Mundöffnung der Abstand von Kinn und Hyoid und der Abstand von Hyoid zu Thyroid verifiziert werden. Mit einer schwierigen Intubation muss man rechnen, wenn:
die Mundöffnung kleiner als die Breite von 3 Querfingern ist;
der Abstand von Kinn zum Zungenbein (Hyoid) kleiner als 3 Querfinger misst;
der Abstand von Zungenbein zum Schildknorpel kleiner als 2 Querfinger misst. [L231]

4.3.1 Erkennen eines schwierigen Atemwegs

Häufig kann ein schwieriger Atemweg bereits beim Eintreffen des Patienten in der Notaufnahme erkannt werden. Verletzungen des Gesichts und der HWS, massive Adipositas und anatomische Veränderungen wie eine kleine Mundöffnung, ein Überbiss oder ein fliehendes Kinn sind offensichtliche Zeichen. In einigen Fällen ist ein schwieriger Atemweg aber nicht auf den ersten Blick erkennbar.

Wichtig ist es, den Patienten hinsichtlich eines möglichen schwierigen Atemwegs in kurzer Zeit zu untersuchen und einzuschätzen. Das Akronym **LEMON** kann das strukturierte Vorgehen unterstützen und damit für die Einschätzung einer möglichen schwierigen Intubation und deren notwendiger Vorbereitung nützlich sein.

MERKE

LE(M)ON

L	= Look externally
E	= Evaluate the 3-3-2-Rule (➤ Abb. 4.15)
(M)	= Mallampati-Einschätzung der pharyngealen Strukturen (➤ Abb. 4.16)
O	= Obstruktion
N	= Neck mobility

Zunächst werden äußerliche Auffälligkeiten wie z. B. Adipositas eingeschätzt, dann erfolgt die Inspektion der Mundöffnung sowie die Evaluation der anatomischen Verhältnismäßigkeit von Kinn und Halsstrukturen nach der 3-3-2-Regel (➤ Abb. 4.15). Anschließend werden die pharyngealen Strukturen nach Mallampati klassifiziert sowie eine eventuell vorliegende Atemwegsobstruktion und die Beweglichkeit des Kopfes eingeschätzt.
Bei vielen Notfallpatienten ist die Beurteilung der Mallampati-Klassifikation nur eingeschränkt oder gar nicht möglich (➤ Abb. 4.16). Deshalb gibt es Empfehlungen, die Untersuchung des Atemwegs auf das Akronym **LEON** zu beschränken.

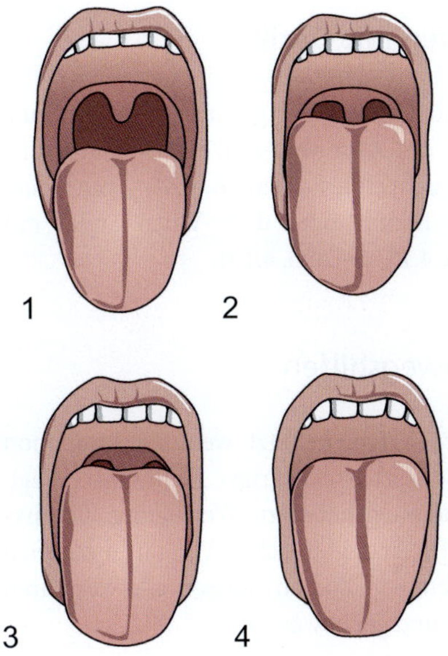

Abb. 4.16 Mallampati-Klassifikation Grad 1–4 (modifiziert nach Samoon und and Young) [L157]

4.3.2 Alternative Techniken

In jeder Notaufnahme müssen die alternativen Techniken definiert sein. Es muss dem gesamten Team bekannt sein, welche Maßnahme getroffen wird, wenn die Intubation primär nicht gelingt. Hierzu muss jede Notaufnahme einen Algorithmus für das schwierige Atemwegsmanagement etablieren.

Bougies bei C & L 3–4

Bougies werden als Intubationshilfe benutzt, meist wenn die Situation Cormack & Lehane 3 bis 4 vorliegt. Der Bougie wird zunächst in die Trachea eingeführt, über diesen wird dann der Tubus vorgeschoben (➤ Abb. 4.17).

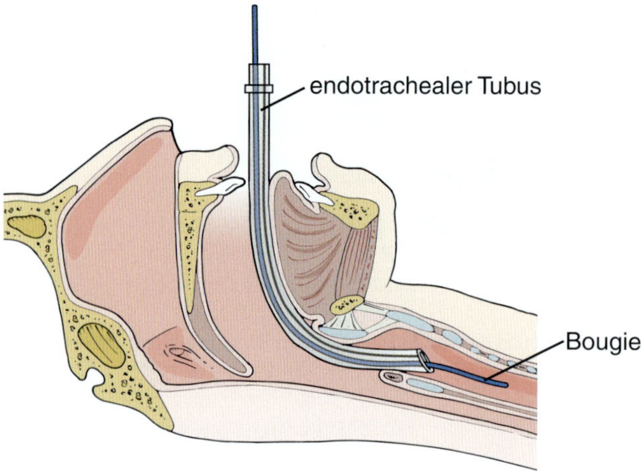

Abb. 4.17 Eingeführter Bougie [G053]

4

Starre Intubationshilfen mit Optik

Neben der Videolaryngoskopie kann bei geringer Mundöffnung eine weitere Visualisierung des Atemwegs mit der Unterstützung von optischen Stylets durchgeführt werden, z. B. mit dem Intubationsendoskop nach Bonfils oder dem Video Stylet mit ablenkbarer Spitze (➤ Abb. 4.18, ➤ Abb. 4.19).

Extraglottische Atemwegshilfen

Extraglottische Devices werden dann benutzt, wenn die Intubation nicht gelungen oder ein unerwartet schwieriger Atemweg vorliegt. Hierzu stehen v. a. zwei Atemwegshilfen zur Verfügung: Larynx-Tubus und Larynx-Maske. Die extraglottischen Verfahren schaffen jedoch keinen sicheren Atemweg. Zudem müssen alle Verfahren und Techniken eingewiesen und geübt werden.

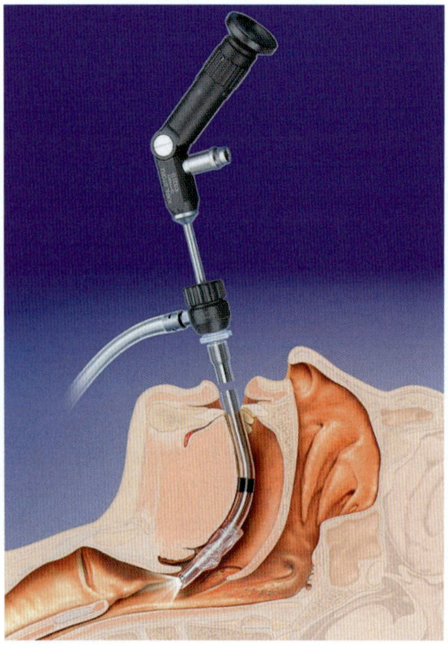

Abb. 4.18 Intubationsendoskop nach Bonfils [V221]

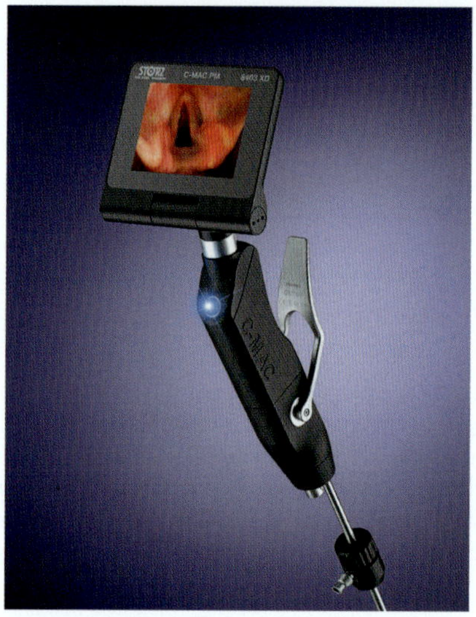

Abb. 4.19 C-MAC Video Stylet [V221]

Larynx-Tubus

Der Larynx-Tubus wird nach Eröffnung der Mundhöhle mittig eingebracht und unter Anheben des Unterkiefers blind vorgeschoben (➤ Abb. 4.20, ➤ Abb. 4.21). Nachdem ein leicht federnder Widerstand erreicht ist, wird durch Eröffnung der beiden Cuffs nach proximal der Rachen und nach distal der Ösophagus abgedichtet. Über dazwischenliegende, seitliche Öffnungen erfolgt die indirekte Ventilation des Patienten.

Larynx-Maske

Die Larynx-Maske wird ebenfalls blind in den Mund eingebracht und unter Anheben des Unterkiefers in den Rachen vorgeschoben (➤ Abb. 4.22, ➤ Abb. 4.23). Sie kommt dadurch über der Glottisebene zu liegen und dichtet diesen nach Eröffnung des wallförmigen Cuffs am Rand der Maske ab.

Alle extra- oder supraglottischen Atemwegshilfen führen zu einer venösen Abflussbehinderung und in kurzer Zeit zu einer Anschwellung und blauen Verfärbung der Zunge. Um dies zu verhindern, muss nach Eröffnung des Cuffs der Cuffdruck gemessen werden, der je nach Produkt angepasst bzw. nicht überschritten werden darf.

Um eine Druckentlastung des Magens nach z. B. vorausgegangener Masken-Beutel-Beatmung zu ermöglichen, müssen alle extraglottischen Atemwegshilfen einen Kanal zur Magenentlastung besitzen.

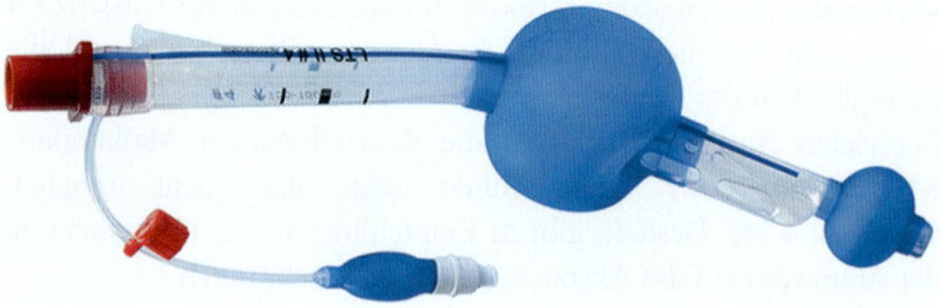

Abb. 4.20 Larynx-Tubus (mit freundlicher Genehmigung der Fa. VBM, Sulz am Neckar) [V348]

KAPITEL

5

Joachim Koppenberg und Christian Hohenstein

Analgesie und Sedierung

5.1 Analgesie

5.1.1 Bedeutung der Analgesie in der Notaufnahme

20 % aller Arztbesuche insgesamt und 70–80 % aller Besuche in einer Notaufnahme haben das Symptom „Schmerz" als primäre Ursache [1]. Daher ist es für die Notfallmediziner unerlässlich, dass sie sich der zwar rein symptomatisch wirkenden, aber für den Patienten äußerst segensreichen Schmerztherapie besonders widmen und schon allein aufgrund der Häufigkeit besondere Experten auf dem Gebiet der Schmerztherapie sein müssen. Leider zeigen zahlreiche Arbeiten, dass dies ganz und gar nicht der Fall ist und Patienten mit Schmerzen in Notaufnahmen nach wie vor in hohem Maße unterversorgt sind und eine adäquate Schmerztherapie meist erst stark verzögert erhalten [2–4]. So bekommt nur etwa die Hälfte aller Patienten mit Schmerzen in der Notaufnahme ein Analgetikum und es dauert im Schnitt 1–2 h, bis eine Schmerztherapie eingeleitet wird. Selbst 87 % aller Kinder mit Verbrennungen in einer Notaufnahme erhielten gar keine Analgesie [5]. Dieser Umstand wird in der Literatur auch mit dem Begriff **Oligoanalgesie** beschrieben.

MERKE

Für alle in der Notfallmedizin Tätigen muss der Grundsatz gelten: „Schmerzen" sind ein echter Notfall und müssen daher auch wie ein echter zeitkritischer Notfall behandelt werden! Jeder Notfallmediziner muss Schmerzen schnell, sicher und kompetent therapieren können!

Als Gründe für die Oligoanalgesie in der Notaufnahme werden angeführt: mangelnde Kenntnis bei den Mitarbeitenden in Bezug auf die Pathophysiologie von Schmerzen, die Wirkmechanismen der Analgetika, Opioidphobie, subjektive Schmerzbeurteilung, fehlende Kenntnis der Schmerzerfassungsinstrumente und -dokumentation, fehlende oder nicht befolgte Leitlinien, Akzeptanz der Schmerzen als notwendiges Übel u. a. Diese Punkte dürfen künftig keine Hemmschwelle mehr für eine suffiziente Analgesie der Patienten in den Notaufnahmen sein. Folgender Artikel will daher einen Beitrag zur Behandlung akuter Schmerzen in der Notaufnahme leisten.

5.1.2 Schmerzerfassung und -dokumentation

Neben der Erfassung der messbaren Vitalparameter wie z. B. Herzfrequenz, Blutdruck oder Temperatur gehört auch die Erfassung von Schmerzen zur umfassenden Erstbeurteilung eines jeden Patienten. Die Amerikanische Schmerzgesellschaft spricht gar vom „5. Vitalparameter", der immer ermittelt und dokumentiert werden muss. Da Schmerzen nicht direkt messbar sind und individuell und subjektiv wahrgenommen werden, kommen hierfür diverse validierte Messinstrumente für alle Altersgruppen und nicht kommunikationsfähige Patienten zum Einsatz. Die Werte der einzelnen Skalen sind nicht vergleichbar, sodass bei einem Patienten mit einem einheitlichen Messverfahren gearbeitet werden sollte [6]:

- **Verbal Rating Scale (VRS):** Der Patient beschreibt deskriptiv seine Schmerzen. Vorteil: leicht verständlich und geringer Zeitaufwand (➤ Tab. 5.1).

Tab. 5.1 Verbal Rating Scale (VRS)

1–2	Kein Schmerz
3–4	Leichte Schmerzen
5–6	Mäßige Schmerzen
7–8	Starke Schmerzen
9–10	Nicht stärker vorstellbare Schmerzen

- **Numerische Rating-Skala (NRS):** Der Patient „benotet" seine Schmerzen auf einer Skala von 1–10. Vorteil: hoher Detaillierungsgrad, jedoch wird der Schmerz eher höher eingeschätzt als mit der VAS.

0	1	2	3	4	5	6	7	8	9	10
0 = kein Schmerz 10 = stärkster vorstellbarer Schmerz										

- **Visuelle Analogskala (VAS):** Der Patient stellt an einem sog. Schmerzschieber seine empfundene Schmerzstärke ein. Vorteil: bildliche und einfache Darstellung (➤ Abb. 5.1).
- **Smiley-Skala:** geeignet für Kinder ab ca. 4 Jahren (➤ Abb. 5.2)
- **KUSS-Skala** (Kindliche Unbehagen-und-Schmerz-Skala für Kleinstkinder): geeignet von 0–4 Jahren (➤ Tab. 5.2)
- **BESD-Skala** (Beurteilung von Schmerzen bei Demenz) für nicht kommunikationsfähige Patienten wie z B. Demenzkranke: Dabei handelt es sich um ein Erfassungsblatt zur Fremdeinschätzung.

Obwohl diese Scores und Skalen einfach einzuführen und anzuwenden sind [7], werden sie im klinischen Alltag zu selten eingesetzt [3]. Gleichzeitig konnte gezeigt werden, dass Mitarbeitende im Gesundheitswesen die Schmerzen der Patienten deutlich unterschätzen [8]. So verwundert es nicht, dass es schon alleine aufgrund der fehlenden Messung und der subjektiven Schmerzeinschätzung durch die Mitarbeitenden zu einer Unterversorgung der Notaufnahmepatienten mit Schmerzmitteln kommt.

Die erfassten Werte müssen analog zu den üblichen Vitalparametern schriftlich dokumentiert und regelmäßig reevaluiert werden, um den Effekt der eingeleiteten Schmerztherapie zu kontrollieren. Dabei ist auch die Angabe „kein Schmerz" mit einem VAS/NRS-Wert von 0 zu notieren – es käme auch niemand auf die Idee, einen Blutdruck von 120/80 mmHg nicht zu dokumentieren, nur weil dieser „normal" ist!

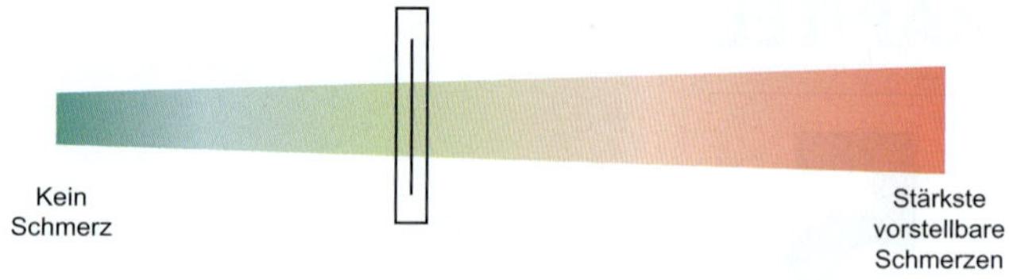

Abb. 5.1 Visuelle Analogskala [L143]

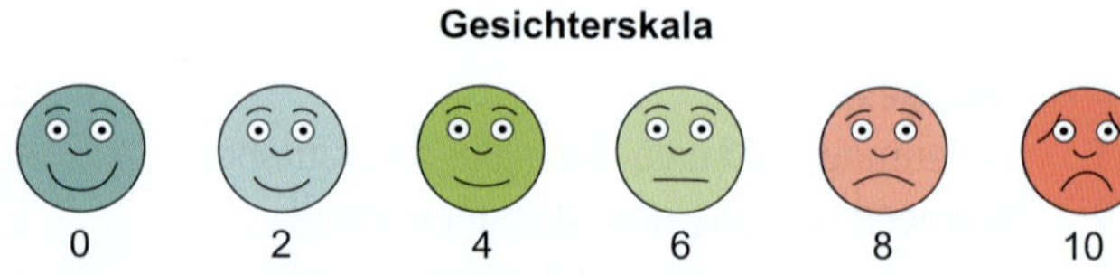

Abb. 5.2 Smiley-Skala [L143]

Die Erwartung der Patienten ist in der Regel nicht eine komplette Schmerzfreiheit, sondern eine deutliche Schmerzreduktion bzw. -linderung [9]. So werden Schmerzen auf der NRS/VAS mit Werten < 3 als ausreichendes Ziel der Therapie und mit Werten > 4 in der Regel als therapiebedürftig angegeben. Des Weiteren ist die regelmäßige Re-evaluation für eine korrekte Titration der Analgetika unabdingbar.

5.1.3 Schmerzmittelklassen und deren Einsatz

Bei leichten und nicht bedrohlichen Schmerzen kommt in erster Linie die Gruppe der Nicht-Opioidanalgetika in Tabletten- oder Tropfenform zum Einsatz. Zusätzlich können diese aber auch bei schweren Schmerzzuständen ergänzend zu Opiaten eingesetzt werden (Substanzen ➤ Tab. 5.3).

Tab. 5.2 KUSS-Skala

Beobachtung	Bewertung	Punkte
Weinen	Gar nicht Stöhnen, Jammern, Wimmern Schreien	0 1 2
Gesichtsausdruck	Entspannt, lächelnd Mund verzerrend Grimassierend	0 1 2
Rumpfhaltung	Neutral Unstet, aufbäumend, stöhnend, schreiend Krümmend	0 1 2
Beinhaltung	Neutral Strampelnd, tretend An den Körper gezogen	0 1 2
Motorische Unruhe	Nicht vorhanden Mäßig Ruhelos	0 1 2

Anzahl der Punkte									
1	2	3	4	5	6	7	8	9	10
super									*ganz mies*
Gute Analgesie					Schlechte Analgesie				

Tab. 5.3 Auswahl häufiger Nicht-Opioidanalgetika

Medikament	Darreichungsform	Wirkungseintritt (min)	Wirkdauer	Einzeldosis	Maximaldosis in 24 h	Wichtige Hinweise und Nebenwirkungen*
Antipyretische Analgetika						
Paracetamol	Tablette à 0,5–1 g	30–40	4–6 h	0,5–1,0 g	4 g (100 mg/kg KG)	Hepato- und nephrotoxisch bei > 6 g/d, KI: Glukose-6-phosphat-Dehydrogenase-Mangel
	Brausetablette à 1 g	20–30	4–6 h	1 g	s. oben	s. oben
	Sirup für Kinder Messlöffel 1 ml à 30 mg	30	4–6 h	10–20 mg/kg KG	100 mg/kg KG	Ab NG-Alter und in der SS zugelassen. Doppelte Ladedosis möglich.
	Supp. für Kinder 75, 125, 350, 600 mg	15–30	4–6 h	15–20 mg/kg KG	100 mg/kg KG	
	i. v. Kurzinfusion à 1 g	5–10	4–6 h	1 g	4 g (100 mg/kg KG)	Kurzinfusion innerhalb 15 min
Metamizol	Amp. à 1,0 g (2 ml) Amp. à 2,5 g (5 ml)	15	4–6 h	0,5–1,0 g (15 mg/kg KG)	4 g (100 mg/kg KG)	Immer als Kurzinfusion (RR-Abfall!). KI: Säuglinge < 2 Monate bzw. < 5 kg KG, Stillzeit, SS. **Cave:** Agranulozytose.
	Tabletten à 0,5 g	30–60	4–6 h	0,5–1 g	s. oben	**Cave:** Agranulozytose
	Tropfen 20 gtt = 0,5 g	30–60	4–6 h	1,0 g	s. oben	**Cave:** Agranulozytose
Antiphlogistische Analgetika						
ASS (ASS)	Amp. à 0,5–1 g	15	4–6 h	0,5–1 g	3 g	**Cave:** Reye-Syndrom bei Kinder < 12 Jahren, gastrointestinale NW
	Tablette 0,5 g	30–60	4–6 h	0,5–1 g	3 g	s. oben
Diclofenac	Supp. à 12,5 und 25 mg für Kinder	30	6–8 h	1–2 mg/kg KG	3 mg/kg KG	Kinder > 1 Jahr
	Dragees 25, 50 und 100 mg (retard) für Erwachsene	30	6–8 h (retard: 8–12 h)	50–100 mg	3 mg/kg KG	Gastrointestinale NW, Blutungsgefahr. KI: Magen-Darm-Ulzera, renale, hepatische und kardiale Insuffizienz, SS.
	Amp. à 75 mg (3 ml) i. m.	15–30	6–8 h	75 mg	150 mg/d	s. oben
Diclofenac und Misoprostol	Tabletten à 50 mg und 75 mg	30	6–8 h	50–75 mg	150 mg/d	KI: Schwangerschaft
Ibuprofen	Tabletten à 200, 400, 600 und 800 mg, diverse Granulate	30	6–8 h	800 mg (Kinder: 20 mg/kg KG)	2,4 g (Kinder: 40 mg/kg KG)	Gastrointestinal besser verträglich als andere NSAR. KI: renale, hepatische und kardiale Insuffizienz, SS, Stillzeit, Kinder < 6 Jahren.
Weitere Nicht-Opioidanalgetika						
S-Ketanest	Amp. 2 ml = 50 mg Amp. 10 ml = 250 mg	1–2 min	5–15 min	i. v.: 0,125–0,25 mg/kg KG i. m.: 0,25–0,5 mg/kg KG Rektal: Kinder 2–5 mg/kg KG Nasal: Kinder 2–5 mg/kg KG	–	In Kombination mit Midazolam verabreichen

* Achtung: Bei den angeführten Hinweisen/Nebenwirkungen handelt es sich nicht um eine abschließende Aufzählung! KI = Kontraindikation; NG = Neugeborene; NW = Nebenwirkungen; SS = Schwangerschaft.

5

Antipyretische Analgetika

Antipyretische Analgetika haben neben der schmerzstillenden Wirkung auch eine fiebersenkende Komponente und kommen daher häufig bei fieberhaften Erkrankungen zur Anwendung. Aufgrund der großen therapeutischen Breite und des geringen Nebenwirkungsspektrums wird das p-Aminophenolderivat Paracetamol am häufigsten eingesetzt.

Das Analgetikum mit der höchsten Potenz in dieser Gruppe mit gleichzeitig spasmolytischer Komponente ist das Pyrazolonderivat Metamizol. Trotz der gefürchteten, aber seltenen Agranulozytose weist Metamizol im Vergleich zu anderen Analgetika aber eine große therapeutische Sicherheit auf. So beträgt die berechnete wöchentliche Mortalität pro 100 Mio. Nutzer bei Diclofenac 592 : 100 Mio., bei Paracetamol 230 : 100 Mio., bei ASS 165 : 100 Mio. und bei Metamizol 25 : 100 Mio. [10]! Häufiger sind wohl massive Blutdruckabfälle bei unsachgemäßer i. v. Anwendung – Metamizol muss daher bei i. v. Gabe zwingend als Kurzinfusion verabreicht werden.

Antiphlogistische Analgetika (NSAR)

Die nichtsteroidalen Antirheumatika (NSAR) (engl. *non-steroidal anti-inflammatory drugs*, NSAID) haben neben der analgetischen und antipyretischen auch eine antiphlogistische bzw. antirheumatische Wirkung. Dadurch ist auch ihr Haupteinsatzbereich gekennzeichnet: rheumatische Erkrankungen wie Arthritiden, nichtrheumatische Entzündungen bzw. Schwellungen und Gichtanfälle. Bei einem Einsatz der NSAR muss vor allem der Nierenfunktion sowie den gastrointestinalen Nebenwirkungen Beachtung geschenkt werden. Neben den klassischen Präparaten wie ASS, Diclofenac und Ibuprofen sind auch sog. selektive COX-2-Hemmer auf dem Markt, die zwar weniger gastrointestinale, dafür aber mehr kardiovaskuläre Nebenwirkungen haben. Die COX-2-Hemmer kommen eher in der Langzeittherapie zum Einsatz, da sie bei akuten Schmerzen weniger wirksam sind als andere NSAR.

Weitere Nicht-Opioidanalgetika

Eine gewisse Sonderstellung nimmt das S-Ketamin ein, da es je nach Dosierung vom Analgetikum über die Analgosedierung bis zur Narkoseeinleitung verwendet werden kann. In Dosierungen von 0,125–0,25 mg/kg KG i. v. kann schnell und ohne Beeinträchtigung der Atemfunktion eine suffiziente Analgesie auch bei starken Schmerzen erreicht werden. Zudem kann S-Ketamin auf diversen Wegen appliziert werden: i. v., i. o., i. m., rektal und ggf. nasal. Da S-Ketamin als LSD-Abkömmling Halluzinationen *(bad dreams)* auslösen kann, ist die Kombination mit einem Benzodiazepin wie z. B. Midazolam empfehlenswert. Aufgrund der temporär beeinträchtigten neurologischen Beurteilbarkeit des Patienten durch S-Ketamin (Vigilanzbeeinträchtigung, Pupillendifferenzen u. a.) sollte bei begleitenden Kopfverletzungen auf den Einsatz verzichtet werden, um die neurologische Beurteilung des Patienten nicht zu beeinträchtigen (z. B. Pupillomotorik).

Opioide

Bei starken Schmerzen benötigt man zur suffizienten Schmerzreduktion häufig Opioide. Wie bereits erläutert, besteht häufig eine Aversion gegen den Einsatz von Opiaten (Atemdepression, Abhängigkeit u. a.), die jedoch bei richtigem Einsatz völlig unbegründet ist. Grundsätzlich spielt es bis auf wenige Ausnahmen auch keine Rolle, welches Opiat zum Einsatz kommt; daher sollte man sich auf maximal 2–3 Präparate (➤ Tab. 5.4) beschränken und dafür deren Merkmale perfekt kennen.

Der Großteil schwerer Akutschmerzen kann z. B. mit den beiden Opioiden Morphin („internistische" Schmerzen wie z. B. Herzinfarkt, Tumorschmerzen u. a.) und Piritramid („traumatologisch-chirurgische" Schmerzen: Frakturen u. a.) sicher und suffizient behandelt werden.

Gerade im Zusammenhang mit den Opiaten sind aber die wichtigsten Parameter der Pharmakodynamik (Was macht das Pharmakon mit

Tab. 5.4 Auswahl häufig verwendeter Opioidanalgetika

Opiat	Applikation	Wirkungseintritt (min)	Wirkungsdauer	Dosierung	Wichtige Hinweise/Nebenwirkungen*
Morphin	Amp. à 10 mg i. v. Gabe	15–30	2–4 h	Initial 2,5–5 mg, danach Titration	Zudem Sedierung und Vorlastsenkung, Mittel der Wahl bei Myokardinfarkt
Piritramid	Amp. à 15 mg i. v. Gabe	5–15	4–6 h	Initial 0,1 mg/kg KG langsam i. v., danach Titration	Weniger emetisch, aber stärker sedierend als Morphin
Pethidin	Amp. à 100 mg i. v. Gabe	2–15	2–4 h	Initial 25 mg langsam i. v., danach Titration	Hilft gut gegen Shivering (Kältezittern)
Fentanyl	Amp. à 0,1 mg Amp. à 0,5 mg i. v. Gabe	2–5	20–30 min	Initial 0,05–0,1 mg, danach Titration	**Cave:** Off-Label-Anwendung! Fentanyl ist nicht für eine reine i. v. Analgesie zugelassen, starke Atemdepression.

* Achtung: Bei den angeführten Hinweisen/Nebenwirkungen handelt es sich nicht um eine abschließende Aufzählung!

dem Körper?) und Pharmakokinetik (Was macht der Körper mit dem Pharmakon?) der einzelnen Medikamente zu beachten: Dosierung, klinische Anschlagszeit, Wirkdauer, Nebenwirkungen etc. So muss man z. B. wissen, dass eine i. v.-Dosis Morphin ca. 15–30 min (!) braucht, um ihre volle Wirkung zu entfalten. Mit diesem Wissen macht es wenig Sinn, den Patienten nach einer i. v. Gabe im Minutentakt zu fragen, ob sich der Schmerz schon gebessert habe, und ggf. ebenso im Minutentakt eine weitere Dosis zu verabreichen, da noch keine Besserung eingetreten ist bzw. eingetreten sein kann. Das Ergebnis könnte eine Überdosierung mit Atemstillstand sein. Hingegen gibt es bei akuten Schmerzen wie z. B. einem Myokardinfarkt bei sachgemäßer Anwendung keine definierte Dosisobergrenze.

Da der Schmerz der physiologische Antagonist einer Atemdepression ist, kommt der Titration eine besondere Bedeutung zu (**Cave:** mit Opioiden bei einem VAS-Wert < 3!).

INFO

Die Suchtgefahr von Opiaten spielt bei der Akutbehandlung von Schmerzen nachweislich keine Rolle.

Aus dem gleichen Grund macht es auch keinen Sinn, Morphin oder Piritramid für eine kurzfristige Schmerzbekämpfung, z.B. einer Reposition, zu applizieren. Die Anschlagzeit ist zu lang, die Halbwertszeit auch.

Regionalanästhesieverfahren zur Schmerztherapie in der Notaufnahme

In der Notaufnahme können auch regionalanästhesiologische Verfahren für eine suffiziente und gezielte Schmerztherapie zur Anwendung kommen (➤ Tab. 5.5) [11, 12, 13]. Vor allem periphere Blöcke, wie sie seit Jahren perioperativ erfolgreich zum Einsatz kommen, können in der Notaufnahme eine schnell einsetzende, langanhaltende und beschwerdenahe Schmerzlinderung bringen. Der Einsatz des Ultraschalls ist hier von großem Vorteil. Die Indikationsstellung, die Durchführung sowie die Nebenwirkungen/Komplikationen und natürlich das notwendige Monitoring entsprechen jenen in der Anästhesiologie. Zudem ist eine gute Absprache mit den Anästhesisten perioperativ notwendig, um eine optimale Abstimmung zwischen den Abteilungen und den geplanten Schritten zu gewährleisten.

5.1.4 Überwachung und Nebenwirkungen der Schmerztherapie

Während mit der Titration die adäquate Schmerzmitteldosis für den individuellen Patienten ermittelt wird, richtet sich das Ausmaß der Überwachung des Patienten unter der Schmerztherapie in erster Linie nach den zu erwartenden Nebenwirkungen bzw. Risiken:

- Allergische Reaktionen (Anamnese!)
- Anaphylaktoide Reaktionen (**Cave:** jederzeit auch bei Erstapplikation eines Medikaments möglich)

Tab. 5.5 Ausgewählte Beispiele für geeignete Regionalanästhesieverfahren in der Notaufnahme

Verletzung	Regionalverfahren
Oberarmverletzung	Interskalenärer Block
Unterarmverletzung	Supra-/infraklavikulärer oder axillärer Block
Fingerverletzung	Oberst-Block
Hüftnahe Fraktur	N.-femoralis-Block
Fußverletzung	N.-ischiadicus- plus N.-saphenus-Block

- Kreislaufdepression (z. B. bei unverdünnter schneller i. v. Gabe von Metamizol)
- Übelkeit und Erbrechen (z. B. bei Opioiden)
- Nierenfunktionsstörungen und gastrointestinale Blutungen (bei NSAR)
- Vigilanzminderung bis zur Atemdepression (Opioidanalgetika)
- Opiatüberdosierung bei Nichtbeachtung der Titration
- Fließender Übergang zur tiefen Sedierung mit Risiko der Atemwegsverlegung und Aspiration

Sollte daher aufgrund des Grundleidens kein spezielles Monitoring notwendig sein, bedarf es spätestens beim Einsatz von i. v. Schmerzmitteln und Opiaten einer adäquaten Überwachung von Bewusstsein, Kreislauf und Atmung. In der Regel werden hier neben der klinischen Vigilanzkontrolle eine Pulsoxymetrie (SpO_2 und Herzfrequenz) und Blutdruckmessung zum Einsatz kommen.

Besonders tückisch ist in diesem Zusammenhang eine mögliche iatrogene Opiatüberdosierung, da der Patient im Rahmen der induzierten Atemdepression unbemerkt und „friedlich" bis zum schweren Hirnschaden bzw. Kreislaufstillstand hypoxisch werden kann *(silent death)*. Dies kann nur durch eine entsprechende Titration und ein lückenloses Monitoring verhindert werden. Sollte es dennoch zu einer Überdosierung kommen, kann der Patient lautstark zum Atmen aufgefordert bzw. assistiert beatmet werden, bis mittels einer Antagonisierung mit Naloxon die atemdepressive Opiatwirkung aufgehoben ist. Für die Behandlung der Komplikationen sind zum einen die technischen Voraussetzungen, zum anderen aber v. a. die Schulung des Personals zur Erkennung und Behandlung der Nebenwirkungen unerlässlich.

Beachten Sie, dass Patienten mit extremen Schmerzen, bei denen man sich zu spät für eine Regionalanästhesie entscheidet, möglicherweise mit Opioiden aufgefüllt sind, deren einzige Wirkung nach Anlage der Regionalanästhesie dann noch die Atemdepression ist, wenn die Patienten endlich erschöpft und schmerzfrei einschlafen.

5.1.5 Grundsätzliche Hinweise zur Analgesie in der Notaufnahme

Kernaussagen

Für die Schmerztherapie im Allgemeinen und in einer Notaufnahme im Besonderen können einige hilfreiche Grundsätze definiert werden:

5

- „Schmerz ist, was der Patient sagt, und er existiert, wann immer er es sagt!“ *(Margo McCaffery 1997)* – auch wenn es manchmal schwerfällt, in Bezug auf Schmerzen hat der Patient grundsätzlich immer Recht!
- **Hören Sie dem Patienten zu und nehmen Sie ihn ernst!** Schon allein die empathische Einbindung des Patienten in die Schmerzkontrolle (Schmerzerfassung, Festlegung der Therapieschwelle etc.) verbessert die Schmerztherapie in der Notaufnahme subjektiv aus Patientensicht [9].
- **Denken Sie initial und begleitend auch an einfache schmerzlindernde Maßnahmen** wie spezielle Lagerung, Ruhigstellung oder Kühlung, aber auch Empathie!
- **Warten Sie mit der symptomatischen Schmerztherapie nicht bis zur definitiven Diagnosestellung!** Dieses Vorgehen war aufgrund fehlender technischer Untersuchungsmöglichkeiten früher ein notwendiges Übel, gilt aber heute als definitiv überholt und nicht mehr akzeptabel. Als Beispiel sei hier das immer noch häufig umstrittene Bild des akuten Abdomens genannt. Mehrere Arbeiten konnten nachweisen, dass es durch eine initial suffiziente Schmerztherapie weder zu einer Verschleierung der Diagnostik (z. B. akute Appendizitis) noch zu einer Verzögerung der korrekten Therapie (z. B. Appendektomie) kommt [10–12]. Den Patienten interessiert initial die konkrete Diagnose als Ursache der Schmerzen wenig – er erwartet mit Recht zunächst eine zügige Schmerzlinderung!
- **Nutzen Sie in Ihrer Notaufnahme Leitlinien zur Schmerztherapie!** Zahlreiche Arbeiten konnten belegen, dass in Notaufnahmen mit definierten Abläufen zur Schmerztherapie die Patienten schneller, häufiger, suffizienter und sicherer therapiert werden als ohne solche Anweisungen [13–15].
- **Weniger ist mehr!** Nutzen Sie eine geringe Auswahl an Schmerzmedikamenten, die aber sicher beherrscht werden! So genügt es meist, maximal 1–2 Medikamente aus den jeweiligen Substanzgruppen einzusetzen, diese aber dafür bezüglich Wirkprofil und Nebenwirkungsspektrum optimal zu beherrschen.
- **Kombinieren Sie!** Durch die geschickte Kombination von Wirkstoffen können die Dosen der jeweiligen Medikamente durch den additiven Effekt reduziert werden, wie z. B. NSAR und Metamizol.
- **Nutzen Sie einen sicheren und schnellen Applikationsweg!** Bei starken Schmerzen (VAS > 4) gilt aufgrund des schnellen Wirkeintritts der i. v. Zugang als Goldstandard. Bei speziellen Patientengruppen (Kinder, dehydrierte Senioren etc.) können viele Medikamente auch rektal (z. B. Midazolam, S-Ketanest) oder bukkal (z. B. Midazolam) schnell und sicher verabreicht werden. Die nasale Applikation (z. B. via Mucosal Atomization Device, MAD©) kann ebenso in Erwägung gezogen werden. Bei geringeren Schmerzen steht die p. o. Verabreichung in Form von Tabletten oder Tropfen im Vordergrund. Subkutane Infiltrationen sind aufgrund der schlechten Steuerbarkeit nicht geeignet.
- **Titration streng nach klinischer Wirkung!** Um eine suffiziente Schmerztherapie umzusetzen und möglichst wenige Komplikationen (z. B. Atemdepression bei Opiaten) zu erzeugen, muss nach jeder schmerztherapeutischen Intervention in einem geeigneten Intervall eine Therapiekontrolle durchgeführt werden. Diese kontinuierliche Reevaluation wird als Titration bezeichnet. Ziel ist dabei ein VAS-Wert < 3.

5.2 Sedierung

5.2.1 Bedeutung der Sedierung in der Notaufnahme

Manche Patienten bedürfen neben einer suffizienten Analgesie auch einer Sedierung – sei es zur Beruhigung (Sedation), sei es zur Angstbekämpfung (Anxiolyse), z. B. in Kombination mit einer Lokalanästhesie oder für spezielle Prozeduren (sog. *procedural sedation and analgesia*, PSA) wie z. B. Kardioversionen, Repositionen, Gastroskopien oder Wundversorgungen bei Kindern [14]. Wichtig ist in der Planung die klare Abgrenzung einer gewünschten Sedierung, insbesondere einer PSA durch Nichtanästhesisten, von einer möglichen Narkose. Da es sich hierbei oft um fließende Übergänge handelt, sind entsprechende Vorsichtmaßnahmen zu beachten (s. unten). Die European Society of Anaesthesiology hat 2018 Leitlinien zur PSA durch Nichtanästhesisten mit folgenden Schwerpunkten publiziert [15]:

- Auswahl der geeigneten Patienten für eine PSA durch Nichtanästhesisten
- Notwendige Ausrüstung und Material für die Durchführung einer PSA
- Notwendige Ausrüstung und Material zur Behandlung von Komplikationen einer PSA (z. B. Atemwegsmanagement inkl. Kapnografie)
- Notwendige strukturierte Schulung und Ausbildung von Nichtanästhesisten für die Durchführung einer PSA

5.2.2 Sedativa und deren Einsatz

Meist werden Sedativa nicht allein, sondern oft in Kombination mit Opiaten verabreicht (Analgosedierung). Dabei gilt es zu beherzigen, dass sich neben den gewünschten Wirkungen auch die Nebenwirkungen potenzieren (z. B. Atemdepression), sodass der Umgang mit beiden Substanzklassen gut überwacht werden muss. Grundsätzlich gelten die gleichen Grundregeln wie bei den Opiaten: Meist genügen ein bis maximal zwei Substanzen, die jedoch gut beherrscht werden sollten (➤ Tab. 5.6).

INFO

Generell können folgende Sedierungsmotive identifiziert werden:

- **Anxiolyse:** Der Patient ist sehr ängstlich und nervös und kann auch durch intensives Talk-down nicht beruhigt werden. Hier reicht meist ein Benzodiazepin allein aus.

Tab. 5.6 Auswahl häufig verwendeter Sedativa

Sedativum	Applikation	Wirkungseintritt (min)	Wirkungsdauer (min)	Dosierung	Wichtige Hinweise/ Nebenwirkungen*
Midazolam	Amp. à 5 mg Amp. à 15 mg	1–3	15–30	i.v.: 0,05–0,1 mg/kg KG i.m.: 0,2–0,3 mg/kg KG Rektal: 0,5–1,0 mg/kg KG Nasal: 0,4 mg/kg KG	Atemdepression in Kombination mit Opiat, Vorsicht bei Schlafapnoe-Patienten
Propofol 1 %	Amp. à 200 mg Amp. à 500 mg	1–2	5–8	i.v. Boli à 1 mg/kg KG titrieren und als Erhaltungsdosis via Perfusor 1–2 mg/kg/h	RR-Abfall, Atemdepression **Cave:** Darf nur durch erfahrenes und geschultes Personal im geeigneten Setting angewandt werden! Narkosemedikament!
S-Ketanest	Amp. 2 ml = 50 mg Amp. 10 ml = 250 mg	1–2 min	5–15 min	i.v.: 0,125–0,25 mg/kg KG i.m.: 0,25–0,5 mg/kg KG Rektal: Kinder 2–5 mg/kg KG Nasal: Kinder 2–5 mg/kg KG	In Kombination mit Midazolam verabreichen

* Achtung: Bei den angeführten Hinweisen/Nebenwirkungen handelt es sich nicht um eine abschließende Aufzählung!

- **Analgosedierung:** Der Patient hat zudem Schmerzen und benötigt neben der Sedierung auch ein Schmerzmittel – hier eignet sich die Kombination eines Benzodiazepins mit einem Opioid (**Cave:** Atemdepression!).
- **PSA** (*procedural sedation and analgesia):* Dieser Begriff wurde durch das American College of Emergency Physicians klar definiert und umschreibt eine tiefe Analgosedierung in Spontanatmung zur Durchführung spezieller Prozeduren in der Notaufnahme, wie z.B. Repositionen, Kardioversionen, Gastroskopien, Wundversorgungen bei Kleinkindern u.a. [14]. Da es sich hierbei um eine Vorstufe zu einer Narkoseeinleitung handelt, müssen die Durchführenden speziell geschult sein; sie müssen die Vitalparameter überwachen, dürfen nicht gleichzeitig die Prozedur durchführen und müssen das erweiterte Atemwegs- und Kreislaufmanagement sowie Wiederbelebungsmaßnahmen beherrschen. Unter diesen Umständen konnte gezeigt werden, dass solche PSAs auch von Nichtanästhesisten sicher durchführbar sind [16, 17].

Benzodiazepine

Benzodiazepine erfüllen die meisten der gewünschten Anforderungen: Neben den sedativ-hypnotischen Effekten wirken sie anxiolytisch, anamnestisch und antikonvulsiv. Aufgrund der guten Steuerbarkeit (schnelle Anschlagszeit innerhalb weniger Minuten, klinische Wirkdauer von max. 15–30 min) gilt Midazolam in der Notaufnahme als das ideale Benzodiazepin. Dabei ist es auch von Vorteil, dass Midazolam i.v., p.o., rektal, nasal oder bukkal verabreicht werden kann.

S-Ketamin

Unter besonderen Umständen (z.B. Schulterreposition bei nicht nüchternem Patienten) kann auch S-Ketamin in der o.g. Dosis als Schmerzmittel in Kombination mit Midazolam bei einer PSA zum Einsatz kommen.

Propofol

Bei Propofol handelt es sich eigentlich um ein reines Hypnotikum ohne analgetische Komponente, das üblicherweise im Rahmen der Narkoseeinleitung und -aufrechterhaltung zum Einsatz kommt. Immer häufiger wird es aber auch im Rahmen von PSAs durch Nichtanästhesisten angewendet. Aufgrund der stark atemdepressiven Wirkung und Hypotonie-Induktion darf dies aber nur unter klar definierten Vorgaben durch speziell ausgebildetes Personal geschehen.

Die Kombination aus Ketamin und Propofol wird oft auch als **„Ketofol"** bezeichnet. Wenngleich es sich aufgrund der pharmakologischen Grundlagen der beiden Medikamente um eine optimale Kombination handeln sollte, ist die Literatur in der Beurteilung der Kombination noch zurückhaltend [18, 19]. Dennoch ist Ketofol international in den Notaufnahmen eine inzwischen sehr weit verbreitete Medikamentenkombination, die viele Vorteile hat.

Dexmedetomidin

Das seit 2011 für die Intensivmedizin zugelassene Sedativum Dexmedetomidin ist ein selektiver Alpha-2-Rezeptoragonist mit sedierenden, muskelentspannenden und schmerzlindernden Eigenschaften. Im Juni 2018 wurde eine Zulassungserweiterung für PSAs beantragt, sodass dieses Medikament aufgrund seiner günstigen Eigenschaften in Zukunft an Bedeutung in der Notaufnahme gewinnen könnte.

5.2.3 Überwachung und Monitoring

Neben den Vitalparametern ist bei einer (Analgo-)Sedierung auch die Sedierungstiefe zu monitorisieren. Hierzu eignet sich die PSA-Einteilung der ASA (➤ Tab. 5.7) [14]. Bei der gängigen (Analgo-)Sedierung wird die Stufe I (= minimal) angestrebt.

Tab. 5.7 Stadien der Sedierung (modifiziert nach der ASA [14])

	I: minimal	II: moderat	III: tief	IV: Narkose
Reaktion auf Ansprache	Patient reagiert adäquat auf verbale Ansprache	Bewusstseinstrübung, Reaktion auf laute Kommandos und zudem ggf. taktile Stimulation	Bewusstseinstrübung, schwer erweckbar, reagiert gezielt auf taktile Reize oder Schmerzreiz	Patient nicht weckbar, reagiert nicht auf Schmerzreize
Spontanatmung	Unbeeinträchtigt	Adäquat	Inadäquat, assistierte Beatmung kann erforderlich sein	Nicht suffizient, Maskenbeatmung, Larynxmaske oder ITN

Soll eine PSA durchgeführt werden, so ist der Patient auf seine Vorerkrankungen hin zu untersuchen und gemäß ASA-Klassifikation einzuschätzen. Die PSA-Sedierung erfolgt im optimalen Fall bis zur Stufe II (= Patient reagiert nur auf Aufforderung). Ab der Stufe III steigen die Komplikationsraten (z. B. Atemstillstand!) und die PSA sollte in einer Umgebung stattfinden, in der ein Anästhesist im Stand-by zur Verfügung steht. Speziell bei geplanten PSA ist nochmals zu betonen, dass die Sedierung inkl. Überwachung nicht durch dieselbe Person erfolgen darf, welche die eigentliche Prozedur durchführt. Zudem muss diese Person speziell ausgebildet sein. Außerdem müssen die technischen Möglichkeiten der erweiterten Maßnahmen – auch zur Behebung von Komplikationen (z. B. Atemwegs- und Kreislaufmanagement) – vorhanden sein. Die Sauerstoffgabe sowie ein i. v. Zugang sind im Normalfall obligat (Ausnahme: bewusster Verzicht auf i. v. Zugang in speziellen Situationen, z. B. Dormicum/S-Ketanest rektal zur Wundversorgung bei einem Kleinkind).

Neben der Sedierungstiefe gilt es, folgende Vitalparameter als Standardparameter zu monitorisieren (ESA 2018):

- Sauerstoffsättigung
- Herzfrequenz
- Blutdruckmessung
- Kapnografie (mindestens ab Sedierungsstadium II)

Des Weiteren müssen die Patienten nach einer Analgosedierung solange überwacht werden, bis sie wieder adäquat wach sowie respiratorisch und kardiopulmonal stabil sind, jedoch mindestens 30 min. Zudem müssen die Patienten aufgeklärt werden, dass sie am selben Tag kein Fahrzeug mehr führen dürfen; idealerweise werden sie von einer Drittperson nach Hause begleitet.

LITERATUR

[1] Cordell WH, Keene KK, Giles BK, et al. The high prevalence of pain in emergency medical care. Am J Med, 2002; 20: 165–9.

[2] Falch C, Vicente D, Häberle H, et al. Treatment of acute abdominal pain in the emergency room: a systematic review of the literature. Eur J Pain, 2014 Aug; 18(7): 902–13.

[3] Scholten AC, Berben SA, Westmaas AH, et al. Emergency Pain Study Group. Pain management in trauma patients in (pre)hospital based emergency care: current practice versus new guideline. Injury, 2015 May; 46(5): 798–806.

[4] Motov SM, Kahn AN. Problems and barriers of pain management in the emergency department: Are we ever going to get better? J Pain Res, 2009; 2: 5–11.

[5] Rawlins JM, Khan AA, Shenton AF, et al. Epidemiology and outcome analysis of 208 children with burns attending an emergency department. Pediatr Emerg Care, 2007; 23: 289–93.

[6] Karcioglu O, Topacoglu H, Dikme O, Dikme O. A systematic review of the pain scales in adults: Which to use? Am J Emerg Med, 2018 Apr; 36(4): 707–14.

[7] Jørsboe H, Fogh B, Brockdorff A. Fast implementation of a visual analogue scale (VAS) in an Emergency Department. Scand J Trauma Resusc Emerg Med, 2012; 20(2): P21.

[8] Guru V, Dubinsky I. The patient vs. caregiver perception of acute pain in the emergency department. J Emerg Med, 2000; 18: 7–12.

[9] Martin JS, Spirig R. Schmerzprävalenz und Patientenpräferenz bezüglich Schmerzbehandlung in Notfallstationen. Pflege, 2006; 19: 326–34.

[10] Scheimann JM, Fendrick AM. Summing the risk of NSAID therapy. Lancet, 2007; 369: 1580–1.

[11] Choi JJ, Lin E, Gadsden J. Regional anesthesia for trauma outside the operating theatre. Curr Opin Anaesthesiol, 2013 Aug; 26(4): 495–500.

[12] Grabinsky A, Sharar SR. Regional anesthesia for acute traumatic injuries in the emergency room. Expert Rev Neurother, 2009 Nov; 9(11): 1677–90.

[13] Slade IR, Samet RE. Regional Anesthesia and Analgesia for Acute Trauma Patients. Anesthesiol Clin, 2018 Sep; 36(3): 431–54.

[14] Godwin SA, Burton JH, Gerardo CJ, et al. American College of Emergency Physicians. Clinical policy: procedural sedation and analgesia in the emergency department. Ann Emerg Med, 2014 Feb; 63(2): 247–58.

[15] Hinkelbein J, Lamperti M, Akeson J, et al. European Society of Anaesthesiology and European Board of Anaesthesiology guidelines for procedural sedation and analgesia in adults. Eur JAnaesthesiol, 2018 Jan; 35(1): 6–24.

[16] Knape JTA, Adriaensen H, van Aken H. Guidelines for sedation/or analgesia by non-anesthesiology doctors. Eur J Anesthesiol, 2007; 24: 563–7.

[17] Rahman NH, Hashim A. Is it safe to use propofol in the emergency department? A randomized controlled trial to compare propofol and midazolam. Int J Emerg Med, 2010; 3: 105–13.

[18] Ferguson I, Bell A, Treston G, et al. Propofol or Ketofol for Procedural Sedation and Analgesia in Emergency Medicine-The POKER Study: A Randomized Double-Blind Clinical Trial. Ann Emerg Med, 2016 Nov; 68(5): 574–82.

[19] Yan JW, McLeod SL, Iansavitchene A. Ketamine-Propofol Versus Propofol Alone for Procedural Sedation in the Emergency Department: A Systematic Review and Meta-analysis. Acad Emerg Med, 2015 Sep; 22(9): 1003–13.

KAPITEL

6

Sabine Merz und Christian Hohenstein

Ventilation und Beatmung

Eine normale Atmung besteht aus der Ventilation mit einem ausreichenden pulmonalen Gastransport zur Elimination des Kohlendioxids (CO_2) und einer ausreichenden Oxygenierung mit adäquaten Sauerstoffaustausch (O_2) an der alveolarkapillaren Membran.

Die Erhaltung der Oxygenierung und der Ventilation ist eine der wichtigsten und zeitkritischsten Aufgaben in der Notfallmedizin. Eine Insuffizienz von Ventilation und Oxygenierung führt schnell zu einem vital bedrohlichen Zustand.

Störungen der Ventilation und Oxygenierung werden im ABCDE-Schema als **B-Problem** zusammengefasst.

6.1 Einschätzung von Atmung

Bei jedem Patienten muss die Atmung schnell und einfach überprüft werden.

MERKE

Überprüfung der Atmung des Erwachsenen

Atemfrequenz	10–15/min
Lunge beidseits belüftet?	Atemgeräusch abgeschwächt?
Atemmechanik?	Einziehungen? Schaukelatmung?
Atemnebengeräusche?	Stridor? Rasselgeräusche?
Stridor vorhanden?	Inspiratorisch? Exspiratorisch?
Sauerstoffsättigung?	Unter Raumluft oder mit Sauerstoff?
Blutgasanalyse?	pO_2, pCO_2 und pH?

6.2 Ursachen einer eingeschränkten Atmung

Das respiratorische System besteht aus zwei Kompartimenten, aus der Lunge und der Atempumpe.

Zum **Kompartiment der Lunge** gehören:

- Das Lungenparenchym
- Die Pleura
- Der Bronchialbaum
- Die Lungengefäße

Zur **Atempumpe** gehören:

- Der knöcherne Thorax
- Die Interkostalmuskulatur
- Die Atemhilfsmuskulatur
- Das Diaphragma
- Das ZNS

Störungen jeweils eines oder beider Kompartimente führen zu einer Einschränkung der Atmung bis hin zum vital bedrohlichen Notfall. Die Ursachen der respiratorischen Insuffizienz sind vielfältig.

INFO

Ursachen einer respiratorischen Insuffizienz

Atemantriebsstörung	Primär:	• Undine-Fluch-Syndrom
	Sekundär:	• Hirnstammläsionen • Medikamente (Narkotika, Sedativa, Opiate) • Metabolische Störungen • Zentrale Schlafstörung • Myxödem

Neuromuskuläre Störungen	Muskulär:	• Progressive Muskeldystrophie • Polymyositis • Steroidmyopathie • Lupus erythematodes • Hyperthyreose • Muskelatrophie
	Neural:	• Amyotrophe Lateralsklerose • Spinale Muskelatrophie • Polymyelitis • Multiple Sklerose • Guillan-Barré-Syndrom
	Neuromuskulär:	• Myastenia gravis
Störungen der Atemmechanik	• Kyphoskoliose • Thorakoplastie • Rippenfrakturen, -serienfrakturen • Pneumothorax • Erkrankungen des Lungengerüsts (z. B. Fibrose)	
Atemwegsobstruktion	• COPD • Asthma bronchiale • Obstruktives Schlafapnoe-Syndrom • Beidseitige Stimmbandparese	

Respiratorische Insuffizienz Die respiratorische Insuffizienz wird unterteilt in ein Versagen des pulmonalen Gasaustauschs und ein Versagen der Atempumpe.

Versagt der pulmonale Gasaustausch, z. B. durch eine Beeinträchtigung des Atemwegs, durch Erkrankungen des Lungenparenchyms oder durch Störungen der Lungendurchblutung, so entwickelt sich eine **Hypoxie.** Das Sauerstoffangebot unterschreitet hierbei den Sauerstoffbedarf. Man spricht von einer **respiratorischen Partialinsuffizienz.**

Klinische Zeichen einer Hypoxie sind unspezifisch, dennoch müssen sie im klinischen Alltag bekannt sein:

MERKE

Klinische Zeichen einer O_2-Minderversorgung

- Kopfschmerzen
- Schwindel, Benommenheit
- Verwirrtheit
- Unruhe, Angst, Aggressivität
- Bewusstlosigkeit
- Hypopnoe, Tachypnoe
- Atemlähmung
- Blutdruckanstieg
- Tachykardie
- Schock

Ventilatorische Insuffizienz Das Leitsymptom der ventilatorischen Insuffizienz ist der Anstieg des CO_2-Gehalts im Blut, die **Hyperkapnie.** Per definitionem spricht man von einer Hyperkapnie bei einem pCO_2 > 45 mmHg in der arteriellen Blutgasanalyse.

Unbehandelt wird die ventilatorische Insuffizienz neben der Hyperkapnie auch zur Hypoxämie führen. Man spricht dann von einer **respiratorischen Globalinsuffizienz.**

6.3 Therapie der respiratorischen Insuffizienz

Ziel der Therapie einer Hypoxie (respiratorische Partialinsuffizienz) ist die Wiederherstellung einer ausreichenden Oxygenierung. Dies kann durch die Gabe von Sauerstoff erfolgen. Ist dies nicht ausreichend, kann durch die Unterstützung der Spontanatmung mit einem kontinuierlichen positiven endexspiratorischen Druck (CPAP), einer Non-Invasiven Ventilation (NIV), eine Verbesserung der Oxygenierung erreicht werden. Gelingt dies nicht, sind eine Intubation und dann eine druck- oder volumenkontrollierte Beatmungsform mit PEEP durchzuführen.

Um die **respiratorische Globalinsuffizienz** mit **Hyperkapnie** und **Hypoxie** zu therapieren, muss die Atemarbeit verbessert und unterstützt werden. Hierzu eignet sich als erster Schritt die Durchführung einer Non-Invasiven Ventilation. Gelingt es nicht, mit der NIV eine Verbesserung der Ventilation und schließlich auch der Oxygenierung zu erreichen, wird auch hier eine Intubation zur druck- oder volumenkontrollierten Beatmung mit PEEP notwendig.

6.3.1 Sauerstofftherapi

Eine Steigerung der inspiratorischen Sauerstoffkonzentration lässt sich durch Zuführen zusätzlichen Sauerstoffs erzielen. Einfachster Weg ist die Applikation über eine **Nasensonde** in den unteren Nasengang. Über diesen Weg sollten maximal 4 l Sauerstoff/min zugeführt werden, da es sonst zu einer Austrocknung der nasopharyngealen Schleimhaut kommen kann. Durch den Anschluss von Sauerstoff an eine Nasensonde lässt sich eine inspiratorische Sauerstoffkonzentration von ca. 40 % erzielen. Benutzt man eine einfache **Maske** ohne Reservoir, lässt sich, abhängig vom Sauerstofffluss und dem Atemminutenvolumen des Patienten, eine Sauerstoffkonzentration bis zu 60 % erreichen. Wird eine höhere Zufuhr (6–15 l/min) erforderlich, erhält der Patient eine **Gesichtsmaske vorzugsweise mit Reservoir.** Bei dichtem Sitz der Maske kann eine Sauerstoffkonzentration bis 90 % erreicht werden. Wichtig ist, dass bei der Atmung über Maske das Entweichen der Exspirationsluft über Perforationen an der Seite der Maske möglich ist, um eine CO_2-Rückatmung zu verhindern.

Nasale High-Flow-Sauerstofftherapie

Unter einer High-Flow-Sauerstofftherapie versteht man eine Anfeuchtung und Erwärmung des inspiratorischen Luft-/Sauerstoffgemischs, das mit einem hohen Flow über eine einer Nasenbrille nachempfundenen Cannula in die Nase verabreicht wird.

Die respiratorische Insuffizienz wird durch folgende Faktoren positiv beeinflusst:

- Auswaschung des Totraums
- Erhöhung des Atemwegsdruck
- Erhöhung der funktionellen Residualkapazität (FRC)
- Verminderung der Atemarbeit und damit Abnahme der Atemfrequenz

Positive Effekte der High Flow-Therapie sind v. a. für die hypoxische respiratorische Insuffizienz dargestellt. Ob die Hyperkapnie bei exazerbierter COPD und ähnlichen Erkrankungen einen ähnlich positiven Effekt hat, bleibt abzuwarten.

6.3.2 Beutel-Masken-Beatmung

Die Maskenbeatmung mit dem Beatmungsbeutel stellt eine überbrückende Maßnahme zur Assistenz einer insuffizienten Spontanatmung oder, bei Apnoe, die intermittierende Beatmung bis zur Schaffung eines definitiven Luftwegs dar.

Um eine Beatmung durchzuführen, muss die Maske mit dem sog. **C-Griff** dicht auf das Gesicht des Patienten gesetzt werden (➤ Abb. 6.1). Beim C-Griff umschließen Daumen und Zeigefinger der linken Hand den Maskenansatz, während die übrigen Finger unter dem Kinn liegen und den Unterkiefer nach oben ziehen. Mit der anderen Hand wird der Beatmungsbeutel bedient.

Bei der Beutel-Masken-Beatmung sollten ein rasches Zusammendrücken des Beutels sowie das Verabreichen eines zu großen Atemhubes vermieden werden. Dies führt zu hohen Beatmungsdrücken mit der Gefahr einer gastralen Luftinsufflation, was eine Regurgitation und Aspiration begünstigt.

Vorteilhaft ist die Benutzung von durchsichtigen Masken, die die Regurgitation von Schleim und Blut schneller erkennen lassen. Für Erwachsene kommen Masken der Größen 3–5 zum Einsatz.

Sollte eine Beutel-Masken-Beatmung mit dem einfachen C-Griff nicht durchführbar sein, kann zum Erhalt einer dichtsitzenden Maske der **doppelte C-Griff** angewandt werden.

6.3.3 Non-Invasive Ventilation (NIV)

Eine Möglichkeit, eine akute respiratorische Insuffizienz zu therapieren, ist die Non-Invasive Ventilation. Die NIV stellt kein Ersatzverfahren zur invasiven Beatmung dar, sondern ist als komplementäre Therapie anzusehen.

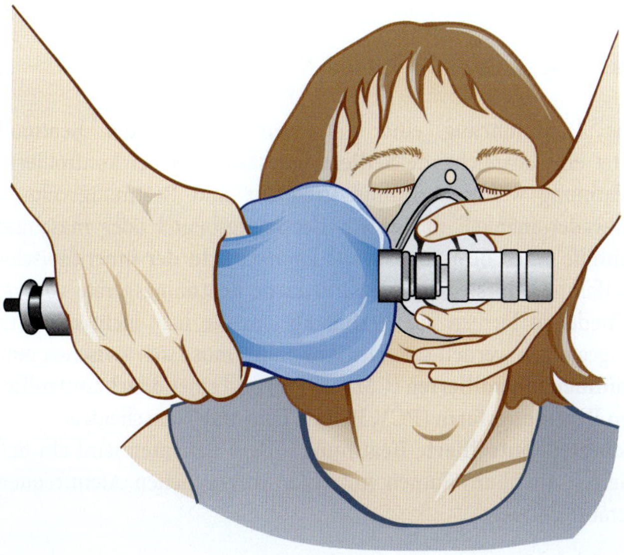

Abb. 6.1 C-Griff bei Beutelbeatmung [L126]

Gute Erfolge zeigt die Non-Invasive Beatmung beim Versagen der Atempumpe. Durch Unterstützung der Atemarbeit entlastet sie die Atemmuskulatur.

Indikationen und Kontraindikationen

INFO

Indikationen für NIV

- COPD: NIV empfohlen, Grad A, Level I
- Asthma bronchiale: entwickelt sich akuter, daher eher ITN; aber NIV erwägen
- Restriktive Thoraxerkrankung: Erfolgsrate 50 %, aber dennoch Grad A
- Lungenödem: Level I, Grad A; unklar, ob CPAP oder BIPAP, beides ist sehr gut.
- Thoraxverletzung: Level II, Grad C – Versuch wert, **Cave:** Pneumothorax!
- Pneumonie: Level IV, Grad C – keine Evidenz für den Einsatz von NIV
- Immunsuppression: Level II; Grad A – *first-line treatment*
- DNI/DNR-Patienten: Level IV, Grad B/C, kann einen Versuch wert sein
- Muskelschwäche: Schutzreflexe vorhanden: *first-line treatment*, Level II, Grad B/D

INFO

Kontraindikationen für eine Non-Invasive Ventilation

Absolute Kontraindikation

- Fehlende Spontanatmung
- Schnappatmung
- Verlegung der Atemwege
- Gastrointestinale Blutungen
- Ileus

Relative Kontraindikationen

- Koma
- Massive Agitation
- Sekretverhalt
- Übelkeit und Erbrechen
- Azidose pH <7,1
- Hämodynamische Instabilität

Beim hypoxämischen Lungenversagen werden die Erfolge unterschiedlich bewertet. Sehr gute Erfolge zeigt die NIV mit PEEP oder sogar eine ausschließliche CPAP-Therapie beim kardialen Lungenödem.

Bei ausgeprägter Atelektasenbildung mit Rechts-Links-Shunt, z. B. bei Pneumonien oder ARDS, ist es mit der NIV alleine aber kaum möglich, das Missverhältnis von Lungendurchblutung und Lungenbelüftung zu beheben.

Weitere Indikationen für eine NIV bestehen in der Unterstützung der Atmung auch in der Postextubationsphase sowohl nach Interventionen als auch nach Langzeitintubation mit Weaning und in der Palliativmedizin, wenn eine invasive Beatmung nicht gewünscht wird.

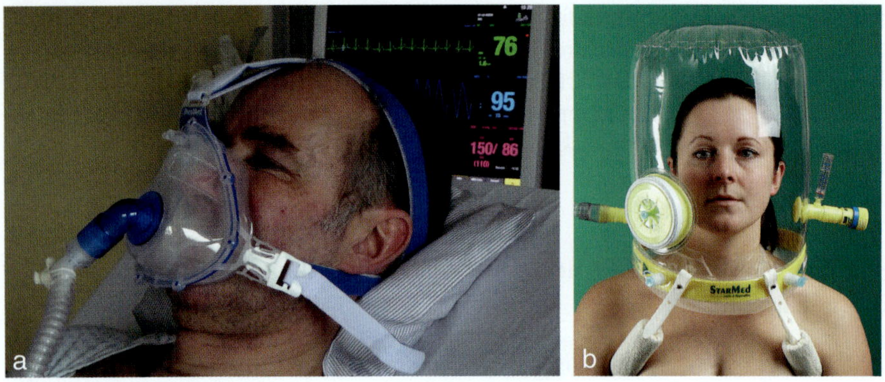

Abb. 6.2 a) Full-Face-Maske
b) NIV-Helm [a: M251, b: V593]

Technik

INFO

Respiratoreinstellung zur NIV

$P_{max}/P_{insp}/P_{supp}$: zwischen 8–12 mbar
PEEP: 5 mbar (max. 10 mbar)
Erhöhung des P_{max}/P_{insp} in 2 mbar-Schritten auf 20–25 mbar

Als **Zugangsweg** für die NIV werden spezielle Masken benutzt. Es stehen nasale Masken, Mund-Nase-Masken, Total-Face-Masken und Helme zur Verfügung, wobei die Applikation über eine nasale Maske in der Akutmedizin keine Rolle spielt (➤ Abb. 6.2).

Um das Verfahren zu beginnen und zum Erfolg zu führen, ist es sehr wichtig, den Patienten anzuleiten und zu begleiten. Eine ständige Kommunikation und Beobachtung des Patienten sind wichtige Bestandteile des Erfolgs.

Als klinische Parameter werden die Atemfrequenz und die Herzfrequenz beobachtet (➤ Tab. 6.1). Wichtige Aspekte sind die Bewusstseinslage sowie das subjektive Empfinden des Patienten. Wichtige **Messwerte am Respirator** sind:

- Atemfrequenz
- Atemzugvolumen V_t
- Atemminutenvolumen AMV

Treten innerhalb von 2 h keine Besserung der Kriterien auf, so muss die NIV abgebrochen bzw. eine invasive Beatmung durchgeführt werden.

Tab. 6.1 Erfolgskriterien der NIV (AWMF Leitlinie „Nichtinvasive Beatmung" 2008)

Kriterium	Erfolgskriterien der NIV
Dyspnoe	Abnahme der Dyspnoe
Vigilanz	Zunehmende Verbesserung
Atemfrequenz	Abnahme
Ventilation	pCO_2-Abnahme
pH	Anstieg
Oxygenierung	Zunahme von $SpO_2 > 85\,\%$
Herzfrequenz	Abnahme

6.3.4 Invasive Beatmung

In der Regel erfolgt eine invasive Beatmung über einen **endotrachealen Tubus.**

Eine invasive kontrollierte Beatmung ist eine **Überdruckbeatmung.** Während der Druck bei der Spontanatmung in der Einatemphase negativ ist, ist er bei der Beatmung positiv. Dies ist unphysiologisch und kann die Lunge schädigen. Deshalb sollte versucht werden, die Lunge durch eine schonende, lungenprotektive Einstellung der Beatmungsparameter zu schonen.

Indikationen

INFO

Indikationen für eine invasive Beatmung

- Anatomische oder funktionelle Atemwegsverlegung
- Aspirationsschutz
- Notwendigkeit hoher Beatmungsdrücke, um eine ausreichende Oxygenierung sicherzustellen
- Exakte CO_2-Kontrolle, z. B. bei Hirndruck
- Längere Dauer der mechanischen Beatmung
- Notwendigkeit der Bronchialtoilette

Technik

Die Durchführung einer invasiven kontrollierten Beatmung setzt eine ausreichende **Sedierung** voraus. Bei der kontrollierten Beatmung werden Beatmungsfrequenz und Beatmungsvolumen entweder manuell mit einem Beatmungsbeutel oder maschinell mithilfe eines Beatmungsgeräts appliziert. In der innerklinischen Notfallmedizin stehen unterschiedliche Beatmungsgeräte von verschiedenen Firmen zur Verfügung, auf die hier nicht im Detail eingegangen werden soll. Der Anwender muss sich zwischen einer **volumenkontrollierten (CMV, IPPV)** und einer **druckkontrollierten Beatmungsform (PCV, BIPAP, Duo-PaP)** entscheiden.

Volumenkontrollierte Beatmung Dem Patienten wird ein definiertes Atemhubvolumen mit einer vorgegebenen Atemfrequenz verabreicht.

Initiale **Einstellwerte** einer volumenkontrollierten Beatmung sind:
- Atemfrequenz 10/min
- Atemzugvolumen 6–7 ml/kg KG
- PEEP 5 cm H_2O
- FiO_2 initial 0,5–1,0

Die Variable bei der volumenkontrollierten Beatmung ist der erreichte Spitzendruck. Je nach Compliance und Resistance der Lunge und/oder Wachheit mit Pressen des Patienten können sehr hohe Atemwegsdrücke entstehen, die zur Lungenschädigung bis zum Barotrauma führen können. Um dies zu verhindern, wird am Beatmungsgerät eine Druckbegrenzung eingestellt, die zum Abbruch der Inspiration bei Erreichen eines definierten Spitzendrucks, z. B. 30 cm H_2O führt.

Überprüft werden muss dann, ob der Patient zur Insufflation des notwendigen Beatmungsvolumens tiefer sediert werden muss oder ob andere Beatmungsparameter adaptiert werden müssen, um hohe Spitzendrücke zu reduzieren, z. B. die Erhöhung der Atemfrequenz bei gleichzeitiger Reduktion des Atemzugvolumens.

Druckkontrollierte Beatmung Der Atemhub wird durch den Wechsel von zwei Druckniveaus erzeugt. Das Delta-P macht die Größe des Atemhubs aus. Wie häufig der Wechsel stattfinden soll, ergibt sich aus der angegebenen Atemfrequenz und dem Verhältnis zwischen Inspiration und Exspiration.

Initiale Einstellwerte einer druckkontrollierten Beatmung sind:
- Atemfrequenz 10/min
- P_{insp} 20 mbar
- PEEP 5 mbar
- I:E 1:2
- FiO_2 initial 1,0

Die Variable bei der druckkontrollierten Beatmung ist das Atemzugvolumen. Sollte der Patient pressen, wird der zu erreichende Inspirationsdruck erreicht, ohne dass ein angemessenes Volumen erlangt wurde. Dadurch kann eine **Hypoventilation** entstehen, die wiederum zur **Hyperkapnie** und **Hypoxie** führen kann.

Wichtig ist die Einstellung eines Alarms, der die Unterschreitung des zu erreichenden Atemzugvolumens bzw. Atemminutenvolumens mitteilt.

Alle Beatmungsgeräte müssen zur Sicherheit des Patienten einen Diskonnektionsalarm und eine Überwachung der Beatmungsdrücke vorweisen.

Für die Spontanatmungsformen wie NIV ist eine Apnoeventilation zu fordern. Hierbei würde als Sicherheit eine kontrollierte Beatmungsform einsetzen, wenn der Patient selbst 20 s keine eigenen Atembemühungen machen würde.

Vor Anschluss an ein jegliches Beatmungsgerät muss die Funktion des Geräts überprüft werden (➤ Tab. 6.2). Hierbei müssen folgende Fragen positiv beantwortet werden:
- Gasversorgung gesichert?
- Stromversorgung gesichert (falls notwendig)?
- Dichtigkeit des Systems?
- Ausreichender Flow vorhanden?

MERKE

Beim Auftreten von Beatmungsproblemen mit dem Notfallrespirator erfolgt grundsätzlich eine manuelle Beatmung per Beutel-Masken-Beatmung mit reinem Sauerstoff, bis das Problem geklärt oder gelöst ist!

Tab. 6.2 Mögliche Probleme während der Durchführung einer kontrollierten Beatmung

Veränderung	Ursache
Beatmungsdruck steigt	• Gegenatmung des Patienten • Entwicklung eines Pneumothorax • Tubusverlegung • Verlegung des Beatmungsfilters
Beatmungsdruck zu hoch	• Endotrachealtubus zu tief • Einseitige Intubation • Atemzugvolumen zu hoch • Tubusverlegung
Plötzlich fehlender Beatmungsdruck	• Akzidentelle Extubation • Diskonnektion
Langsam fallender Beatmungsdruck	• Absinkender Cuffdruck • Beginnende Diskonnektion
Negativer Beatmungsdruck	Spontanatmung des Patienten

6.3.5 Analgosedierung und Narkose

Um eine NIV durchzuführen ist oft eine Analgosedierung notwendig. Hierzu werden häufig Morphin oder Benzodiazepine (Midazolam) in niedrigen Dosierungen eingesetzt. Auch die Gabe von Ketamin (Ketanest S) in Kombination mit Benzodiazepinen, beide ebenfalls in niedriger Dosierung, ist möglich. Bezüglich der Narkoseeinleitung verweisen wir auf ➤ Kap. 4.

Die Narkose bei intubierten Patienten wird fast immer noch eine gewisse Zeit, teilweise auch Stunden, in der Notaufnahme fortgeführt. Es gibt ähnlich wie beim Kochen etliche verschiedene Möglichkeiten, dies zu tun. Bei einer länger dauernden Beatmung in der Notaufnahme muss sichergestellt werden, dass der Patient auch eine ausreichende Narkose erhält. Eine fortgeführte Relaxierung kann im Einzelfall notwendig sein, gleichzeitig muss aber immer eine gute Sedierungstiefe mit Analgesie gewährleistet sein, um Awareness und Schmerzen (!) zu verhindern.

MERKE

- **Esmeron** lässt sich im Verlauf als Relaxans geben, um eine problemlose Beatmung ohne Gegenatmung zu gewährleisten – z. B. 50 mg Boli/h.
- **Fentanyl** kann mit etwa 0,15–0,25 mg/h (alternativ Sufentanil mit 25 µg/h) gegeben werden.
- **Propofol** kann mit etwa 4 mg/kg KG/h (etwa 300 mg/h) appliziert werden.
- **Noradrenalin** sollte bereit sein, um Blutdruckabfälle entsprechend abzufangen. Eine Dosierung von 0,2 mg/h ist eine gute Startdosis, bis 1 mg/h wäre eine zu erwartende Dosis bei einem „normal instabilen" Patienten (entspricht einer Laufrate von 20–50 ml/h bei der Dosierung 1 mg Noradrenalin/50 mg NaCl).

6.4 Monitoring der Atmung und Beatmung

Während jeder Beatmung muss der Patient engmaschig überwacht werden. Neben der Überwachung von Atemfrequenz, Herzfrequenz und Blutdruck, werden die Sauerstoffsättigung und das endexspiratorische CO_2 als weitere Parameter gemessen. Einen

Gesamtüberblick über den Erfolg oder Misserfolg der Beatmung gibt die Blutgasanalyse.

6.4.1 Spirometrie und Peak-Flow-Messung

Die Spirometrie ist eine Standardmethode in der Diagnosestellung der COPD im ambulanten Setting. In der Notaufnahme allerdings hat es eine sehr eingeschränkte Bedeutung, denn bei der akuten Exazerbation ist sie erstens kaum durchführbar, weil die Patienten unkooperativ sind, zweitens ist sie somit inakkurat und drittens hätte ein pathologisches Ergebnis für die Akuttherapie auch keine Relevanz. Auch die Peak-Flow-Messung hat sehr limitierte Bedeutung in der Notaufnahme, sowohl bei der akuten Exazerbation der COPD als auch beim Asthma bronchiale. Studien hierzu in der Notaufnahme sind erstens alt, zweitens haben sie keinen Benefit für die Entscheidungsfindung bei der Akuttherapie gezeigt, drittens sind Patienten während ihrer akuten Luftnot während dieser Untersuchungen teilweise reanimationspflichtig geworden.

6.4.2 Pulsoxymetrie

Als Parameter der Oxygenierung lässt sich die Sauerstoffsättigung mithilfe der Pulsoxymetrie nichtinvasiv erfassen. Diesem Verfahren liegt die unterschiedliche Lichtabsorption von oxygeniertem (HbO_2) und desoxygeniertem Hämoglobin (Hb) zugrunde. Im Sensor des Pulsoxymeters befindet sich eine Lichtquelle, die Licht mit den Wellenlängen 660 nm und 940 nm aussendet und nach Durchstrahlung des perfundierten Gewebes in einem Detektor misst. Das nichtabsorbierte Licht wird dann in ein elektrisches Signal umgewandelt. Die Stärke des elektrischen Signals ist direkt proportional zur arteriellen Sauerstoffsättigung. Es wird nur die Absorption des pulsierenden Blutes gemessen. Nur der pulsatile Anteil ist für die Messung der Sättigung notwendig, daher der Name Pulsoxymeter.

Die pulssynchrone Absorption ist abhängig von der Sauerstoffsättigung des arteriellen Blutes, der Stärke der pulssynchronen Durchblutung und der Lichtintensität der Lichtquelle. Die Absorption durch venöses Blut, Gewebe, Haut und Knochen wird nicht gemessen.

Normwerte bei einem Gesunden liegen bei **96–100 %.**

MERKE

Störungen der Pulsoxymetrie

- Nagellack, künstliche Nägel
- Tachykardien, Arrhythmien
- Schlechte Durchblutung, Vasopressoren-Therapie
- Hypothermie
- Bewegungsartefakte z. B. Shivering

Neben den genannten Störfaktoren der Pulsoxymetrie, bei denen sich die SpO_2 nur schlecht oder nicht ableiten lässt, gibt es auch falsch hoch gemessene Messwerte. Diese liegen z. B. bei hohen CO-Hb bei starken Rauchern oder CO-Intoxikationen vor. Ebenso kommt es zu falschen Ergebnissen beim Vorliegen einer Methämoglobinämie.

6.4.3 Kapnometrie und Kapnografie

Die **Kapnometrie** stellt die Messung des CO_2-Partialdrucks in der Atemluft über den gesamten Atemzyklus dar; die grafische Darstellung der Änderungen des pCO_2 während des gesamten Atemzyklus wird als **Kapnografie** bezeichnet. Unter **endtidalem CO_2-Partialdruck ($P_{et}CO_2$)** versteht man den CO_2-Partialdruck am Ende der Exspiration.

Technisch liegt dem Verfahren die Infrarot-Spektroskopie zugrunde. Die Absorption des Infrarotlichts ist proportional zur Menge der CO_2-Moleküle im Atemgas. Sie wird mit der Absorption eines Kohlendioxid-freien Gases verglichen.

Phasen der Kapnografie (➤ Abb. 6.3)

A–B = inspiratorische Grundlinie → Entleerung des oberen Totraums

B–C = frühe Exspirationsphase → Abatmung von Atemgas, das nicht am Gasaustausch teilgenommen hat

C–D = Ende der Exspiration mit Plateau → Abatmung von Atemgas, das am Gasaustausch teilgenommen hat. Der höchste Punkt des Plateaus entspricht dem endexspiratorischen Wert.

D–E = erneute Inspiration → Inspirationsgas enthält nur wenig CO_2.

1 = Totraum: kein Anstieg der CO_2-Konzentration; **2** = Mischluft: steiler Anstieg; **3** = langsam ansteigendes Plateau

Die Messung erfolgt entweder im Hauptstrom- oder im Nebenstromverfahren, wobei das Hauptstromverfahren das exaktere Verfahren darstellt.

Einsatzgebiete Die Kapnometrie/-grafie stellt das effektivste Verfahren zur Überwachung der Beatmung dar. Sie ist das sicherste Verfahren zur Verifizierung der endotrachealen Tubuslage. Weiterhin lässt sie Rückschlüsse auf die Funktion von Lunge, Kreislauf und Zellmetabolismus zu und dient zur Überwachung der Funktion von Beatmungsgeräten sowie der Effektivität von Reanimationsmaßnahmen.

CO_2-Detektoren, die den CO_2-Gehalt der Ausatemluft durch einen Farbumschlag anzeigen, sind nur zur Verifikation der korrekten Tubuslage und nicht zum Monitoring der Beatmung geeignet.

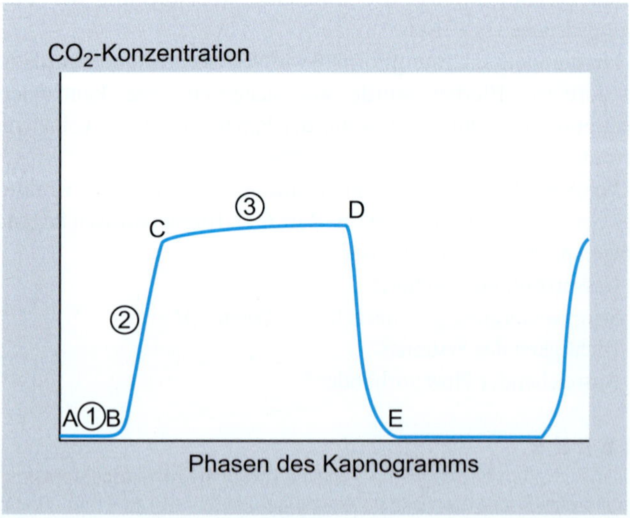

Abb. 6.3 Physiologisches Kapnogramm [L126]

Interpretation Abweichungen des normalen Kapnografie-Kurvenverlaufs deuten auf Veränderungen des Patientenzustands oder der Beatmung selbst hin.

Als äußerst kritisch und bedrohlich ist ein **schnelles Absinken der CO_2-Konzentration** zu bewerten, welches seine Ursache oft in einer kardiopulmonalen Störung mit Absinken des Herzzeitvolumens z. B. durch Herz-Kreislauf-Stillstand, Lungenembolie (Luft oder Thrombus) oder plötzlichen Blutdruckabfall (z. B. durch massive Blutverluste) haben kann.

Weitere Ursachen können eine komplette Tubusverlegung, eine Diskonnektion oder ein Komplettausfall des Beatmungsgeräts sein.

Eine **langsame CO_2-Abnahme** wird bei zu hohem Atemminutenvolumen, Kreislaufdepression und Absinken der Körpertemperatur durch Auskühlung des Patienten beobachtet.

Ein **schnelles Ansteigen der CO_2-Konzentration** wird beobachtet bei Reperfusion großer ischämischer Bezirke, akut eingeschränkter Ventilation, Infusion von Bikarbonat und ausgeprägter Hyperthermie.

MERKE
Ein Abfallen des $etCO_2$ ist häufig nicht Folge einer Hyperventilation, sondern in der Notaufnahme viel eher ein Hinweis auf eine zunehmende Kreislaufinstabilität.

6.4.4 Blutgasanalyse

Mittels arterieller Blutgasanalyse lassen sich Störungen der Atmung und des Gasaustauschs sowie des Säure-Basen-Haushalts identifizieren. Dazu werden der pH-Wert (pH), der arterielle Sauerstoffpartialdruck (pO_2), das arterielle CO_2, Standard-Bikarbonat (StBic) sowie der Basenüberschuss (BE) bestimmt.

INFO
Normwerte der arteriellen Blutgasanalyse

pH	7,35–7,45	
pO_2	65–100	mmHg (je nach Alter)
pCO_2	40 +/–5	mmHg
StBic	24 +/–2	mmol/l
BE	+/–2	mmol/l

Durch Interpretation von pH-Wert, Standard-Bikarbonat und BE lassen sich Dysregulationen erkennen (➤ Tab. 6.3). Man unterscheidet die **Azidose** und die **Alkalose.** Beide pH-Veränderungen können sowohl respiratorisch als auch metabolisch verursacht sein. Häufig finden sich auch kombinierte (respiratorisch-metabolische) Störungen. Je nachdem, ob der pH-Wert im physiologischen Bereich bleibt oder nicht, werden die Störungen in **kompensiert** und **dekompensiert** eingeteilt.

Tab. 6.3 Interpretation der Blutgasanalyse

	pH	pCO_2	SB
Respiratorische Azidose	↓	↑	↔
Respiratorische Alkalose	↑	↓	↔
Metabolische Azidose	↓	↔	↓
Metabolische Alkalose	↑	↔	↑

Respiratorische Störungen Primär respiratorische Störungen führen zu Änderungen des pCO_2. Die Standard-Bikarbonat-Konzentration ändert sich dabei gegenläufig zum pH-Wert.

Ursächlich für eine **respiratorische Azidose** können z. B. eine zentrale Atemdepression (z. B. Opioide), eine Obstruktion der Atemwege (z. B. Asthma bronchiale) oder eine periphere Atemlähmung (z. B. neuromuskuläre Erkrankungen) sein.

Ursache einer **respiratorischen Alkalose** ist eine kompensatorisch gesteigerte Atmung (Hypoxämie, Angst, Schmerzen).

Metabolische Störungen Die Standard-Bikarbonat-Konzentration ändert sich gleichsinnig zum pH-Wert.

Eine **metabolische Azidose** entsteht durch verminderte Ausscheidung von Protonen oder einen verstärkten Bikarbonatverlust. Ursachen sind: Vermehrung der anaeroben Stoffwechselvorgänge unter Hypoxie, Leberinsuffizienz, Niereninsuffizienz, Sepsis, starke Bikarbonatverluste bei der Diarrhö.

Eine **metabolische Alkalose** entsteht durch eine Bikarbonaterhöhung oder durch den Verlust von Wasserstoffionen. Ursachen hierfür sind: Verlust von Magensaft (Emesis, Magensonde) oder überhöhte Bikarbonatzufuhr oder Hyperaldosteronismus.

Vor Therapie sollte immer eine genaue Klärung der Ursache angestrebt werden, um eine Säure-Basen-Störung kausal und nicht mit dem Ergebnis einer „Laborkosmetik" zu behandeln. Hierzu zählt besonders die unkritische Gabe von Natriumbikarbonat bei primär respiratorischen Azidosen oder im Rahmen einer Laktatazidose.

6.5 Nebenwirkungen der Beatmung

Die maschinelle Beatmung bietet für den Patienten nicht nur Vorteile, sondern kann sich durchaus auch negativ auf die Lungenfunktion als auch auf die Funktion anderer Organsysteme auswirken.

INFO
Nebenwirkungen der Beatmung

Hämodynamische Nebenwirkungen

- Steigerung des intrathorakalen Drucks
- Verminderung des venösen Rückstroms zum rechten Herzen
- Steigerung des pulmonalen Gefäßwiderstands
- Abfall des Schlagvolumens
- Abfall des Herzzeitvolumens
- Abfall der Durchblutung von Nieren – Leber – Splanchnicus
- Verminderung des jugulären Rückstroms
- Erhöhung des intrakraniellen Drucks

Pulmonale Nebenwirkungen

- Beatmungsassoziierte Lungenentschädigung, z. B. Barotrauma
- Beatmungsinduzierte diaphragmale Dysfuntion
- Sauerstofftoxizität

(nach Oczenski W. Nebenwirkungen der maschinellen Beatmung in Atmen – Atemhilfen. 10. Aufl. Thieme, 2017)

6.6 Techniken zur Thoraxentlastung

Manchmal ist es notwendig, den Thorax in der Notaufnahme zu eröffnen bzw. zu drainieren. Die üblichen Gründe hierfür sind:

- Spannungs-, Pneumothorax
- Pleuraempyem
- Serothorax
- Hämatothorax

Die Techniken zur Thoraxentlastung können unter hohem Zeitdruck zur akuten Lebensrettung notwendig sein (z. B. Spannungspneumothorax, die häufigste übersehene und vermeidbare Todesursache bei Traumapatienten), zur akuten Linderung von Symptomen (z. B. Luftnot bei Serothorax) oder auch aus diagnostischen Zwecken (unklare Flüssigkeitsansammlung im Thorax, z. B. mögliches Pleuraempyem oder maligner Pleuraerguss), um die Disposition zur richtigen Abteilung sicherzustellen.

INFO

Verschiedene Möglichkeiten zur Thoraxentlastung

- **Nadeldekompression:** z. B. beim lebensbedrohlichen Spannungspneumothorax als Erstmaßnahme, zur Entlastung eines serösen Pleuraergusses oder als Therapieversuch beim einfachen Spontanpneumothorax ohne Spannungskomponente
- **Fingerthorakostomie mit Minithorakotomie:** bei lebensbedrohlichen Notfällen zur Eröffnung des Thorax, z. B. bei der Reanimation eines Traumapatienten zur Entlastung eines möglichen Spannungspneumothorax
- **Thorakozentese:** z. B. zur Entlastung beim serösen Pleuraerguss
- **Thoraxdrainage:** z. B. beim Pleuraempyem

6.6.1 Nadeldekompression

Die Nadeldekompression kann prinzipiell überall am Thorax durchgeführt werden, wenn sichergestellt ist, dass hierbei das Risiko einer intrathorakalen Verletzung von Organen oder Blutgefäßen (z. B. A. thoracica interna) möglichst gering ist. Das American College of Surgeons empfiehlt nach aktueller Studienlage den Notfall-Zugang in der Bülau-Position (5. ICR, mittlere Axillarlinie). Sofern möglich, und meistens ist es möglich, sollte die Sonografie unterstützen, dann ist die Nadeldekompression eine sichere und einfach durchzuführende Maßnahme. Manchmal ist der Weg in den Pleuraraum weiter als gedacht (nicht selten bis zu 8 cm), daher muss die Nadel lang, aber auch dick genug sein. Eine 14G-Braunüle ist nur 5 cm lang und gelegentlich bei kräftigen Patienten zu kurz. Wenn möglich, sollte eine längere Nadel verwendet werden.

INFO

Um Blutungskomplikationen zu minimieren, sind folgende Gerinnungswerte präinterventionell zu überprüfen:

- Thrombozytenzahl, wenn möglich > 50.000 Gpt/l
- Quick, wenn möglich > 40 %
- Keine DOAKs, wenn möglich

6.6.2 Fingerthorakostomie, Minithorakotomie

Bei lebensbedrohlichen Notfällen, üblicherweise beim Spannungspneumothorax oder auch beim möglichen Spannungspneumothorax unter Reanimation eines Traumapatienten, kann es wichtig sein, den Thorax einfach nur zügig zu eröffnen, um den Überdruck abzulassen.

Dies ist eine Maßnahme, die bei beherztem Vorgehen lediglich wenige Sekunden dauern sollte.

Es erfolgt ein Hautschnitt in der **Bülau-Position,** dann das stumpfe Präparieren mit dem Finger oder das zügige stumpfe Präparieren einer Schere oder Kornzange. Im Notfall eignet sich auch ein anderes Utensil, wie z. B. ein Nadelhalter, zur Pleuraeröffnung.

MERKE

Die Fingerthorakostomie beim Traumapatienten kann bei Rippenfrakturen zu Schnittverletzungen des Fingers führen, da der Zwischenrippenraum oft enger ist als gedacht und die Rippensplitter spitzer und scharfkantiger sind als angenommen.
Die Minithorakothomie mit einer Schere ist daher für den Anwender deutlich sicherer!

6.6.3 Thoraxdrainage

Zur definitiven Entlastung des Thorax muss eine Thoraxdrainage in den Pleuraraum eingelegt werden. Zur Anlage einer Thoraxdrainage in Lokalanästhesie oder Narkose wird am häufigsten das **Verfahren nach Bülau** angewandt (➤ Abb. 6.4). Hierzu wird unter sterilen Kautelen zwischen der vorderen und

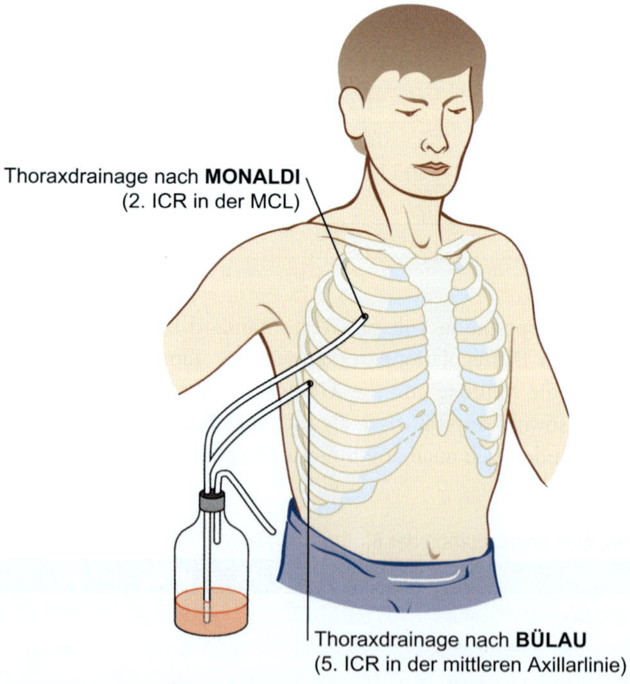

Abb. 6.4 Thoraxdrainagen: Monaldi- und Bülau-Position [L126]

7.2.2 Kardioversion

Elektrische Kardioversion ist die Applikation von Strom, um eine tachykarde Herzrhythmusstörung in einen normokarden Rhythmus zu überführen. Die elektrische Kardioversion ist das Mittel der Wahl bei kreislaufinstabilen ventrikulären und supraventrikulären Tachykardien. Darüber hinaus wird die Technik häufig elektiv zum Terminieren eines Vorhofflimmerns eingesetzt.

Im Gegensatz zur Defibrillation wird der Impuls nicht unmittelbar nach dem Auslösen, sondern R-Zacken-synchronisiert abgegeben. Dies verhindert eine Abgabe in die vulnerable Phase der elektrischen Herzaktion, die sonst ein Kammerflimmern auslösen kann. Um diesen Modus zu aktivieren, muss vor jeder Kardioversion die „Sync"-Taste gedrückt werden. Nach der Schockabgabe springt der Defibrillator bei einigen Geräten automatisch wieder in den unsynchronisierten, nicht R-Zacken-gesteuerten Defibrillationsmodus zurück, um eine etwaige Defibrillation zu ermöglichen. Muss ein zweiter Versuch einer elektrischen Kardioversion unternommen werden, muss möglicherweise der synchronisierte Modus erneut aktiviert werden.

Technik

Nach der Diagnose einer kreislaufinstabilen Tachykardie sollte umgehend eine elektrische Kardioversion vorbereitet werden.

MERKE

Ein **Monitoring mit Pulsoxymeter, Blutdruckmessung und EKG-Monitor,** Hilfsmittel zur **Atemwegssicherung** sowie **Medikamente** und **Hilfsmittel zur etwaigen Reanimation** sollten vorhanden sein oder unmittelbar angefordert werden. Wann immer möglich, sollte eine Sedierung durchgeführt werden. Bewährt haben sich kurz wirksame Benzodiazepine wie Midazolam oder Propofol.

Anschließend wird, idealerweise über Softpads, ein synchronisierter Schock ausgelöst. Den aktuellen Leitlinien zufolge sollte nach den Angaben des Defibrillator-Herstellers verfahren werden; in der Regel liegt die Dosis bei etwa 1–2 J/kg.

7.2.3 Externer Herzschrittmacher

Wird ein Patient aufgrund einer bradykarden Herzrhythmusstörung trotz medikamentöser Therapieversuche kreislaufinstabil, so bleibt als passagere Therapieoption die Stimulation durch einen externen Herzschrittmacher. Wesentlich ist, dass neben der Abklärung der Ursache auch eine definitive Versorgung des Patienten initiiert wird, etwa durch Vorbereitung eines transvenösen Schrittmachers.

Technik

Um ein sicheres Sensing und Pacing zu ermöglichen, müssen eine normale EKG-Standardableitung und die Pacing-Elektroden gemeinsam angebracht werden. Die Elektroden können dabei

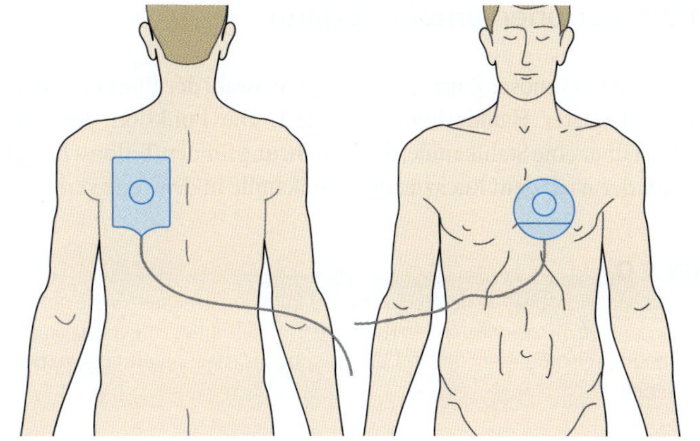

Abb. 7.2 Die alternative Elektrodenposition zur passageren Schrittmachertherapie mit dem externen Herzschrittmacher: „posterior" auf dem Rücken links zwischen Skapula und Wirbelsäule, „anterior" auf dem linken Hemithorax über dem Herzschatten [L235]

wahlweise in anterior-posteriorer Position links parasternal und links zwischen Skapula und Wirbelsäule oder an den von der Defibrillation bekannten Punkten rechts parasternal und links apikal angebracht werden (➤ Abb. 7.2).

Da es durch die Stimulation auch zu unangenehmen Kontraktionen der Muskulatur von Thorax und Schultergürtel kommen kann, ist eine Sedierung des Patienten, z. B. mit Midazolam, obligat. Anschließend wird der Schrittmacher aktiviert: Die angestrebte Frequenz sollte zunächst etwa 50 % über der aktuellen Eigenfrequenz liegen. Die Stromstärke wird langsam in 10-mA-Schritten gesteigert. Kommt es nun am EKG-Monitor zu einer Übernahme der externen Stimulation und Umsetzung in einen QRS-Komplex unmittelbar nach dem Schrittmacher-Spike, ist das elektrische *Capture* erreicht.

VERWENDETE LITERATUR

Heinroth KM, Werdan K. Passagere Schrittmachertherapie. Internist, 2004; 41: 1019.

Hoke RS, Heinroth K, Trappe HJ, Werdan K. Is external defibrillation an electric threat for bystanders? Resuscitation, 2009; 80(4): 395–401.

Lloyd MS, Heeke B, Walter PF, Langberg JJ. Hands-on defibrillation: an analysis of electrical current flow through rescuers in direct contact with patients during biphasic external defibrillation. Circulation, 2008; 117(19): 2510–4.

Nolan JP, Deakin CD, Soar J, et al. European Resuscitation Council Guidelines for Resuscitation 2005. Section 4. Adult Advanced Life Support. Resuscitation, 2005; 67(S1): 39–86.

7.3 Vaskuläre Zugangswege

Die Pharmakotherapie bei Notfallpatienten oder bei unklaren Krankheitsbildern erfolgt in der Regel durch intravenöse Verabreichung von Pharmaka oder Volumen, da dieser Weg häufig die optimale Medikamentenwirkung sicherstellt. Weitere Indikationen sind die parenterale Ernährung und häufige Blutentnahmen im Rahmen der klinischen Überwachung bei schlechten peripheren Venenverhältnissen. Abhängig von der Dauer der Therapie, der Notwendigkeit zur invasiven Überwachung und der Art der applizierten Medikamente gibt es hierfür verschiedene Zugangswege, die unterschiedlich invasiv sind.

7.3.1 Periphervenöser Zugang

Ein periphervenöser Zugang wird nach Auswahl der Punktionsstelle und adäquater Hautdesinfektion gelegt. Die Punktion der Vene erfolgt über eine Stahlkanüle, die als Führung für den Teflonschlauch dient, der nach dem Rückzug der Stahlkanüle in der Vene verbleibt.

INFO

Wird bei der Inspektion der Haut keine zur Punktion geeignete Vene gefunden, können die oberflächlichen Hautvenen mithilfe eines Linearschallkopfs sonografisch dargestellt und ggf. unter sonografischer Steuerung punktiert werden.

7.3.2 Zentraler Venenkatheter (ZVK)

Indikationen und Kontraindikationen

Indikationen zur Anlage eines zentralvenösen Zugangs sind die Notwendigkeit zur parenteralen Ernährung und die Applikation verschiedener Medikamente, die aufgrund ihrer venenreizenden Nebenwirkungen nicht über einen periphervenösen Zugang verabreicht werden dürfen, z. B. hyperosmolare Lösungen. Wird eine Katecholamintherapie initiiert, ist diese über einen zentralvenösen Zugang besser steuerbar.

Das Legen eines ZVK ist eine invasive Technik, die bei elektiver Anlage eine ausreichend gute Blutgerinnung und das Einverständnis des Patienten voraussetzt. In der Notaufnahme ist man häufig gezwungen, trotz fehlenden Einverständnisses oder bei schlechter Gerinnung trotzdem die Prozedur unter Zeitdruck durchzuführen. Der Patient sollte über den Ablauf der Prozedur, die Indikation zur Anlage und mögliche Komplikationen aufgeklärt werden. Die **Kontraindikationen** sind relativ und müssen im Gesamtzusammenhang mit dem klinischen Zustand des Patienten, der Verfügbarkeit alternativer Methoden, der Dringlichkeit der Therapie und der Erfahrung des behandelnden Arztes bewertet werden. Die Komplikationsrate hängt von der Erfahrung des punktierenden Arztes ab und kann durch Anwendung der sonografisch gesteuerten Punktionstechnik deutlich reduziert werden.

INFO

Zentraler Venenkatheter: Indikationen und Kontraindikationen

Indikationen
- Medikamentenapplikation (insbesondere Katecholamine oder hypertone Lösungen)
- Hämodialyse
- Blutentnahme oder Medikamentenapplikation bei schwierigen peripheren Venenverhältnissen
- Transvenöse Schrittmachertherapie

Relative Kontraindikationen
- Verletzungen, anatomische Auffälligkeiten oder Infektionen in der Punktionsregion
- Endovaskuläre Fremdkörper im Zielgefäß (z. B. Schrittmacherelektroden)
- Relevante Störung der Blutgerinnung (Thrombozyten < 25.000/µl oder INR > 5,0)
- Relevante Lungenerkrankung (nur bei Punktion der V. subclavia) mit Gefahr der Dekompensation bei Pneumothorax

Anlage

Für die Anlage eines ZVK gibt es verschiedene Zugangswege: die Punktion der V. jugularis interna, der V. subclavia oder auch der V. femoralis. Die Punktion der V. subclavia birgt das Risiko für die Entstehung eines Pneumothorax durch Fehlpunktion, die V. jugularis interna kann teilweise schwierig zu punktieren sein und birgt das Risiko von Carotispunktionen. Am einfachsten lässt sich die V. femoralis im Notfall punktieren, was auch Anfänger häufig gut können, dort kann in einem Arbeitszug gleich ein arterieller Zugang gelegt werden, was ebenfalls ein Vorteil ist. Ein zusätzlicher Vorteil besteht darin, dass Hämatome rasch erkannt und von außen komprimiert werden können und eine sonografische Kontrolle problemlos möglich ist.

Art des Katheters

Die Auswahl des einzubringenden Katheters richtet sich nach der Indikation: Für Patienten, die voraussichtlich komplexe parenterale Therapieschemata benötigen (z. B. Katecholamine, Sedativa und Ernährung) wird in der Regel ein dreilumiger ZVK verwendet. Zu beachten ist, dass dem größeren Komfort durch zusätzliche Lumina eine erhöhte Infektionsgefahr gegenübersteht. Die Anlage eines passageren transvenösen Herzschrittmachers erfolgt über eine venöse Schleuse, die sich aufgrund des großen Lumens und des Luerlock-Konnektors z. B. auch für eine aggressive Volumentherapie eignet. Eine Sonderform ist der **Shaldon-Katheter,** der für die Durchführung einer passageren Hämodialyse erforderlich ist.

Technik

Nach Anlage eines Herz-Kreislauf-Monitorings erfolgt die Lagerung in flacher Rückenlage oder ggf. in Trendelenburg-Position, falls es **ein Zugang der V. jugularis interna** wird und der Patient dies toleriert. Daran schließt sich die großflächige Desinfektion der Haut an. Nach Anlage von Mundschutz, Kopfhaube, sterilem Kittel und sterilen Handschuhen nimmt der Arzt seine Position am hinteren Kopfende des Patienten ein. Nach ausreichendem Einwirken der Desinfektionslösung und der Platzierung eines sterilen Lochtuchs über der rechten Halsseite wird die Lokalanästhesie steril angereicht und appliziert. Bis diese wirkt, bereitet der Arzt die sterilen Materialien vor. Anschließend werden steril ca. 3 ml Kochsalzlösung in die 5 ml fassende Punktionsspritze aufgezogen. Als letztes wird der Ultraschallkopf vorbereitet: In eine sterile Schutzhülle wird reichlich Ultraschallgel eingefüllt, daraufhin lässt ein Assistent den Linearschallkopf in die sterile Hülle gleiten. Durch kräftiges Besprühen des verhüllten Schallkopfs und der Haut mit Desinfektionsmittel wird eine Übertragung sichergestellt und die V. jugularis interna neben der A. carotis communis identifiziert.

Sichere **Erkennungsmerkmale** sind neben dem dopplersonografischen Nachweis eines venösen Signals auch die Komprimierbarkeit des Gefäßes. Ist die Vene nicht ausreichend gefüllt oder kollabiert sie bei Inspiration, kann versuchsweise eine Kopftieflagerung durchgeführt werden. Lässt sich die Vene nun im Querschnitt gut darstellen, erfolgen der Einstich und das Vorbringen der Nadel unter sonografischer Sicht auf die Nadelspitze mit Stichrichtung zum Jugulum. Dabei wird die Nadel stets unter Aspiration geführt. Bei der sonografisch gestützten Punktion kann man das Eindringen der Nadelspitze in die Vene direkt mitverfolgen (➤ Abb. 7.3).

Kommt es nun zum Rückfluss von dunkelrotem Blut, wird der bereitliegende **Führungsdraht** in die Kanüle eingeführt.

MERKE

Das Vorschieben des Drahtes muss zu jedem Zeitpunkt leichtgängig sein. Stößt man auf einen relevanten Widerstand, müssen Nadel und Draht gemeinsam entfernt und ein erneuter Punktionsversuch gestartet werden.

Ist nun der Draht im Gefäß, wird er bis auf ca. 18 cm vorgeschoben. Dies ist eine ausreichende Tiefe und verhindert ein Eindringen in den rechten Ventrikel mit der Gefahr von Rhythmusstörungen oder Verletzungen. Wichtig ist, den kompletten Führungsdraht stets im sterilen Bereich zu halten.

Nun kann die Kanüle über den Draht zurückgezogen und anschließend die Einstichstelle mit dem Skalpell auf ca. 3 mm erweitert werden. Anschließend wird der Bougie über den Draht aufgefädelt, proximal geführt und zügig unter schraubenden Bewegungen vorgebracht.

Liegt beim Patienten ein Sinusrhythmus vor, der eine **Beurteilung der P-Wellen** im Monitor-EKG erlaubt, kann mittels eines sterilen Sets ein EKG-Signal über den im Katheter liegenden Draht abgeleitet werden. Nun werden Katheter und Draht bis kurz hinter die maximale Amplitude der P-Welle zurückgezogen. Hier wird der Katheter fixiert. Die Fixierung eines Katheters in der rechten V. jugularis interna mittels Annaht sollte bei normal großen Männern auf der Höhe von ca. 17 cm Hautniveau erfolgen, bei Frauen sind meist 15 cm ausreichend.

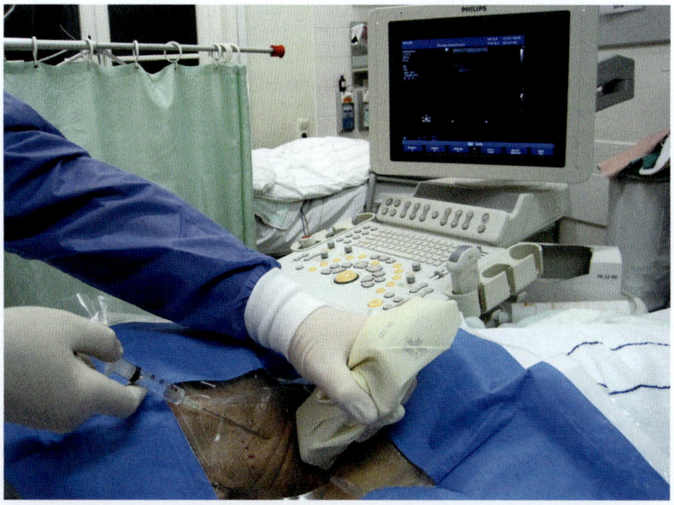

Abb. 7.3 Steril verpackter Ultraschallkopf: Die Punktion erfolgt in die Schallebene hinein unter direkter Sicht. [R405]

Bei Vorhofflimmern oder wenn keine Möglichkeit zur EKG-Kontrolle besteht, erfolgt die Lagekontrolle der Katheterspitze radiologisch.

7.3.3 Arterielle Kanülierung

Indikationen

Die Kanülierung einer peripheren Arterie kann zur Erweiterung des hämodynamischen Monitorings sinnvoll sein, aber auch, wenn in den kommenden 24 h mehr als vier Blutgasanalysen durchgeführt werden müssen. Hierfür bieten sich aufgrund ihrer anatomischen Lage die **Aa. radiales** an: Sie sind relativ oberflächlich gelegen und in der Regel nicht exklusive Versorger der distalen Extremität. Ansonsten kann man auf die A. femoralis oder die A. axillaris ausweichen. Die A. dorsalis pedis ist ebenso relativ einfach zu punktieren, jedoch ist die Messung aufgrund der großen Entfernung zum Herzen relativ ungenau.

INFO

Arterieller Zugang: Indikationen und Kontraindikationen

Indikationen

- Erweitertes hämodynamisches Monitoring
- Blutentnahme, insbesondere regelmäßige Kontrolle der arteriellen Blutgase und des Säure-Basen-Status

Relative Kontraindikationen

- Abhängigkeit der distalen Extremität von der zu punktierenden Arterie
- Verletzungen, anatomische Auffälligkeiten oder Infektionen in der Punktionsregion
- Relevante Störung der Blutgerinnung (Thrombozyten < 25.000/µl oder INR > 5,0)

Technik

Zunächst muss, wie bei allen invasiven Verfahren, das Einverständnis des Patienten eingeholt werden. Anschließend werden die Kontraindikationen geprüft und, wenn möglich, der **Allen-Test** durchgeführt: Der Untersucher komprimiert mit beiden Händen zeitgleich die A. radialis und die A. ulnaris, fordert den Patienten mehrfach zum Faustschluss auf, bis die Hand blass wird. Anschließend wird die A. ulnaris entlastet. Kommt es nun innerhalb von 5–7 s zu einer ausreichenden Durchblutung auch des Versorgungsareals der A. radialis, kann diese kanüliert werden, ohne dass eine Ischämie gefürchtet werden muss. Die Verwendung relativ dünner Kanülen (20 G) reduziert dieses Risiko weiter. Die beiden am häufigsten zur Punktion der A. radialis eingesetzten Systeme folgen entweder der **Seldinger-Technik** oder ähneln optisch und funktionell einer **Venenverweilkanüle.** Viele Benutzer beschreiben das Seldinger-System als einfacher in der Handhabung, während das alternative System dank eines einfachen Mechanismus den Vorteil hat, dass es rasch und unkompliziert verschlossen werden kann.

Nach der Auswahl des Systems wird die Hand so gelagert, dass das Handgelenk überstreckt ist und dem Behandler entgegen liegt.

7

Zunächst wird steril abgedeckt, anschließend der Puls nochmals palpiert. In der Regel lässt er sich über dem Processus styloideus am deutlichsten palpieren, die ideale Punktionsstelle liegt jedoch ca. 1 cm weiter proximal, weil hier das Gefäß weiter ist. Die Injektion einer geringen Menge eines Lokalanästhetikums knapp neben die Arterie kann sinnvoll sein: weniger wegen der Analgesie als vielmehr, um zu verhindern, dass die Arterie nach der Punktion spastisch wird.

Wird ein System ähnlich der Venenverweilkanüle verwendet, empfiehlt es sich, die Haut zuvor mit einer normalen Kanüle großzügig anzuritzen, da sich ansonsten regelhaft beim Durchdringen der Kutis der feine Teflonschlauch aufrollt und beschädigt wird. Ist mit diesem System die Arterie punktiert, kann die Nadel zurückgezogen werden und anschließend die Kanüle verschlossen werden, bis das Druckmesssystem angehängt wird.

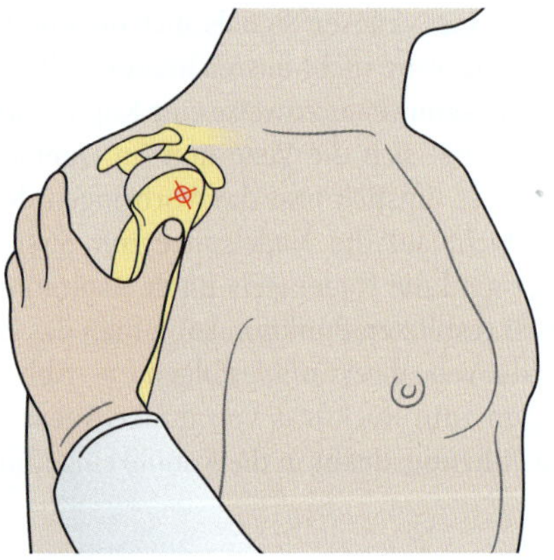

Abb. 7.4 Beim Erwachsenen liegt die bevorzugte Punktionsstelle am proximalen Humerus, bei innenrotiertem Arm erfolgt die Punktion in 45°-Winkeln von antero-lateral nach medio-kaudal. Alternativ sind Punktionen insbesondere an der proximalen, anteromedialen Tibiaseite möglich. [L231]

7.3.4 Intraossärer Zugang

Indikationen

Müssen im Notfall unmittelbar Medikamente intravasal verabreicht werden und ist es nicht möglich, kurzfristig eine periphere oder zentrale Vene zu kanülieren, bleibt als **Ultima Ratio** der intraossäre Zugang. Während diese Technik in der Vergangenheit primär in der Notfallversorgung kritisch erkrankter oder schwerstverletzter Kinder eine Rolle spielte, ist sie durch die Änderung der Leitlinien zur kardiopulmonalen Reanimation nun auch in der notfallmedizinischen Erstversorgung des Erwachsenen etabliert, wenn nach weniger als 90 s kein intravenöser Zugang verfügbar ist.

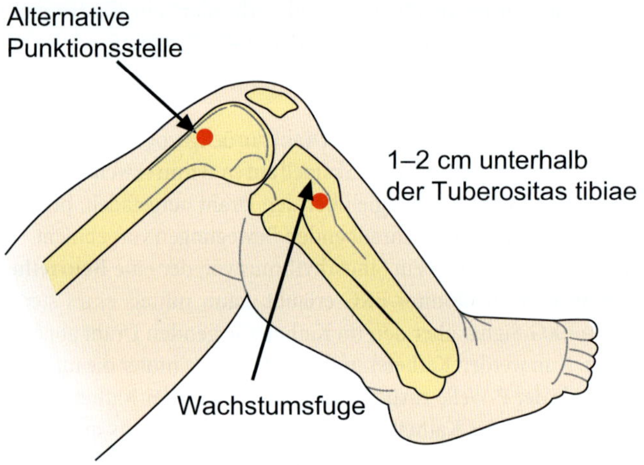

Abb. 7.5 Intraossäre Punktion: Bei Kleinkindern liegt die bevorzugte Punktionsstelle ca. 1–2 cm distal der Tuberositas tibiae. [L235]

INFO

Intraossärer Zugang: Indikationen und Kontraindikationen

Indikationen
- Schlechte Venenverhältnisse
- Ultima Ratio

Relative Kontraindikationen
- Verletzungen
- Anatomische Auffälligkeiten oder Infektionen in der Punktionsregion

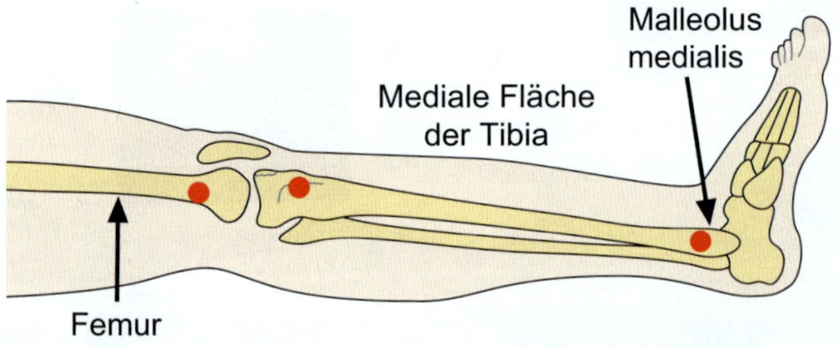

Abb. 7.6 Intraossäre Punktion: Beim Erwachsenen liegt die bevorzugte Punktionsstelle an der proximalen, anteromedialen Tibiaseite. [L235]

Technik

Da die Maßnahme eine klassische Notfalltechnik ist, kann bei strenger Indikationsstellung auf das Einholen des Einverständnisses verzichtet werden. Dann wird die Punktionsstelle ausgewählt, die je nach Alter variieren kann: Bei Reanimationen oder Peri-Arrest-Situationen sollte möglichst der Zugang am proximalen Humerus gewählt werden, da hier rasch eine große zentrale Vene erreicht wird. Alternativ sind Punktionen an der Tibia oder am Femur möglich (➤ Abb. 7.4, ➤ Abb. 7.5, ➤ Abb. 7.6).

Die Punktionsstelle wird desinfiziert und anschließend die intraossäre Punktion durchgeführt: Die klassische Cook-Nadel wird unter drehenden Bewegungen bis zum ersten Widerstandsverlust eingebracht, der Akku-Bohrer wird aufgesetzt und auf Knopfdruck betätigt, bis die Nadel durch die Kompakta vorgebracht ist. Zum Schutz vor einer akzidentellen Nadelstichverletzung darf der Anwender, insbesondere bei Kindern, seine Hand niemals auf die rückwärtige Seite der Punktionsstelle halten.

Nach Entfernung des Stiletts lässt sich mitunter Knochenmark aspirieren, zur Überprüfung der korrekten Lage werden 20 ml

Kochsalzlösung rasch injiziert; dabei sollte keine Schwellung des umliegenden Gewebes auftreten. Bei ansprechbaren Patienten ist die intraossäre Gabe von Volumen oder Medikamenten schmerzhaft.

Kernaussagen

- Ein sicherer venöser Zugang ist in der Versorgung kritischer Patienten essenziell.
- Entsprechend der Indikation gibt es verschiedene invasive Kanülierungsverfahren, deren Auswahl vom Zustand des Patienten abhängig ist.
- Der intraossäre Zugang eignet sich mit entsprechenden apparativen Techniken als rascher und sicherer Notfallzugang bei Erwachsenen und Kindern.

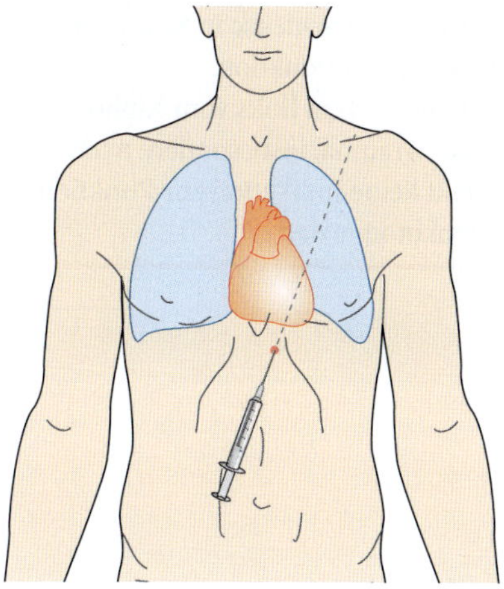

Abb. 7.7 Perikardpunktion: Die Einstichstelle liegt 2–3 cm distal und 2–3 cm links vom Processus xiphoideus, Stichrichtung linke Schulter. [L235]

VERWENDETE LITERATUR

McGee DC, Gould MK. Preventing complications of central venous catheterisation. N Engl J Med, 2003; 348: 1123.

Milling TJ Jr. , Rose J, Briggs WM, et al. Randomized, controlled clinical trial of point-of-care limited ultrasonography assistance of central venous cannulation: the Third Sonography Outcomes Assessment Program (SOAP-3). Trial. Crit Care Med, 2005; 33(8): 1764–9.

Poldermann KH, Girbes ARJ. Central venous catheter use. Intensive Care Med, 2002; 28: 1.

Ruesch S, Walder B, et al. Complications of central venous catheters: Internal jugular versus subclavian access – A systematic review. Crit Care Med, 2002; 30: 454.

7.4 Perikardpunktion

Indikationen

Hämodynamisch relevante Perikardergüsse sind eine seltene, aber behandelbare Ursache eines Herz-Kreislauf-Versagens. Die geringe Elastizität des Perikards führt bei rasch progredientem Perikarderguss zu einer Tamponade des Herzens. Bei chronischen Perikardergüssen, z. B. bei malignen Grundleiden oder einer Perikarditis, ist das Perikard in der Lage, sich langsam mitzudehnen. Daher bleiben sie oft lange asymptomatisch.

Im Notfall ist eine rasche sonografische Diagnostik, z. B. in Anlehnung an das E-FAST-Schema *(Extended Focused Abdominal Sonography in Trauma)*, das Mittel der Wahl. Dabei ist in der Regel eine Darstellung des Perikards mit dem Konvexschallkopf von xiphoidal ausreichend.

MERKE

Perikardpunktion im Notfall: Indikation

- Hämodynamisch relevanter Perikarderguss (in der Regel > 1–1,5 cm, Beeinträchtigung des rechten Ventrikels)
- Eine Perikardtamponade nach Trauma erfordert eine unmittelbare Thorakotomie!

Technik

Nach der sonografischen Diagnose eines Perikardergusses und bei klinischen Zeichen der Instabilität sollte umgehend eine Perikardpunktion durchgeführt werden. Im Notfall ist diese Maßnahme grundsätzlich vom erfahrensten der sofort verfügbaren Teammitglieder durchzuführen. Der Patient wird in 45°-Oberkörperhochlage gelagert. Neben speziellen Sets zur Punktion relativ gut geeignet ist das **Set in Seldinger-Technik einer venösen Schleuse.** Die Schleuse bietet einen ausreichenden Innendurchmesser, um auch hämorrhagische Ergüsse und kleinere Koagel möglicherweise aspirieren zu können.

Der Einstich erfolgt unter streng sterilen Kautelen nach gründlicher Desinfektion des Epigastriums; unter Lokalanästhesie wird eine Punktion ca. 2–3 cm kaudal und ca. 2–3 cm links vom Xiphoid durchgeführt (➤ Abb. 7.7). Die primäre Stichrichtung ist auf die linke Schulter zu. Einige Autoren beschreiben auch die Stichrichtung auf die rechte Schulter zu.

Nach erfolgreicher Aspiration des Ergusses erfolgt in Seldinger-Technik das Einführen der Schleuse. Verläuft der Punktionsversuch frustran, kann ggf. unter Achtung der Sterilität eine erneute sonografische Einschätzung von Stichrichtung und Stichtiefe hilfreich sein.

Bei relevanten Tamponaden tritt in der Regel unmittelbar nach Entlastung eine deutliche klinische Besserung ein. Abhängig von der Genese und der Menge nachlaufender Flüssigkeit kann die Schleuse entweder nach einmaliger Abpunktion des Ergusses entfernt oder zur repetitiven Entlastung belassen werden.

Kernaussagen

- Die Perikardtamponade ist eine seltene Ursache eines Kreislaufversagens. Der Nachweis eines Perikardergusses ist einfach und ohne spezielle echokardiografische Kenntnisse mit dem Konvexschallkopf von abdominal möglich, die hämodynamisch relevante Tamponade eine klinische Einschätzung.
- Die Durchführung obliegt im Notfall dem erfahrensten der unmittelbar anwesenden Ärzte.

- Ein kommerzielles Set einer venösen Schleuse in Seldinger-Technik ist das hilfreichste Mittel zur Punktion.
- Einstichstelle: 2–3 cm distal und 2–3 cm links vom Xiphoid.
- Eine Perikardtamponade nach Trauma, insbesondere nach penetrierendem Trauma, stellt keine Indikation zur Punktion, sondern zur sofortigen Thorakotomie dar.

VERWENDETE LITERATUR

Bastian A, Meissner A et al. Pericardiocentesis: differential aspects of a common procedure. Intensive Care Med, 2000; 26: 572.

Lott C, Truhlář A,Alfonso A et al. European Resuscitation Council Guidelines 2021. Cardiac arrest in special circumstances. Resuscitation, 2021; 161: 152–219.

KAPITEL

8

Klaus Fessele, Martin Fandler, Philipp Gotthardt (8.1, 8.3); Isabel Lück, Martin Fandler (8.2); Stefan M. Niehues, Fabian Napieralski, Dieter von Ow (8.4)

Diagnostische Prozeduren

8.1 EKG

Klaus Fessele, Martin Fandler, Philipp Gotthardt

Das Elektrokardiogramm (EKG) als grafische Darstellung der elektrischen Aktivität des Herzens bleibt die wichtigste initiale Untersuchung bei der Beurteilung von kardiovaskulären Erkrankungen. Mit keiner anderen Untersuchung lassen sich ohne Zeitverzögerung so viele Informationen über die kardiale Situation des Patienten erfassen. Daher muss der Notfallmediziner ein EKG-Experte sein. Entscheidungen müssen im Alltag oft nur aufgrund des klinischen Eindrucks und EKGs gefällt werden, bevor Laboruntersuchungen oder Bildgebung vorliegen. Wie jeder andere Test muss allerdings auch das EKG immer in Zusammenhang mit der klinischen Symptomatik des Patienten und der Vortest-Wahrscheinlichkeit beurteilt werden.

8.1.1 Indikationen

Die häufigsten Indikationen für ein EKG sind Thoraxschmerzen, Herzrhythmusstörungen, Dyspnoe, Synkope und Schock. Auch bei Abdominalschmerzen, Elektrolytstörungen, Intoxikationen, ZNS-Erkrankungen oder der unklaren AZ-Verschlechterung kann ein EKG die Diagnostik ergänzen sowie auch als präoperative Untersuchung bei Risikopatienten. Hierbei liefert das EKG nicht nur diagnostische Hinweise, sondern hilft auch bei der Auswahl der adäquaten Therapie, Beurteilung des Therapieansprechens und Disposition des Patienten entsprechend seinem Risiko für kardiovaskuläre Ereignisse oder Tod.

8.1.2 Durchführung

Zu den Standardableitungen des 12-Kanal-EKGs werden die sechs **Extremitätenableitungen** I, II, III, aVL, aVF, aVR sowie die **Brustwandableitungen** V_1–V_6 gezählt.

Hierzu werden die Ableitungen der Extremitäten (rot = rechte obere Extremität [RA], gelb = linke obere Extremität [LA], grün = linke untere Extremität [LL], schwarz = rechte untere Extremität [RL]) und die der Brustwand via Saugnapf- oder Klebeelektroden auf die saubere und trockene Haut des Patienten angebracht. Die Position der Brustwandelektroden orientiert sich an den Interkostalräumen (ICR) (➤ Abb. 8.1):

- V_1: 4. ICR parasternal rechts
- V_2: 4. ICR parasternal links
- V_3: zwischen V_2 und V_4
- V_4: 5. ICR Medioklavikularlinie
- V_5: vordere Axillarlinie (auf horizontaler Höhe von V_4)
- V_6: mittlere Axillarlinie (auf horizontaler Höhe von V_4)

Bei der EKG-Ableitung sollte sich der Patient möglichst wenig bewegen, um Artefakte zu vermeiden. Bei Verlaufs-EKGs sollten die Elektroden möglichst exakt an der vorherigen Position angebracht werden.

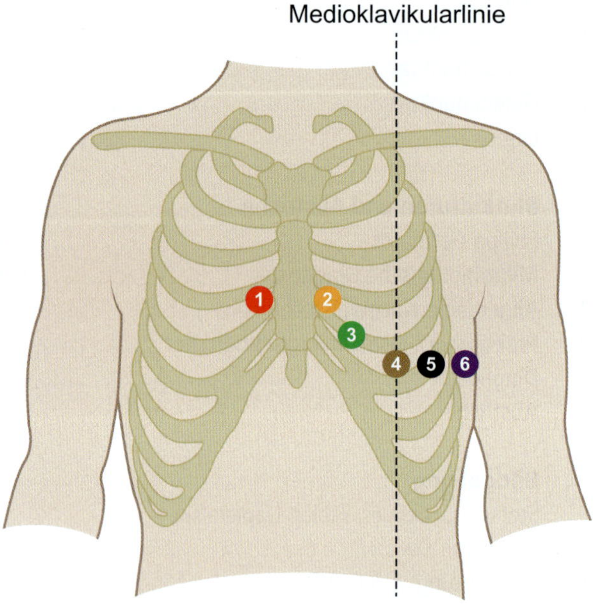

Abb. 8.1 Brustwandableitungen [L231]

Erweiterte Ableitungen ($V_{7–9}$, $V_{3–5r}$)

Zusätzliche Ableitungen wie die posterolateralen Ableitungen ($V_{7–9}$) und die rechtsventrikulären Ableitungen ($V_{3r–5r}$) sind extrem hilfreich, um kardiale Ischämien zu entdecken, die sich im traditionellen 12-Kanal-EKG nicht oder nur diskret zeigen. Entsprechend wird daher auch in den aktuellen Leitlinien des ESC der Wert dieser Zusatzableitungen betont [1].

Es empfiehlt sich, für eine schnelle Umsetzung in der Praxis standardisiert die Elektroden $V_{4–6}$ umzusetzen, um dann zunächst $V_{7–9}$ und schließlich $V_{3r–5r}$ abzuleiten.

Die anatomischen Landmarken für $V_{7–9}$ befinden sich auf Höhe des 5. Interkostalraumes (ICR) (➤ Abb. 8.2):

- V_7: posteriore Axillarlinie
- V_8: mittlere Scapula
- V_9: paravertebral
- $V_{3r–5r}$: befinden sich spiegelbildlich zu den „originären" Ableitungen
- $V_{3–5}$: auf der rechten Thoraxseite

8

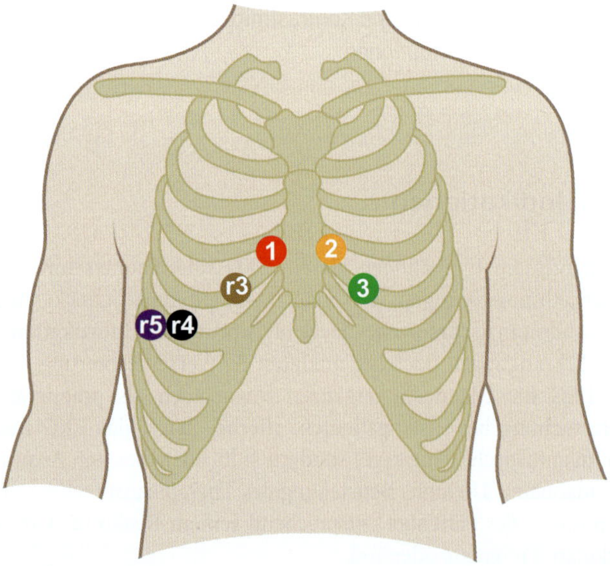

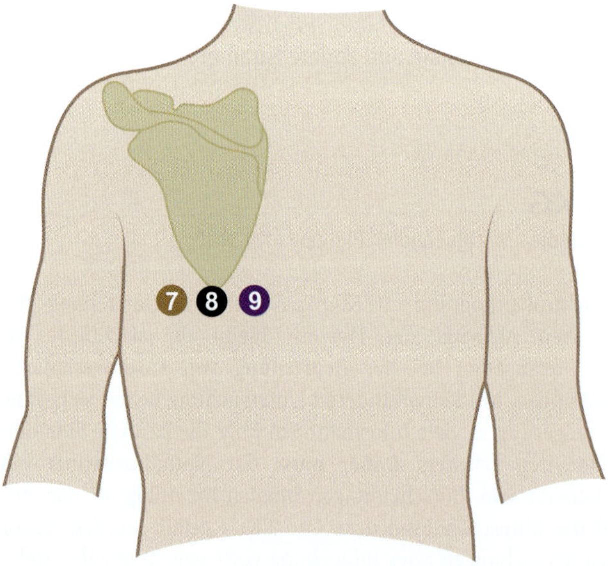

Abb. 8.2 Zusatzableitungen [L231]

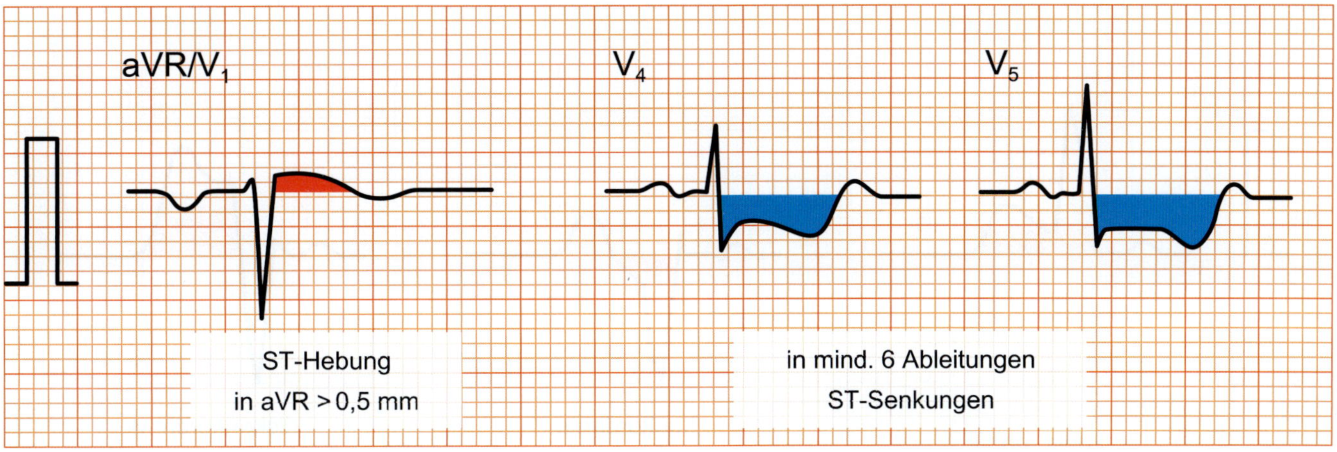

Abb. 8.8 aVR-Hebung mit ST-Senkungen [P449, L231]

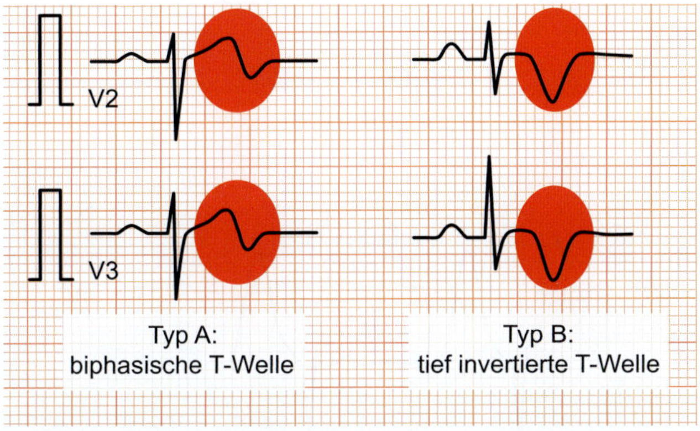

Abb. 8.9 Wellens-Syndrom [F781-015]

MERKE

Eine EKG-Dynamik kann sich nur in EKG-Kontrollen zeigen. Bei anhaltendem Ischämieverdacht sind Kontroll-EKGs wichtig – und schneller als eine Troponin-Kontrolle. Oft zeigen auch gerade die präklinischen EKGs entscheidende passagere Veränderungen.

Hochrisiko-EKGs

- Klassischer STEMI
- Posteriorer STEMI
- „Hauptstamm-EKG“: ST-Hebung aVR und ausgedehnte ST-Senkungen in ≥6 Ableitungen
- Wellens-Syndrom
- Linksschenkelblock oder Schrittmacher-Rhythmus mit positiven Sgarbossa-Kriterien
- De-Winter-T-Wellen
- „Semi-STEMI“: grenzwertige Hebungen, ggf. mit Dynamik bzw. Erstickungs-T

Patienten mit diesen EKG-Veränderungen haben ein hohes Risiko, einen signifikanten **Verlust an kontraktilem Myokard** zu erleiden. Bis zu 25–30 % der „NSTEMIs“ haben tatsächlich eine akute Okklusion eines großen epikardialen Gefäßes, die eine rasche Intervention benötigt [4].

„Hauptstamm-EKG“: aVR-Hebung

Eine ST-Hebung in aVR (teils mit Hebung in V_1) sowie gleichzeitig auftretende ST-Senkungen in zumindest sechs Ableitungen (häufig II, III, aVF, V_{4-6}) sind mit einem hohen Risiko für kritische Hauptstamm- oder LAD-Stenose bzw. schwerer Dreigefäßerkrankung assoziiert (➤ Abb. 8.8).

Differenzialdiagnostisch treten ähnliche EKG-Muster bei „globaler Ischämie“, beispielsweise durch schwere dekompensierte Anämie oder Aortenstenose auf, geringere ST-Senkungen zeigen sich auch bei ausgeprägter Lungenembolie, Linksschenkelblock sowie linksventrikulärer Hypertrophie.

Wellens-Syndrom

Das Wellens-Syndrom mit biphasischen T-Wellen in V_{2-3} (Typ A) oder tief invertierten T-Wellen (Typ B) über der Vorderwand ist bei Patienten mit einer typischen AP-Symptomatik sehr verdächtig für eine hochgradige LAD-Stenose (➤ Abb. 8.9). Klassisch ist der Patient zum Zeitpunkt der EKG-Ableitung asymptomatisch, das Troponin nicht oder nur diskret erhöht und die Veränderungen des Wellens-Syndroms sind häufig auch nur intermittierend darstellbar (z. B. nur im präklinischen EKG).

Linksschenkelblock und Schrittmacher: Sgarbossa-Kriterien

Bei Patienten mit Linksschenkelblock oder rechtsventrikulärem Schrittmacher ist die Erkennung einer akuten Ischämie erschwert, aber nicht ausgeschlossen. Hilfreich können hier die (modifizierten) Sgarbossa-Kriterien sein, die auf eine Ischämie hinweisen können. Hierzu zählen mehr als eine Ableitung mit konkordanter ST-Hebung über 1 mm und eine konkordante ST-Senkung > 1 mm in V_{1-3} bzw. diskonkordante ST-Hebungen > 5 mm (und zumindest 25 % der S-Zacke) (➤ Abb. 8.10).

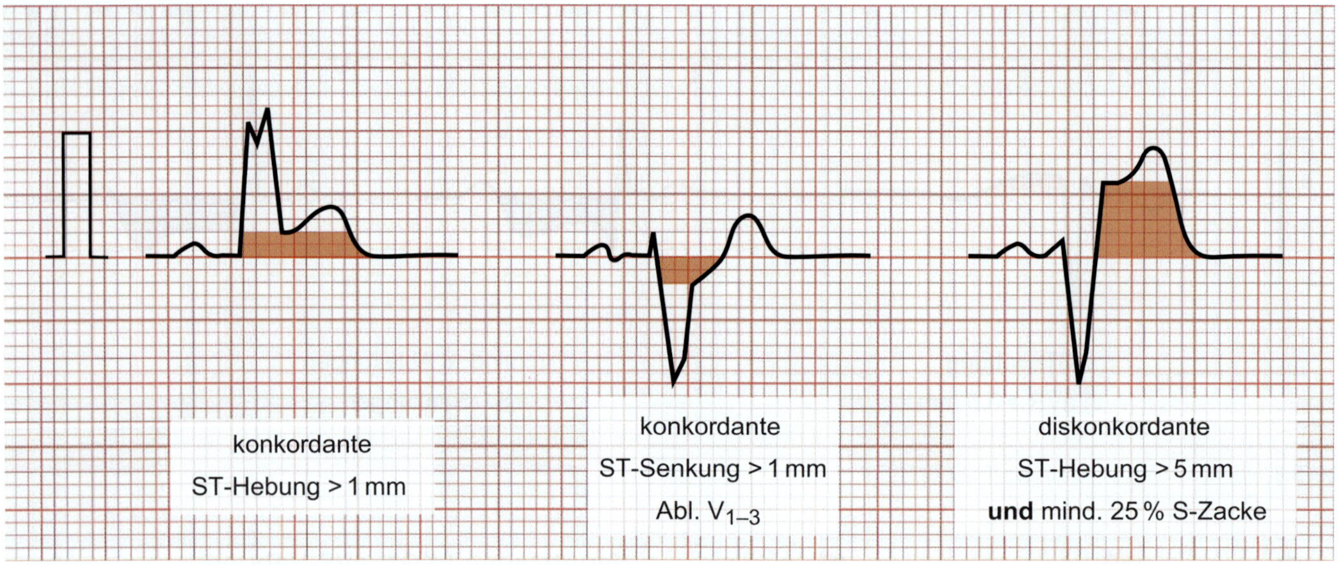

Abb. 8.10 Sgarbossa-Kriterien [P449]

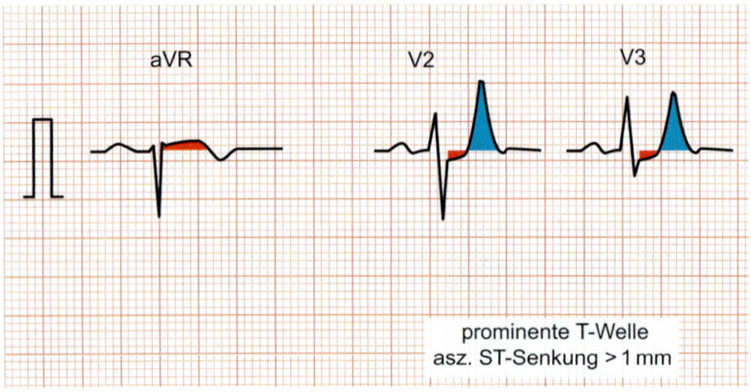

Abb. 8.11 De-Winter-T-Wellen [F781-015]

8

De-Winter-T-Wellen

De-Winter-T-Wellen werden durch eine diskrete ST-Hebung (0,5–1 mm) in aVR mit gleichzeitig ausgeprägter, prominenter T-Welle und aszendierender ST-Senkung in den Brustwandableitungen definiert (➤ Abb. 8.11). Bei Patienten mit LAD-Verschluss treten diese EKG-Veränderungen teils persistierend oder intermittierend und oft frühzeitig auf.

„Semi-STEMI" und Erstickungs-T

Erstickungs-Ts oder hyperakute T-Wellen (hohe symmetrische T-Wellen mit großer Amplitude in Relation zur vorausgehenden R-Zacke) sind als Vorläufer der ST-Hebung des STEMI generell bekannt und treten charakteristischerweise nur passager auf (➤ Abb. 8.12).

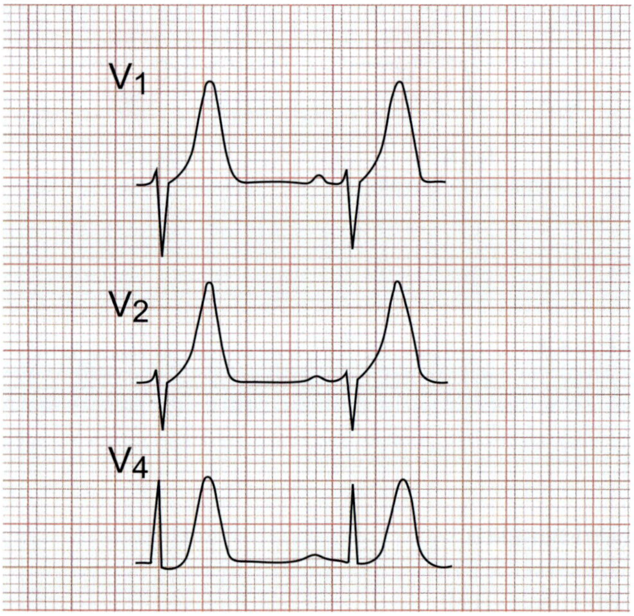

Abb. 8.12 Hyperakute T-Wellen [P449]

Zunehmend wird auch diskreten ST-Hebungen, die nicht dem Vollbild des STEMIs entsprechen, Bedeutung zugemessen. Rokos et al. prägten hier den Terminus **„Semi-STEMI"** für Hebungen, die < 1 mm betragen [5].

MERKE

Wichtig ist, die Größe der R-Zacke ebenso zu berücksichtigen (kleine R-Zacken bedingen nur kleine Hebungen) und auf kontralaterale ST-Senkungen zu achten.

8.1.7 EKG bei Synkope

Bei Synkope ist eine EKG-Diagnostik unumgänglich. Eine **akute kardiale Ischämie** oder eine **akute Rhythmusstörung** sollten bei der Initialdiagnostik einer Synkope rasch auffallen. Zudem gibt es eine Vielzahl potenziell lebensbedrohlicher Ursachen, die sich im EKG darstellen lassen. Eine Merkhilfe hierzu bietet das Akronym „WOBBLER“, das zahlreiche relevante Diagnosen beinhaltet.

MERKE

EKG bei Synkope: WOBBLER

- **W** = **W**olff-Parkinson-White-Syndrom (WPW), im EKG verkürzte PQ-Zeit und eventuelle Delta-Welle
- **O** = Bl**o**ck, insbesondere AV-Blockierungen (AV-Block II oder III)
- **B** = **B**ifaszikulärer Block (linksanteriorer Hemiblock [LAH] + Rechtsschenkelblock [RSB] oder linksposteriorer Hemiblock [LPH] + RSB)
- **B** = **B**rugada-Syndrom (➤ Abb. 8.13)
- **L** = **L**inksventrikuläre Hypertrophie
- **E** = **E**psilon-Welle (im Rahmen einer arrhythmogen rechtsventrikulären Kardiomyopathie)
- **R** = Auffällige **R**epolarisation, im Sinne eines Long- oder Short-QT-Syndroms (➤ Abb. 8.14, QTc-Messung)

QT-Zeit

Die gemessene QT-Zeit muss danach für die Herzfrequenz korrigiert werden, z. B. nach **Bazett** (QTc = QT/Wurzel RR-Intervall in Sekunden), hier sind Apps/Rechner hilfreich. Die Ableitungen II und V_5/V_6 liefern meist die beste Abgrenzbarkeit der T Welle, flache separat abgrenzbare U-Wellen sollen nicht mitgemessen werden. Bei schwer abgrenzbarem Ende der T-Welle sollte die Messung am Schnittpunkt der Tangente der maximalen Abwärtsbewegung der T-Welle mit der isoelektrischen Linie erfolgen.

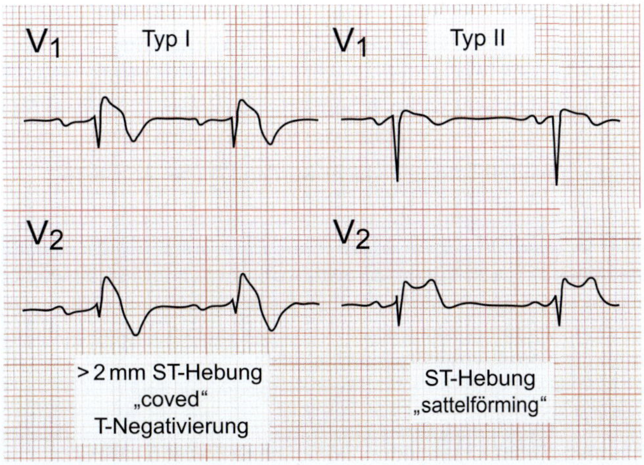

Abb. 8.13 Brugada-Syndrom [P449]

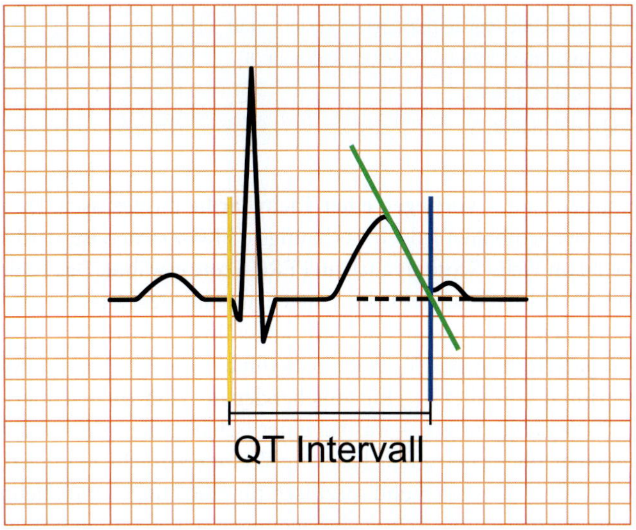

Abb. 8.14 QT-Messung. Beginn QRS bis Ende T-Welle. [P449, L231]

MERKE

Die vom EKG-Computer angezeigte QT-Zeit sollte zumindest bei pathologischem Befund manuell nachgemessen werden.

Die **normale QTc** beträgt 330–454 bzw. 460 ms (Männer/Frauen). Ab > 500 ms besteht ein deutliches Risiko für eine lebensbedrohliche Torsade-de-Pointes-Tachykardie.

8.1.8 EKG bei Dyspnoe

Auch bei Patienten mit dem Leitsymptom Dyspnoe liefert das EKG schnelle Hinweise auf ursächliche **Arrhythmien, kardiale Ischämie** oder eine **LV- oder RV-Hypertrophie.**

Charakteristische EKG-Muster finden sich außerdem vor allem bei einer ausgedehnteren Lungenembolie und einem relevanten Perikarderguss.

Lungenembolie

Das EKG ist kein sensitiver oder spezifischer Test für eine Lungenembolie, kann aber unterstützend zu Scores oder D-Dimeren sein.

INFO

Hinweise im EKG auf Lungenembolie

- Sinustachykardie
- T-Negativierungen sowohl in inferioren als auch in anterioren Ableitungen
- Abweichen der Herzachse nach rechts, inkl. SI-QIII-Typ
- Neu aufgetretener inkompletter oder kompletter Rechtsschenkelblock
- Negativierungen in rechts-präkordialen Ableitungen (V_{1-3})
- Vorhofflimmern (neu)

- P-Pulmonale (spitze p-Wellen > 2,5 mm in II)
- ST-Hebung in aVR und/oder V_1 und/oder III
- ST-Senkungen V_{4-6}
- QT-Verlängerung

Natürlich ist das **Vorliegen einer Tachykardie** unspezifisch. Da sie bei Lungenembolien jedoch das häufigste EKG-Zeichen ist, wird sie sowohl im Wells-Score als auch im PERC-Score erwähnt. Das Fehlen einer Tachykardie schließt eine Lungenembolie nicht aus.

Deutlich häufiger als der oft angeführte SIQIII-Typ treten **T-Negativierungen** in V_{1-3} auf. Insbesondere die Kombination von anterioren, teils über V_{1-3} hinausgehenden mit zusätzlichen inferioren T-Negativierungen – was bei einer ischämischen Genese zwei unterschiedliche betroffene koronare Versorgungsgebiete implizieren würde – ist typisch und spezifisch für eine Lungenembolie mit Rechtsherzbelastung. Achsenabweichungen sollten immer bezogen auf das Patientenalter und den Körperbau beurteilt werden.

Perikarderguss

Auch der Perikarderguss mit beginnender Tamponade sollte immer eine Differenzialdiagnose der Dyspnoe darstellen, insbesondere bei unauffälligem pulmonalen Untersuchungsbefund. Die Echokardiografie ist der beweisende Test für den relevanten Perikarderguss, doch auch im EKG finden sich regelmäßig Hinweise.

INFO

Hinweise im EKG auf einen Perikarderguss

- Sinustachykardie
- Niedervoltage: peripher < 5 mm in den Extremitätenableitungen (jeweils Summe von R- und S-Amplitude) oder zentral < 10 mm in den Brustwandableitungen
- Elektrischer Alternans (zyklisch wechselnde Amplituden der QRS-Komplexe)

Während diese Trias schon fast pathognomonisch ist, wird der elektrische Alternans auch bei SV-Tachykardien und Linksherzinsuffizienz gefunden.

Differenzialdiagnosen Niedervoltage [6]

- Perikarderguss
- Myokarditis
- Infiltrative Myokarderkrankungen/Kardiomyopathien
- Schwere Herzinsuffizienz
- Myxödem
- Adipositas
- COPD
- Großer linksseitiger Pleuraerguss

8.1.9 Wichtige EKG-Muster

Weitere wichtige Blickdiagnosen im EKG stellen die Hyper- und Hypokaliämie dar.

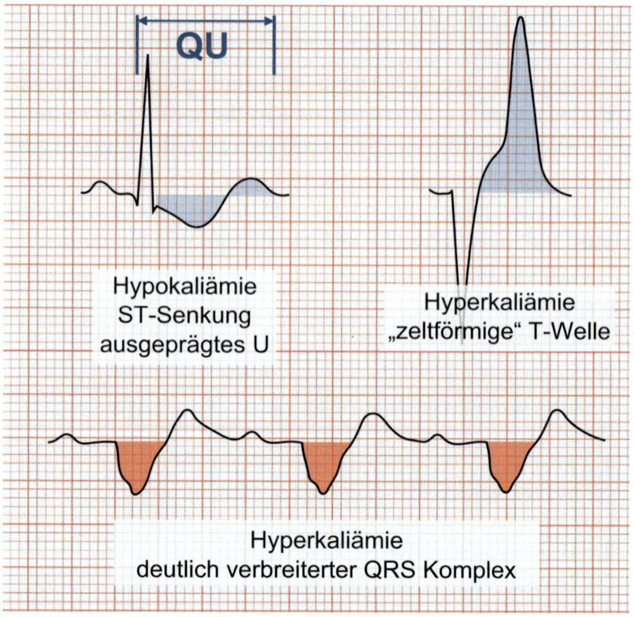

Abb. 8.15 Merkmale einer Hyper- und einer Hypokaliämie [P449, L231]

Hyperkaliämie Auffallend sind zunächst hohe und spitze T-Wellen, später kommt es zu QRS-Verbreiterungen, Bradykardien bei unterdrückten P-Wellen oder AV-Blockierungen (➤ Abb. 8.15). Schließlich kann sich präfinal ein Sinuswellen-ähnliches EKG zeigen. Hyperkaliämien können oft sehr bizarre EKG-Bilder bieten.

Hypokaliämie Klassisch präsentiert durch flache T-Wellen, z. T. auch ausgedehnte ST-Senkungen, oft biphasisch mit terminal positivem Verlauf (wie eine Achterbahn: *roller coaster*) und prominente U-Wellen sowie QTc-Verlängerung (➤ Abb. 8.15). Außerdem können vermehrte Extrasystolen bis hin zu Torsade de Pointes auftreten.

MERKE

Wenn das EKG „bizarr" aussieht: An Hyperkaliämie denken!

Akute neurologische Ereignisse Diese können von EKG-Veränderungen begleitet sein. Neben der Koninzidenz von einer akuten oder vorbestehenden Herzerkrankung z. B. einem Myokardinfarkt mit einem kardioembolischem Insult, muss bei der Kombination aus hoch auffällig negativen T-Wellen (*giant negative T waves*) und zerebraler Symptomatik an eine etwaige **Subarachnoidalblutung** gedacht werden [7] (➤ Abb. 8.16).

INFO

Die intensive Beschäftigung mit dem EKG lohnt sich für Notfallmediziner und ist eine Kernkompetenz, die man durch viel Übung erlangt. Sowohl für das kurze Nachschlagen als auch für detaillierteres Studium empfehlen sich nachfolgende kostenfreie Internetseiten:

- lifeinthefastlane.com – ECG Library (umfangreiche, freie EKG-Datenbank)
- hqmeded-ecg.blogspot.de (EKG-Blog von Dr. Steven Smith)
- focus-ekg.de (Deutschsprachige Website mit vielen EKGs)

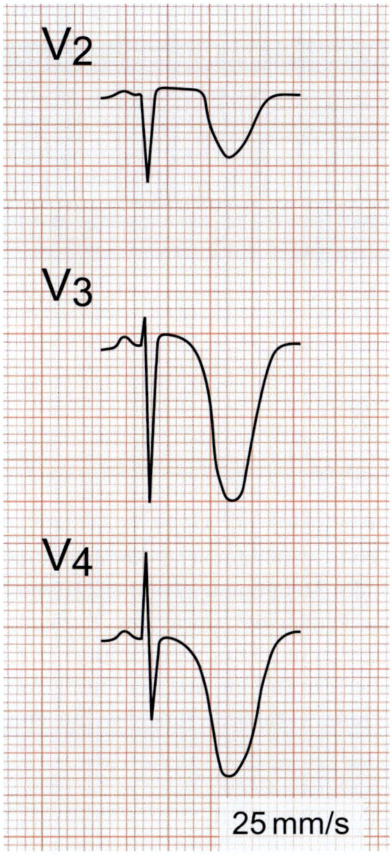

Abb. 8.16 Subarachnoidalblutung mit auffälligen negativen T-Wellen [P446]

LITERATUR

[1] Ibanez B, James S, Agewall S et al. 2017 ESC Guidelines for the management of acute myocardial infarction in patients presenting with ST-segment elevation. European Heart Journal, 2018; 39: 119–77.
[2] Thygesen K, Alpert JS, Jaffe AS et al. Fourth universal definition of myocardial infarction (2018). European Heart Journal, 2018; 00: 1–33.
[3] Miranda D, Lobo AS, Walsh B et al. New insights into the use of the 12-lead electrocardiogram for diagnosing acute myocardial infarction in the emergency department Canadian Journal of Cardiology, 2018 34: 132–45.
[4] Meyers P, Weingart S, Smith S. The OMI Manifesto 2018; http://hqmeded-ecg.blogspot.com/2018/04/the-omi-manifesto.html (letzter Zugriff 1.12.2019).
[5] Rokos IC, Farkouh ME, Reiffel J et al. Correlation between index electrocardiographic patterns and pre-intervention angiographic findings: insights from the HORIZONS-AMI trial Catheter Cardiovasc Interv, 2012; 79: 1092–8.
[6] Lowenstein S. Critical Cases in Electrocardiography. Cambridge Medicine, 2018.
[7] Brady WJ, Truwit JD. Critical Decisions in Emergency and Acute Care Electrocardiography. Wiley-Blackwell, 2009.

8.2 Labor

Isabel Lück, Martin Fandler

Laborchemische Untersuchungen zählen zur Standarddiagnostik bei einem Großteil der Patienten. Die Labordiagnostik sollte zielgerichtet und auf die jeweilige Fragestellung bezogen erhoben werden.

Labordiagnostik in der Praxis

In zahlreichen Notaufnahmen ist es die tägliche Praxis, dass – vor allem aus logistischen Gründen – bei allen Patienten ein **„Routinelabor"** abgenommen wird. Dies beinhaltet meist ein Blutbild, Gerinnungswerte wie INR und PTT sowie die wichtigsten Elektrolyte, Nierenretentionsparameter und Entzündungszeichen. Weitere Werte können durch den behandelnden Notfallmediziner nach Verdachtsdiagnose bzw. aufgrund spezieller Symptomatik nachgemeldet werden.

Für den differenzierten Einsatz der Labordiagnostik ist dieses Vorgehen oft nicht optimal. Viele Werte werden ohne Konsequenz erhoben und erzeugen nicht nur Kosten, sondern auch Zusatzdiagnostik, die nicht primär notwendig gewesen wäre. Zunehmend wird die Problematik erkannt und in Kampagnen wie „Choosing Wisely" thematisiert.

Einen möglichen Kompromiss zwischen einem etwaigen Zeitverlust bis zum Arztkontakt und regelhafter Überdiagnostik könnte die **Point-of-Care (POCT)-Diagnostik** mittels venöser Blutgasanalyse sowie die **Messung von Elektrolyten, Laktat und Hb** darstellen.

Referenzbereiche

Die Einordnung der erhaltenen Laborwerte findet aufgrund von Referenzbereichen statt, also einer Einteilung in einen „Normbereich" und auffällige Werte. Dies entspricht aber nicht immer 1:1 einer Definition von „gesund" und „krank", da Referenzbereiche klare Limitationen haben, insbesondere bezogen auf Geschlecht, Alter und Vorerkrankungen. Zudem bestehen potenziell methodische Einflüsse, die beispielsweise bei der unkritischen Bestimmung von Biomarkern zu falsch positiven oder falsch negativen Ergebnissen führen können.

Laborparameter sollten daher niemals unabhängig des klinischen Erscheinungsbildes sowie der Anamnese gewertet werden.

MERKE

Notfallmediziner behandeln den Patienten – nicht das Labor!

Im Folgenden sollen einige auffällige Befunde im Labor sowie deren möglichen Ursachen und Hintergründe diskutiert werden.

8.2.1 Säure-Basen-Haushalt

Azidose/Alkalose

Eine **Azidose** definiert sich durch einen arteriellen pH < 7,35, während eine **Alkalose** durch einen pH von > 7,45 definiert wird, die Genese ist metabolisch und/oder respiratorisch bedingt (➤ Tab. 8.1). In einigen Fällen (z. B. chronische respiratorische Azidose bei Patienten mit COPD) kann eine Gegenregulation dazu führen, dass eine Kombination von Störungen vorliegt, während sich der pH zum Messzeitpunkt im Normbereich von 7,35–7,45 befindet.

Tab. 8.1 Azidose und Alkalose

	Metabolische Azidose	Respiratorische Azidose	Metabolische Alkalose	Respiratorische Alkalose
pH	<7,35	<7,35	>7,45	>7,45
HCO_3	↓	↔	↑	↔
pCO_2	↔	↑	↔	↓
Häufige Ursachen	Ketoazidose, Niereninsuffizienz, Laktatazidose, diverse Intoxikationen (Anionenlücke!)	Hypoventilation (z. B. Opiate), COPD, Asthma	Magensäureverlust, Kontraktionsalkalose (Exsikkose), Bikarbonatzufuhr (z. B. Brausetabletten)	Hyperventilation

Respiratorische Ursachen

Bei respiratorisch bedingten Störungen ist die Genese rasch erkennbar: eine vermehrte oder verminderte **Ventilation.** Zu den Ursachen zählen akute und chronische Krankheitsprozesse (Lungenembolie, Infekt, COPD) und psychische Dekompensation, Intoxikationen, zerebrale Pathologien sowie nicht adäquate Einstellungen eines Beatmungsgeräts.

Metabolische Ursachen

Metabolische Alkalose Diese kann vielfache Ursachen haben, am häufigsten im klinischen Alltag ist ein Magensäureverlust durch Erbrechen oder via Magensonde, renaler Säureverlust (H^+-Verlust) durch Diuretika und Mineralkortikoidexzess sowie eine „Kontraktionsalkalose" bei Volumenverlust durch Diuretika.

Metabolische Azidose Sie ist häufig mit einer erhöhten Anionenlücke verbunden, die Ursachen sind so vielseitig, dass zahlreiche Merkhilfe entwickelt wurden: Während **KUSMALE** sehr breit bekannt ist, bietet die Abkürzung **GOLDMARK** einen etwas umfassenderen Blick auf etwaige Ursachen [1]. Ursachen einer metabolischen (hyperchlorämen) Azidose ohne Erhöhung der Anionenlücke können u. a. Diarrhö, diabetische Ketoazidose, vermehrte Infusion von NaCl 0,9 % und akute Niereninsuffizienz darstellen.

MERKE

Ursachen einer metabolischen Azidose: GOLDMARK

Glykole	Ethylenglykol (Frostschutzmittel), Propylenglykol (Lösungsmittel)
Oxoprolin	Chronische Paracetamol-Einnahme
L-Laktat	Laktat-Azidose
D-Laktat	Kurzdarmsyndrom
Methanol	Lösungsmittel, minderwertige Spirituosen
Aspirin	Salicylate
Renal Failure	Nierenversagen
Ketoazidose	Hunger, Alkohol, Diabetische Ketoazidose

Respiratorische Störungen

Hyperkapnie und Hypokapnie

Störungen im CO_2-Haushalt basieren auf Änderungen bei der Produktion (z. B. durch Fieber, respiratorische Kompensation von metabolischer Azidose), des Atemminutenvolumens (Hypo-/Hyperventilation, pulmonale Pathologie) sowie des Totraums. Ausgeprägte Hyperkapnie führt zu respiratorischer Azidose (s. o.) und – abhängig von der Dauer der Störung und der etwaig vom Patienten entwickelten Toleranz – zu Sedierung bis hin zum Koma.

Hypoxie und Hyperoxie

Die Gefährlichkeit einer ausgeprägten Hypoxie und der damit assoziierten Unterversorgung von Organen, insbesondere des Gehirns, mit Sauerstoff, ist allgemein bekannt. Zunehmend wächst jedoch auch die wissenschaftliche Evidenz für die **Schädlichkeit von Hyperoxie** bei kritisch Kranken. Hier sollte beim lungengesunden Patienten primär eine Sauerstoffsättigung um 94–96 % angestrebt werden.

Mittels des **Oxygenierungsindex** bzw. **Horovitz-Quotient** (PaO_2/FiO_2) kann die Schwere einer etwaigen Oxygenierungsstörung berechnet werden. Die Berlin-Definition listet Schweregrade des ARDS:

- Mildes ARDS: Horovitz-Quotient 201–300 mmHg
- Moderates ARDS: Horovitz-Quotient 100–200 mmHg
- Schweres ARDS: Horovitz-Quotient ≤ 100 mmHg

Bei einem jungen, gesunden Patienten ist ein Horovitz-Quotient von ca. 500 mmHg zu erwarten.

Blutgasanalyse

Die Blutgasanalyse bildet in den meisten Notfallzentren neben den reinen Blutgasen auch noch zahlreiche Elektrolyte und metabolische Parameter ab. Die meisten klinischen Fragestellungen sind mit einer peripher venösen BGA zu beantworten. Bei spezifischen Fragen zu respiratorischen Störungen, vor allem zu reliabler Einschätzung von CO_2 und Oxygenierung, kann eine arterielle BGA hilfreich sein.

8.2.2 Elektrolyte

Hyperkaliämie

Die primären Ursachen der Hyperkaliämie (> 5,5 mmol/l) liegen in erhöhter extrazellulärer Ausschüttung von Kalium und verminderter renaler Ausscheidung. Besonders häufig und relevant ist die **„Pseudohyperkaliämie"** durch fehlerhafte Blutentnahme (Hämolyse durch zu langes Stauen etc.). Bei einigen Formen der metabolischen Azidose kommt es zu einer Verschiebung („Shift") von Kalium in den Extrazellulärraum und damit einer Hyperkaliämie. Andere Ursachen sind Insulinmangel und Hyperglykämie sowie Hyperosmolalität (typisch: Ketoazidose), Betablocker, körperliche Aktivität sowie als Ursache verminderter renaler Ausscheidung akute und/oder chronische Niereninsuffizienz.

Hypokaliämie

Zu den mannigfaltigen Ursachen einer Hypokaliämie (< 3,5 mmol/l) zählen Kaliumverluste renal (Nierenschädigung, Medikamente – v. a. Diuretika), endokrin, gastrointestinal (Erbrechen, Diarrhö, Abführen/Laxantien) sowie durch Schwitzen, als auch bei verminderter Kaliumaufnahme (Mangelernährung) und bei Verschiebung von Kalium in den Intrazellulärraum im Rahmen einer Alkalose.

Hyponatriämie

Als eine der häufigsten Elektrolytstörungen ist die Hyponatriämie (< 135 mml/l) auch eine mit der komplexesten Ätiologie und Therapieschemata. Klinisch für die Differenzierung der Hyponatriämie sind zunächst die Beurteilung des Volumenstatus des Patienten sowie die Messung von Osmolalität und Natrium in Serum und Urin nötig (➤ Abb. 8.17) [2]. Eine sofortige Gabe von hypertoner NaCl-Lösung ist nur in seltenen Fällen nötig, meist ist eine Wasserrestriktion bzw. Pausierung der ursächlichen Medikation ausreichend.

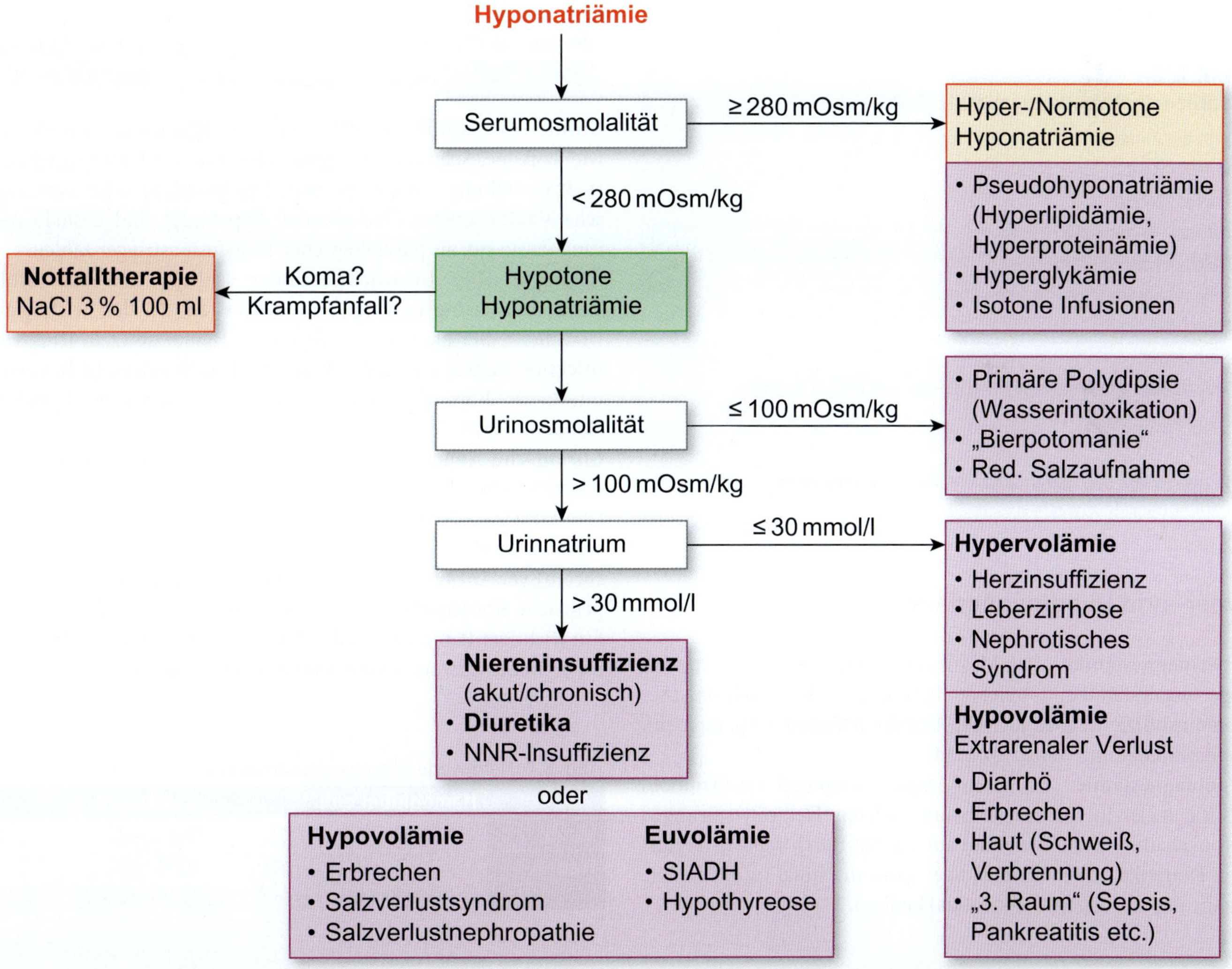

Abb. 8.17 Praxisnahe Hyponatriämie-Diagnostik in der Notaufnahme (modifiziert nach [2] und [3]) [L231]

8

Hypernatriämie

Bei Verlust von freiem Wasser oder übermäßiger Natriumzufuhr kann es zu einer Hypernatriämie (> 145 mmol/l) kommen. Häufige Ursachen sind Diarrhö (hypotone, meist infektiöse Diarrhö) sowie Flüssigkeitsverlust durch Schwitzen bzw. Exsikkose und Diabetes insipidus (u. a. bei chronischen Nierenerkrankungen, Hypokaliämie, Hyperkalziämie oder diversen Medikamenten.

Hyper- und Hypokalziämie

Hyperkaliziämie Sie wird anhand des ionisierten Kalziums > 1,3 mmol/l definiert. Das Gesamtkalzium kann beispielsweise auch bei Hyperproteinämie erhöht sein und wird daher nicht zur Definition von Hyper- und Hypokalziämie genutzt.

Hypokalziäme Das ionisierte Kalzium liegt < 1,05 mmol/l. Die Hypokalziämie hat ebenso eine Vielzahl an möglichen Ursachen, u. a. Erkrankungen mit Parathormon-Mangel, Niereninsuffizienz, Hämolyse, Tumorlysesyndrom, Rhabdomyolyse, Pankreatitis, Vitamin-D-Mangel. Zur Differenzierung sollte zusätzlich der Phosphatspiegel bestimmt werden.

MERKE

Ursachen der Hyperkalziämie: VITAMINS TRAP

- **V**itamin A und D
- **I**mmobilisation
- **T**hyreotoxikose
- **A**ddison-Erkrankung
- **M**ilch-Alkali-Syndrom
- **I**nflammatorische Darmerkrankung
- **N**eoplasie
- **S**arkoidose
- **T**hiazide/andere Medikamente (Lithium, Theophyllin, Aspirin)
- **R**habdomyolyse
- **A**IDS
- **P**aget-Erkrankung, **p**arenterale Ernährung, Störungen im Parathormon-Stoffwechsel

Hyper- und Hypomagnesiämie

Hypermagnesiämie Der Magnesiumspiegel liegt > 1,05 mmol/l. Hypermagnesiämien treten besonders bei chronischer Niereninsuffizienz, aber auch bei Rhabdomylose oder Therapie mit magnesiumhaltigen Substanzen auf.

Hypomagnesiämie Bei einem Magnesiumspiegel < 0,75 mmol/l tritt sie meist in Kombination mit anderen Elektrolytstörungen (Hypokaliämie, Hypokalziämie) auf und ist durch renalen Verlust (u. a. Diuretika, Alkoholismus) oder gastrointestinal (u. a. Diarrhö, Ernährungsstörungen, Pankreatitis) bedingt.

Hämatologie

Anämie

Eine Anämie ist durch den erniedrigten Hb, den Hämatokrit und in Abhängigkeit von Geschlecht und Alter definiert (➤ Tab. 8.2). Sie ist immer ein Symptom und sollte nicht als Diagnose gewertet werden.

In der Notaufnahme stellen sich zunächst zwei essenzielle Fragen:

1. Ist die Anämie akut oder chronisch aufgetreten? Eine akute Anämie bedarf eher einer zeitnahen Therapie, bei chronischen Anämien steht die Ursachenforschung im Vordergrund.

2. Zeigt der Patient eine passende Klinik zur Anämie? Die Klinik des Patienten wird oft nicht durch den isolierten Hb-Wert, sondern durch die Geschwindigkeit des Abfalls bestimmt. Die akuten Symptome entstehen durch Hypovolämie (primär Zentralnervensystem und Niere betreffend) und die physiologische Umverteilung des Volumens aus dem extra- in den intravasalen Raum mit konsekutiver Hämodilution und einer Aktivierung des Knochenmarks.

MERKE

Bei einer akuten, massiven Blutung ist die initiale Hb-Messung häufig (noch) normal!

Klinik Die Klinik des Patienten mit allgemeinen Symptomen, wie Synkope, Schwäche, Dyspnoe, Hinweise auf Endorganschäden (Laktaterhöhung, Angina-pectoris-Beschwerden) oder pathologische Vitalparameter (Tachykardie, Hypotonie) sind deshalb relevant, da sie ggf. als physiologischer Transfusionstrigger zählen.

Ätiologie Die Ursachenforschung schließt sich der initialen Stabilisierung und ggf. Transfusion an. Zu den wichtigsten Ursachen einer akuten Anämie zählen Hämolyse (z. B. DIC, TTP, Infektion) sowie ein akuter Blutverlust nach extern (z. B. gastrointestinale Blutung) oder intern (retroperitoneales Hämatom, Hämatothorax).

Chronische Anämie Bei der chronischen Anämie nimmt man meistens eine Einteilung anhand funktioneller Gesichtspunkte (Produktions-, Reifungsstörung, verkürzte Überlebenszeit) bzw. weiterer Merkmale (makro- oder mikrozytär, hyper- und hypochrom) vor. Dies hat in der Notaufnahme häufig aber keine therapeutische Konsequenz, zumal es sich oft um Mischbilder handelt. Ein wichtiger Parameter ist die Retikuloyztenanzahl, um die erythropoetische Antwort auf die Anämie einzuschätzen.

Tab. 8.2 Normwerte Hämoglobin/Hämatokrit

	Hämoglobin g/dl	Hämatokrit %
Mann	16 (+/–2)	46 (+/–6)
Frau	Menstruierend: 13 (+/–2) Postmenopausal 14 (+/–2)	40 (+/–6) 42 (+/–6)

Polyzythämie

Die Definition einer Polyzythämie oder auch Polyglobulie ist genau wie die Anämie geschlechtsabhängig (➤ Tab. 8.3).

In der Praxis ist häufig das **Hämoglobin** der zuverlässigere Parameter, da in vielen Laboren der Hämatokrit aus dem Hb berechnet wird.

Zunächst sollte eine absolute von der relativen Polyzythämie unterschieden werden.

Relative Polyzythämie Diese tritt bei Volumenmangel z. B. im Rahmen von Verbrennungen oder ausgeprägter Exsikkose auf und ist meist unkompliziert zu behandeln.

Absolute Polyzythämie Sie erfordert eine weitere Diagnostik der Grunderkrankung, um eine spezifische Therapie zu ermöglichen. Differenziert wird hier weiter in **primäre Polyzythämie (Polycythaemia vera)** und **sekundäre** durch erhöhte Erytopoetin-Spiegel (EPO-Substitution, chronische Hypoxie, Nierenerkrankungen wie Zysten, Nierenarterienstenosen etc.). Ab einem Hb > 20 mg/dl bzw. Hämatokritwerten bei Männern über > 60 % bzw. bei Frauen > 55 % kann von einer tatsächlich erhöhten Zellmasse und damit einer primären Polyzythämie ausgegangen werden.

Erhoben werden sollten etwaige thromboembolische Ereignisse sowie Zeichen eines Hyperviskositätssyndroms, wie unerklärter Hypertonus, neurologische Ausfälle oder Ischämien der Finger.

Methämoglobinämie

Eine Methämoglobinämie kennzeichnet sich durch Hämoglobin, dessen Eisen im Status Fe^{3+} und nicht Fe^{2+} vorliegt, dadurch eine hoh e Sauerstoffbindungskapazität besitzt und so vermindert Sauerstoff in der Peripherie abgibt. Hierdurch entsteht eine typische Klinik mit Dyspnoe und einer Zyanose mit peripherer Sauerstoffsättigung von 85–90 % bei normalen arteriellen pO_2-Werten. Teils fällt bei der Blutentnahme eine „schlammartige" Färbung auf.

Gemessen wird die Methämoglobin-Sättigung: Ab 15 % treten zerebrale Ischämien auf, Spiegel ab 70 % sind in der Regel tödlich.

Die Ursachen beinhalten sowohl angeborene Enzymdefekte, aber auch Vergiftungen mit Substanzen wie Nitraten, Paracetamol oder „Poppers".

8.2.3 Leukozyten

Sowohl bei einer pathologischen Erhöhung als auch bei einer Erniedrigung der Leukozyten ist neben der Korrelation mit der Klinik die Differenzierung der Zellreihen hilfreich.

Tab. 8.3 Definition der Polyzythämie

	Hämoglobin g/dl	Hämatokrit %
Mann	> 17	> 50
Frau	> 15	> 45

Leukozytose

Die Ursachen für eine Leukozytose sind sehr vielfältig und reichen von einem leichten Infekt bis zur schweren Sepsis, über zahlreiche Medikamente (z. B. Kortison) sowie Nikotin, sonstige entzündliche Erkrankungen wie Vaskulitiden, Gewebsnekrosen bei Myokardinfarkten bis hin zu metabolischen Störungen, Stress, akuten Blutungen sowie verschiedenen Leukämieformen (hier extrem hohe Leukozytenzahl).

Entscheidend für die Abklärung einer unklaren Leukozytose in der Notaufnahme ist das **Differenzialblutbild.** Die wichtigste Untergruppe stellen dabei die neutrophilen Granulozyten als klassische Abwehrzellen dar. Hier ist der prozentuale Anteil relevant, der Referenzbereich liegt bei 45–75 %. Bei erhöhtem Bedarf z. B. bei akuter Entzündungsreaktion kommt es zu vermehrtem Auftreten von unreifen, stabkernigen Neutrophilen (Referenzbereich < 3 %), dies wird als **Linksverschiebung** bezeichnet.

Leukopenie

Auch bei erniedrigten Leukozyten ist die Bestimmung der neutrophilen Granulozyten hilfreich. Hier ist besonders der **absolute Anteil der Neutrophilen** relevant, da es hier zu einer Beeinträchtigung des Immunsystems mit abgeschwächter bis nicht vorhandener Entzündungsreaktion kommt (➤ Tab. 8.4). Von einer **Neutropenie** spricht man bei einer Zellzahl < 1500/µl. Mit abnehmender Zellzahl steigt das Infektrisiko deutlich. Die Ursachen einer Neutropenie sind umfassend und können eine verminderte Bildung (hämatologische Erkrankungen, Infekte, arzneimittelinduziert), ein gesteigerter Abbau oder „peripheres Pooling" sein.

Wichtig in der Notaufnahme ist der Schutz der betroffenen Patienten mittels **Umkehrisolation** (Grenzbereich < 500/µl) und insbesondere bei zusätzlichem Fieber oder klinischem Hinweis auf Sepsis eine erweiterte Fokussuche mit rascher kalkulierter antiinfektiver Therapie.

8.2.4 Thrombozyten

Thrombozytose

Die Ursachen einer Thrombozytose sind sehr vielfältig. Die Unterscheidung zwischen einer **„reaktiven"** und einer **tatsächlichen** Thrombozytose ist generell nicht am absoluten Wert erkennbar,

Tab. 8.4 Neutropenie

Neutrophilenzahl/µl	Klinik
< 1000	Erheblich gesteigerte Infektneigung
< 500	• Schwere Neutropenie • Extrem hohes Infektrisiko, inkl. endogene Infekte (z. B. Mund/Gastrointestinaltrakt) → **Umkehrisolation**
< 200	• Agranulozytose • Kaum bis keine eigene Entzündungsreaktion

8

Tab. 8.5 Ursachen einer Thrombozytose

Thrombozytose		Ursache
Reaktiv	**Entzündlich**	Akute Infekte
		Chronische Entzündungen (Colitis ulcerosa/Morbus Crohn, Kollagenosen)
	Posttraumatisch	Nach chirurgischen Eingriffen
	Medikamente	z. B. Vincristin, Adrenalin
	Rebound-Phänomen	Alkoholabstinenz bei chronischem Abusus
		Nach einer Hämolyse
Nicht reaktiv	**Mangel**	Blutungen
		Eisen-/Folsäuremangel
	Asplenie	Postoperativ
	Myeloproliferatives Syndrom	MPS, MDS
	Essenzielle Thrombozytose	Erhöhte Produktion (klonale Erkrankung), Frauen > Männer

wobei bei Werten > 1,5 Millionen/µl ein reaktives Geschehen sehr unwahrscheinlich wird (➤ Tab. 8.5).

Die Annahme, dass hohe Thrombozyten-Zahlen zu intravaskulärer Stase und konsekutiv zu einer Thrombose führen, verleitet behandelnde Ärzte bei fehlenden klinischen Belegen hierfür oft zu unangebrachten Maßnahmen. Thrombozytenwerte > 1 Millionen/µl gehen sogar eher mit einer erhöhten Blutungsneigung aufgrund eines durch die Thrombozytose erworbenen Von-Willebrand-Syndroms einher.

Bei hohen Thrombozytenwerten kann das gemessene **Kalium falsch erhöht** sein. Dies liegt an der Kaliumfreisetzung aus den Zellen nach der Abnahme im Röhrchen und hat keine elektrophysiologischen Konsequenzen im Patienten selbst.

Thrombozytopenie

Eine Thrombozytopenie, auch **thrombozytär bedingte hämorrhagische Diathese,** definiert sich ab einem Thrombozytenwert < 150.000/µl.

Zunächst muss die Frage gestellt werden, ob es sich um eine **isolierte Thrombozytopenie** oder einer **Panzytopenie** handelt [4].

Im zweiten Schritt sollte eine ausführliche **körperliche Untersuchung** erfolgen, da sich die Frage nach der Klinik stellt (➤ Tab. 8.6). Gesucht werden sollte explizit nach **Petechien,** welche typischerweise nicht wegdrückbar sind und an Stellen mit erhöhtem venösen Druck zuerst auftreten, sowie nach mukokutanen Einblutungen (Mundschleimhaut, Zungengrund) gesucht werden. Frauen sollten nach verstärkter Menstruationsblutung gefragt werden. Eher untypisch sind Gelenkseinblutungen.

Bei fehlender Symptomatik sollte eine **Pseudothrombozytopenie** ausgeschlossen werden – diese entsteht durch Agglutination im EDTA-Röhrchen durch Autoagglutine. Betroffen sind 0,1–2 % aller Blutproben. Bei dem Verdacht auf eine Pseudothrombozytopenie sollte eine erneute Bestimmung des Blutbildes im Heparin- oder Citratröhrchen erfolgen.

Tab. 8.6 Klinik bei Thrombozytopenie

Thrombozytenzahl/µl	Klinik
100.000–150.000	Meist keine
50.000–100.000	Verstärkte (Haut-)Blutungen bei Verletzungen
30.000–50.000	Diskrete petechiale Blutungen an prädisponierten Stellen
< 30.000	Spontanblutungen, **Cave:** zerebral und intestinal!

Im weiteren Verlauf sollte die **Genese** der Thrombozytopenie geklärt werden. Die Ursachen sind umfassend und können durch eine verminderte Bildung (hämatologische Erkrankungen, Infekte, arzneimittelinduziert) bis hin durch gesteigerten Abbau oder „peripheres Pooling" ausgelöst sein. Wichtigste Frage ist hier, ob eine normale **Erythrozytenmorphologie** im Blutausstrich nachweisbar ist (z. B. bei medikamenteninduzierter Thrombozytopenie), oder ob **Fragmentozyten** auffallen als Hinweis auf eine mikroangiopathische hämolytische Anämie mit Thrombozytopenie wie bei DIC oder TTP/HUS.

MERKE

Bei Thrombozytopenie sind vier potenziell lebensbedrohliche Erkrankungen zu bedenken:

1. Thrombotisch-thrombozytopenische Pupura (TTP)
2. Hämolytisch-urämisches Syndrom (HUS)
3. Heparin-induzierte Thrombozytopenie II (HIT II)
4. Sepsis mit disseminierter intravasaler Koagulopathie (DIC)

TTP und HUS Sowohl TTP als auch HUS sind – bei unterschiedlicher Pathophysiologie – durch Thrombozytopenie, akutes Nierenversagen sowie mikroangiopathische Hämolyse gekennzeichnet.

HIT II Eine HIT II sollte bei bestehender Therapie mit unfraktioniertem oder niedermolekularem Heparin in Betracht gezogen werden.

DIC Eine Sepsis mit DIC zeigt sich durch Thrombozytopenie und Mikroangiopathie, zudem mit einer ausgeprägten Gerinnungsstörung, die sich in einer Verlängerung der (a)PTT und Anstieg des INR (im Vergleich sind diese bei TTP/HUS meist normwertig) zeigt.

VITT Nach Impfungen gegen COVID-19 mit Vektorimpfstoffen kann in seltenen Fällen eine Vakzin-induzierte thrombotische Thrombozytopenie (VITT) auftreten. Pathophysiologisch ähnelt diese einer HIT (s.o.). Da auch eine erhöhte Thromboseneigung beschrieben wurde, sollte diese Verdachtsdiagnose bei entsprechender Symptomatik mittels D-Dimeren und klinischer Untersuchung evaluiert werden. Eine Antikoagulation ist außer bei akut bedrohlichen Blutungszeichen meist indiziert.

8.2.5 Glukose

Hyperglykämie

Während diskrete Hyperglykämien häufige und meist nicht notfallmedizinisch relevante Befunde bei Patienten

Störungen. Auch verschiedene bildgebende Verfahren haben sich in der Erstsichtung etabliert: einerseits die Sonografie, respektive die Notfallsonografie, die ausführlich im ➤ Kap. 21 dargestellt wird. Anderseits hat auch das konventionelle Röntgenbild (Thorax, Abdomen, Becken, Wirbelsäule und Extremitäten) immer noch einen Stellenwert.

Wegen immer besserer Verfügbarkeit in den Notfallstationen (Nähe, Geschwindigkeit) hat auch die Durchführung einer Computertomografie (CT), respektive die Angio-CT, zwischen Erst- und Zweitsichtung, d.h. beim potenziell instabilen Patienten, an Bedeutung gewonnen.

MERKE

Die Durchführung einer CT, respektive der Angio-CT, zwischen Erst- und Zweitsichtung ist an verschiedene Bedingungen geknüpft: Lebensnotwendige Sofortmaßnahmen sollen abgeschlossen sein und die CT soll sich im oder unmittelbar neben dem Schockraum befinden.

Airway – Atemwege offen halten Die **Sonografie** hilft indirekt: Die Feststellung des Magenfüllungszustands erlaubt eine Abschätzung der Aspirationsgefahr. Das einseitige Fehlen des Lungengleitens (links) kann – neben einem Pneumothorax links etc. – auch einer einseitigen Intubation des Hauptbronchus rechts entsprechen.

Breathing – Oxygenation und Ventilation Die **Sonografie** ist die wichtigste bildgebende Zusatzuntersuchung während der Erstsichtung. Pleuraerguss und Pneumothorax können direkt oder indirekt (fehlendes Lungengleiten etc.) dargestellt werden. Das Lungenödem (s. „Circulation") ist definitiv eine Domäne der Sonografie. Intraparenchymatöse Infiltrate können im **Thorax-Röntgen** dargestellt werden, in der Sonografie nur, wenn sie bis an die Pleura visceralis reichen. Dennoch hat das Thorax-Röntgenbild in der Diagnostik der Lunge, Pleura und Thoraxwand an Bedeutung verloren. Die Computertomografie löst das Röntgen zunehmend ab, insbesondere auch durch die Low-Dose-Untersuchungen.

Circulation – Erkennen und Behandeln eines Kreislaufstillstandes oder Schocks Im Folgenden ist der Einsatz der Notfallsonografie, des konventionelle Röntgens und der Angio-/CT bei lebensbedrohlichen Störungen zusammengestellt (➤ Tab. 8.17). Die Tabelle ist nach dem Notfall-ABCDE geordnet und enthält ausschließlich Untersuchungen, die für die sofortige Therapie akuter nichttraumatisch bedingter Zustände hilfreich sind.

Tab. 8.17 Notfallsonografie, konventionelles Röntgen, Angio-/CT und fokussierter Herzultraschall (FoCUS) als Zusatzuntersuchungen nichttraumatischer lebensbedrohlicher Störungen – geordnet nach dem Notfall-ABCDE

ABCDE-Fragestellung	Bildgebung	Bemerkungen
A – Airway		
Aspiration	Notfallsonografie	Abschätzung der Aspirationsgefahr anhand des Füllungszustands des Magens. → Zeitnahes Einführen einer Magensonde!
Tubuslage	Thorax-Röntgen (Notfallsonografie)	Die radiologische Kontrolle der korrekten Lage des Endotrachealtubus, ca. 3 cm über der Carina, ist nach wie vor Praxis – die „einseitige" (rechts) Intubation imponiert sonografisch mit einem fehlenden Pleuragleiten links. Die sonografische Kontrolle der korrekten Lage des Endotrachealtubus in der Trachea ist möglich, hat sich aber nicht durchgesetzt (siehe $etCO_2$).
B – Breathing		
Spannungs-/Pneumothorax (➤ Abb. 8.18)	Notfallsonografie Thorax-Röntgen Computertomografie	Die Sonografie kann den ventralen Pneumothorax erkennen. Im Thorax-Röntgen beim liegenden Patienten wird der ventralen Pneumothorax evtl. nicht festgestellt. Die CT gibt absolute Sicherheit. → Die „Spannung" ist eine klinische Diagnose: akute respiratorische Insuffizienz (ARI) und/oder Schock!
Pleuraerguss	Notfallsonografie Thorax-Röntgen	Die Sonografie stellt Pleuraergüsse bedside und quantitativ sicher dar und kann sie gesteuert entlasten. Im Thorax-Röntgen ist das Ausmaß (auslaufender Erguss beim liegenden Patienten) evtl. schwer abzuschätzen.
Infiltrate (➤ Abb. 8.19)	Thorax-Röntgen	Ausgedehnte Infiltrate/Verschattungen werden im konventionellen Thorax-Röntgen gesehen. → Die akute respiratorische Insuffizienz (ARI) wird klinisch und mit Parametern der Oxygenation und Ventilation gestellt.
C – Circulation		
Kreislaufstillstand	Fokussierter Herzultraschall	Darstellung von potenziell behandelbaren Ursachen (5 hs und 5 Ts) oder von Abbruchkriterien, z. B. der Pseudo-PEA, des Spontankontrasts etc.
Perikardtamponade	Fokussierter Herzultraschall	Eine Domäne der Notfallsonografie (FoCUS)! → Die Tamponade ist eine klinische Diagnose: Schock (mit Dyspnoe)!
Lungenarterienembolie (➤ Abb. 8.20)	Fokussierter Herzultraschall Computertomografie	Die Notfallsonografie (FoCUS) stellt alle Zeichen der rechtsventrikulären Dysfunktion dar. Die Angio-CT stellt das Ausmaß der Thrombosierung dar. → Das Rechtsherzversagen ist eine klinische Diagnose: Schock (mit Dyspnoe)!

Tab. 8.17 Notfallsonografie, konventionelles Röntgen, Angio-/CT als Zusatzuntersuchungen nichttraumatischer lebensbedrohlicher Störungen – geordnet nach dem Notfall-ABCDE *(Forts.)*

ABCDE-Fragestellung	Bildgebung	Bemerkungen
C – Circulation		
Aortendissektion (> Abb. 8.21)	Fokussierter Herzultraschall Computertomografie	Der fokussierte Herzultraschall (FoCUS) kann verschiedene Zeichen der Dissektion erkennen. Transthorakal ist Typ A (→ OP) nicht immer sicher zu bestimmen. Die Angio-CT ist der Goldstandard.
Herzinsuffizienz und/oder Lungenödem	Fokussierter Herzultraschall	Der fokussierte Herzultraschall (FoCUS) kann alle Zeichen der verschiedenen Formen von Herzinsuffizienz (HFrEF, HFpEF, RVD) darstellen, insbesondere auch das Lungenödem mit den charakteristischen von oben nach unten im Bild verlaufenden B-Linien. → Der kardiogene Schock ist eine klinische Diagnose: Schock (mit Dyspnoe)!
Blutungen (> Abb. 8.22, > Abb. 8.23)	Notfallsonografie Computertomografie	Die Notfallsonografie kann die Auswirkungen von Blutungen in die Körperhöhlen (Thorax, Abdomen, Becken) und auch in die Weichteile (Muskulatur etc.) zweifelsfrei feststellen. Die Angio-CT findet das aktiv blutende Leck und radiologisch-interventionell kann dieses meist auch verschlossen werden (Coiling). Alternativ besteht die Indikation zur Notfalloperation. Beispiele von Blutungen sind: Bauchaorten-/Iliakal-Aneurysmaruptur, arterio-enterische Fistel, Tumor-Arrosion, Antikoagulantien-Blutung etc.
Ischämien (> Abb. 8.23)	Computertomografie Notfallsonografie	Eine Domäne der Angio-CT und der interventionellen Angiografie! Beispiele von Ischämien sind: Arm-/Beinarterien-Verschlüsse, Darmischämie, Pfortaderthrombose etc. Sie können sonografisch dargestellt werden!
D – Disability		
Hirndrucksteigerung (> Abb. 8.24)	Computertomografie	Die CT visualisert Zeichen des erhöhten Hirndrucks.
Stroke (> Abb. 8.25)	Computertomografie	Die Hirnischämie, inklusive einer Dissektion der hirnversorgenden Gefäße, wird diagnostiziert. → Entsprechend dem Befund folgt unmittelbar die interventionelle radiologische Therapie. Alle Formen von Hirnblutungen (SAB, ICB, SDH etc.) können diagnostiziert werden.
E – Exposure		
Fasziitis/Myositis (> Abb. 8.26)	Computertomografie (Notfallsonografie)	(Die Methode der Wahl ist die MRT; diese ist aber nicht überall und allzeit verfügbar). Aber auch die CT leistet einen wichtigen Beitrag zur OP-Indikation. Die Sonografie kann erst ausgeprägte Befunde (Fasziendefekte, Muskelabszesse, Lufteinschlüsse etc.) verlässlich diagnostizieren.

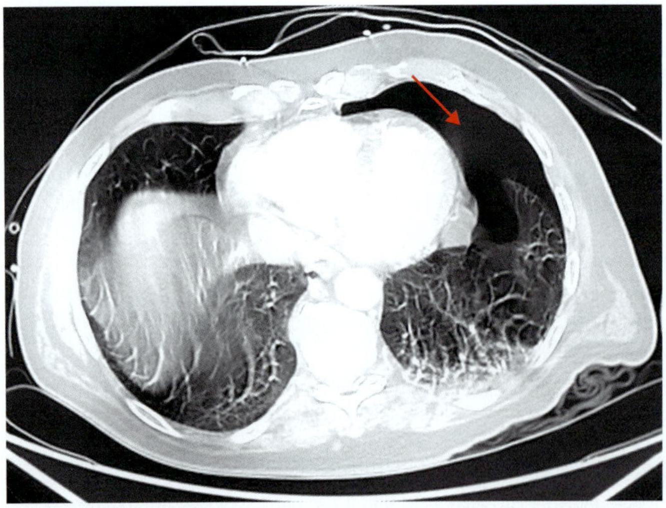

Abb. 8.18 Axiale CT/Lungenfenster: Pneumothorax ventral links (Pfeil). Cave: im konventionellen Röntgenbild a. p. liegend nicht sichtbar; in der Thorax-Sonografie fehlendes Lungengleiten ventral. [P673]

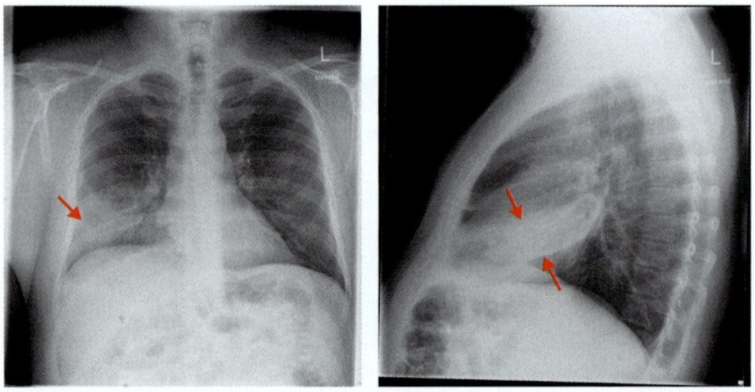

Abb. 8.19 Konventionelle Thoraxaufnahme p. a./seitlich: Infiltrat (Mittellappenpneumonie, Pfeile). 44-jähriger Patient mit Dyspnoe. [P673]

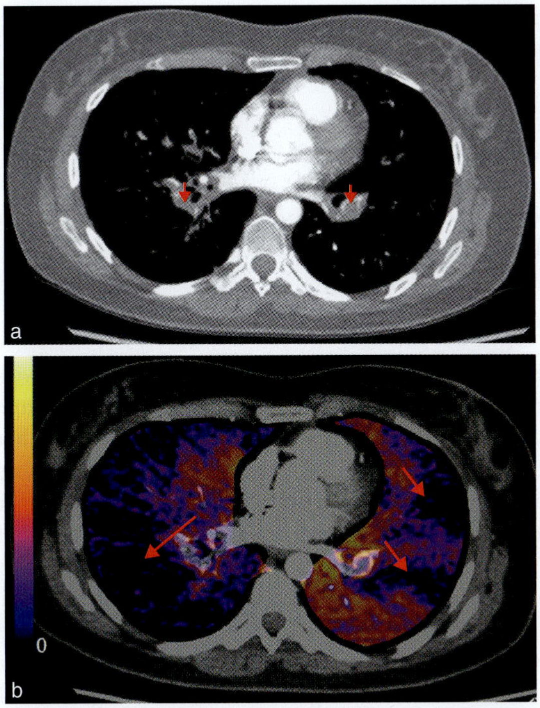

Abb. 8.20 CT-Angiografie, axial: Lungenarterienembolie, parazentral beidseits (a, Pfeile) mit konsekutivem Perfusionsausfall (b, Pfeile). 42-jährige Patientin mit Dyspnoe. [P673]

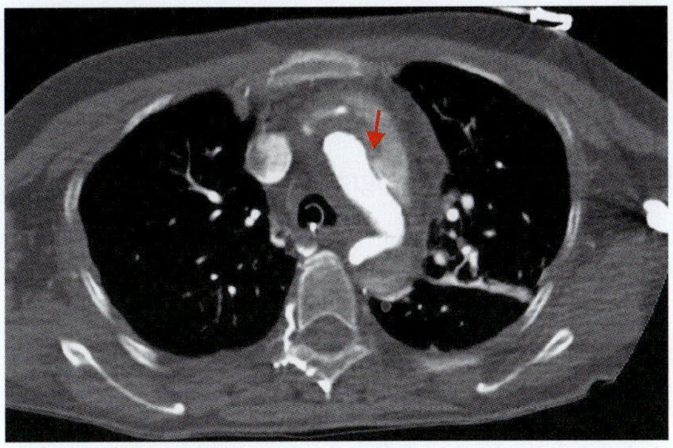

Abb. 8.21 CT-Angiografie, axial: Aortendissektion (Pfeil), Typ A (Stanford). 61-jährige Patientin. [P673]

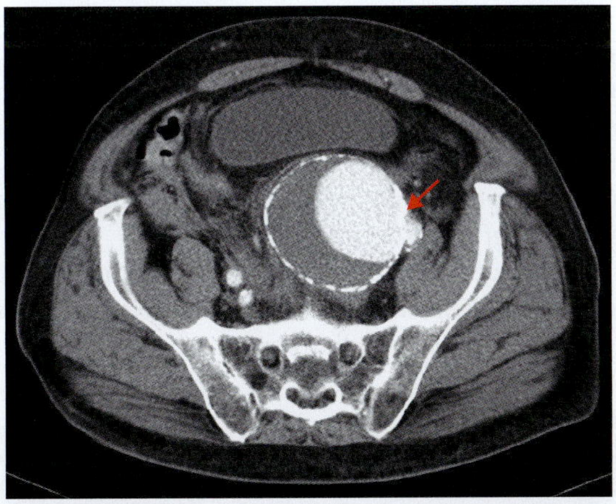

Abb. 8.22 CT-Angiografie, axial: Iliakal-Aneurysma links, teilrupturiert/ „rupturierend" (Pfeil). 83-jähriger Patient mit Abdominalschmerzen. [P673]

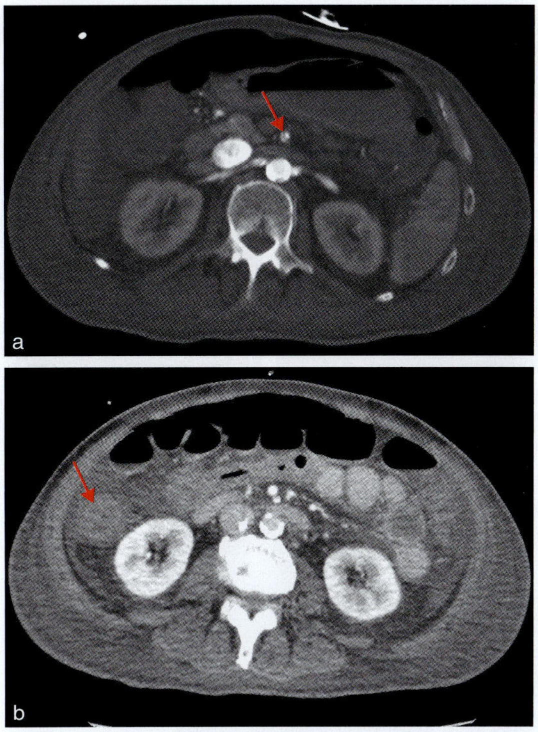

Abb. 8.23 CT-Angiografie, arterielle Phase: a) Dissektion der A. mesenterica superior (Pfeil) mit konsekutiver relevanter Stenosierung und Hypoperfusion. b) Respektive Auftreibung und Hypoperfusion des Zökalpools (Pfeil). 75-jähriger Patient mit akutem Abdomen. [P673]

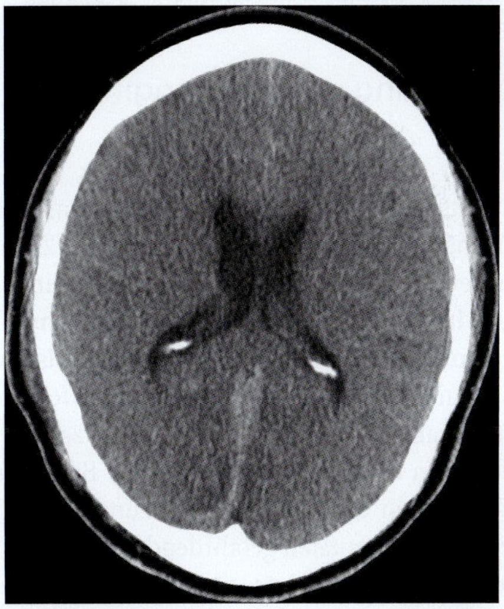

Abb. 8.24 CCT, axial: Hirnödem mit konsekutiven verstrichenen Sulci und verwischtem Mark-Rinden-Kontrast. 31-jähriger Patient mit Somnolenz nach Drogenkonsum. [P673]

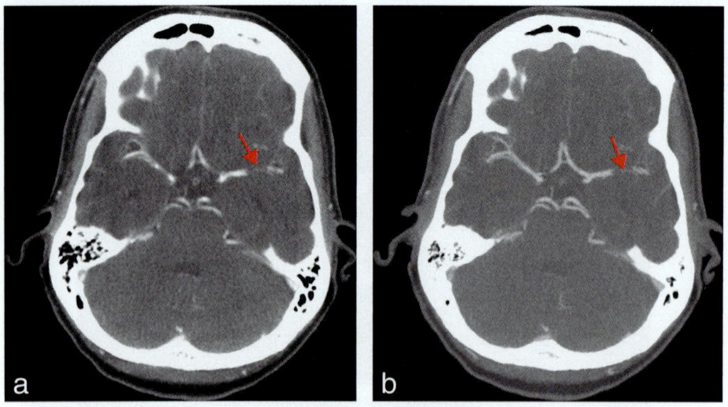

Abb. 8.25 CT-Angiografie, axial: ischämischer Stroke, M1-Verschluss links (a, Pfeil) in der Gefäßrekonstruktion (b). 57-jähriger Patient mit V. a. akuten Stroke. [P673]

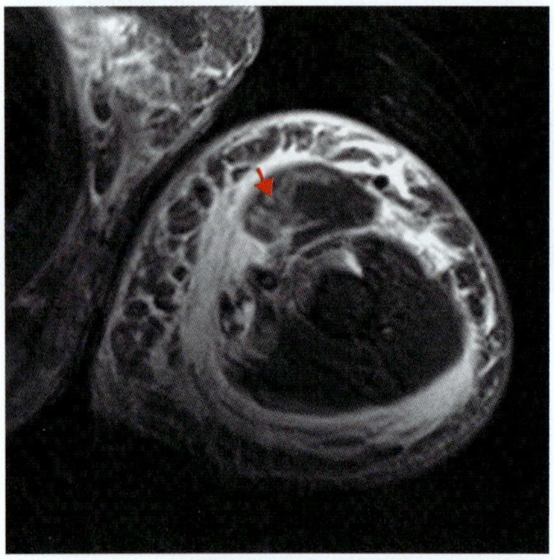

Abb. 8.26 MRT T2 TIRM-Sequenzen: Fasziitis und Myositis (Pfeil). 81-jährige Patientin mit geschwollenem und schmerzhaftem Arm. [P673]

8.4.2 Zweitsichtung – Bildgebung: Prinzipien und „von Kopf bis Fuß"

Nachdem die Erstsichtung, d. h. die Behandlung akut lebensbedrohlicher Störungen, abgeschlossen ist, folgt die Zweitsichtung (Secondary Survey). Sie orientiert sich speziell an einer **gründlichen Anamnese im näheren oder weiteren Zusammenhang** des Ereignisses und an einer **Untersuchung von „Kopf bis Fuß".** Diese Untersuchung kann situativ auf eine Körperregion fokussiert sein, ebenso wie die Zusatzuntersuchungen, zu denen zentral auch die Bildgebung gehört. In der Notaufnahme hat die Bildgebung – wie alle anderen Aktivitäten auch – die Zielsetzung, (potenziell) das Leben, Organe oder Extremitäten gefährdende Störungen zu entdecken sowie ihre Komplikationen im weiteren Verlauf vorauszusehen.

Für die bildgebende Notfalldiagnostik stehen im Secondary Survey fünf Verfahren zur Verfügung: Die Notfall-/Sonografie, konventionelle Röntgenuntersuchungen, die Computertomografie (CT), die Magnetresonanztomografie (MRT) und die Angiografie. Letztere kommt nicht nur diagnostisch, sondern immer häufiger auch therapeutisch zum Einsatz (interventionelle Radiologie). Sonografie, konventionelles Röntgen und CT sollten zeitnah, vorteilhaft in der Notaufnahme selbst zur Verfügung stehen. Werden in einer Zentralen Notfallaufnahme mehr als 50.000 Patienten im Jahr und insbesondere auch Schwangere und Kinder versorgt, ist die Verfügbarkeit von MRT und Angiografie für die schnelle und gezielte Diagnostik von Notfallpatienten hilfreich.

Notfallsonografie

Die Notfall-/Sonografie, hat sich zum zentralen bildgebenden Verfahren in der Notaufnahme entwickelt.

Indikationen

Als Bedside-Methode, die beliebig wiederholbar, nebenwirkungsfrei und kostengünstig ist, spielt sie eine wichtige Rolle während der Erstsichtung (➤ Kap. 8.4.1 und ➤ Kap. 21). Sie stellt aber nicht nur ein wichtiges Hilfsmittel in der Befundung oder Diagnostik dar, sondern auch für sonografisch geführte Interventionen, z. B. intravenöse Zugänge (peripher, zentral), Arteriensonden, Pleura-, Aszites-, Lumbal-, Perikardpunktionen und die anschließende Überprüfung des Interventionsresultats. Diese Anwendungen haben sich bereits in internationalen Guidelines niedergeschlagen. Zudem leistet der **fokussierte Herzultraschall (FoCUS)** einen heute nicht mehr wegzudenkenden Beitrag für die hämodynamische Therapie.

MERKE

Jeder Notfallmediziner sollte diese Methode erlernen, trainieren und sich darin weiterentwickeln. Denn die Aussagekraft der eigenen Untersuchung hängt von der erlangten Kompetenz ab.

Einzelheiten zur Notfall-/Sonografie sind im ➤ Kap. 21 dargestellt.

Konventionelles (Thorax-)Röntgen

Indikationen

Das konventionelle Röntgen für nichttraumatische Störungen beschränkt sich in der Notfallaufnahme auf den **Thorax** (➤ Tab. 8.18). Es können Aussagen zu Pleura, Lungen(-parenchym), Gefäßen und Mediastinum gemacht werden. Bei folgenden Diagnosen ist das konventionelle Röntgenbild **in Kombination mit der Sonografie und der CT diagnostisch:** Pneumothorax, Pleuraerguss, Emphysem, Lungenödem, ARDS und Pneumonie und Mediastinalverbreiterung. Voraussetzung dafür ist die systematische Analyse aller (!) abgebildeten Strukturen, d. h. der luftgefüllten hypodensen Alveolen (schwarz), der hyperdensen Knochen und ggf. von Kontrastmittel (weiß).
Weitere Einsatzgebiete sind die **postinterventionelle Lagebestimmung von Tuben und Kathetern** oder der **Nachweis,** respektive die Lokalisation **von Fremdkörpern.**

MERKE

Abdominalschmerzen, Nausea, Erbrechen, Diarrhö und Obstipation werden heute primär sonografisch triagiert oder abgeklärt und je nach Befund mit einer CT ergänzt, respektive definitiv diagnostiziert. Ebenso verhält es sich mit urologischen Beschwerden, die notfallmäßig abgeklärt werden müssen.

Tab. 8.18 Konventionelles Thorax-Röntgen als Zusatzuntersuchung nichttraumatischer Störungen

Region/Krankheitsbild	Typische Zeichen Cave!	Bemerkungen (Cave!, DD etc.)
Pneumothorax	Areale ohne Lungenstruktur und Pleuralinien	Ventraler Pneumothorax wird übersehen bei liegender Aufnahme: → Sonografie, CT! **Spannungspneumothorax** (klinischer Begriff) = Pneumothorax + Schock!
Pleuraerguss	Verschattung am Thoraxrand auslaufend Lateral und dorsal abgerundete Randwinkel	Quantifizierung (am liegenden Patienten): Sonografie!
Emphysem	Erhöhte Transparenz, Lungengefäße auf basale Bereiche reduziert/ komprimiert Zwerchfell abgeflacht	Pathologie = rarifiziertes Lungengewebe → CT! DD: Pneumothorax (s. oben)
Lungenödem	(Bilaterale) zentrale Verschattung (Schmetterlingsfigur)	**Schmetterling** = Hinweis auf akutes Ödem → Sonografie: B-Linien
ARDS = Acute Respiratory Distress Syndrome	Ausgedehnte, unscharf begrenzte, bilaterale fleckförmige Infiltrate/ Verschattungen Mischbild aus: Infiltrat, Einblutung, Erguss	Diagnose basiert auf respiratorischen Parametern DD: Lungenödem, Pneumonie
Pneumonie	• Lobärpneumonie: auf einen Lungenlappen begrenzte Verschattung, Air-Bronchogramm • Brochnopneumonie: peribronchiale, unscharfe, konfluierende Verschattungen • Interstitielle Pneumonien: retikuläres Muster, perihiliär	(Vergleich mit Voraufnahmen hilfreich) Diagnose mittels (Sonografie) oder CT! DD: ARDS, Lungenödem
Mediastinal-Verbreiterung	• Aortenaneurysma: Transparenzminderung im oberen und vorderen Mediastinum, evtl. auch im mittleren und hinteren Mediastinum • Perforation: Verbreiterung des gesamten Mediastinum • Lymphom*: Transparenzminderung im mittleren* Mediastinum, evtl. mit oberer Einflussstauung (Dilatation der V. cava superior etc.)	DD: thorakale Struma Diagnose basiert auf CT!

* Häufigste mediastinale Raumforderung

Die konventionellen Röntgenuntersuchungen bei **Patienten mit Mehrfach-/Verletzungen** werden in ➤ Kap. 8.4.3 besprochen.

Computertomografie

INFO

Die Durchführung einer Angio-/CT, auch beim potenziell instabilen Patienten, hat diagnostisch und interventionell an Bedeutung gewonnen. Es sollen aber einige **Bedingungen** erfüllt sein:

- Die Erstsichtung, d. h. lebensnotwendige Sofortmaßnahmen, muss eingeleitet, respektive abgeschlossen sein.
- Die CT-Anlage soll in der Notaufnahme, am besten im oder neben dem Schockraum, installiert sein.

Die Zeit bis zur Durchführung der CT gilt z. B. beim Management von Schwerverletzten als Qualitätskriterium.

Indikationen

Bei schneller Verfügbarkeit in der Notaufnahme wird die Indikation zur CT i. d. R. eher großzügig gestellt. Die technische Entwicklung in den letzten Jahren hat zudem eine deutliche Reduktion der Strahlendosis zur Folge. Dennoch erfordert das grundsätzliche Risiko der Strahlenexposition – für Notfalluntersuchungen bis 15 mSv – eine restriktive Indikationsstellung. Deshalb sind an dieser Stelle nur die für die Notaufnahme wichtigsten Indikationen diskutiert und zusammengestellt. Zudem wird, wo sinnvoll, auf andere bildgebenden Verfahren (Sonografie, MRT; ➤ Tab. 8.19) hingewiesen.

Kraniozerebrale CT Sie gehört zu den häufigsten Untersuchungen in der Notaufnahme. Mit der Nativ-CT können Blutungen, konsekutive Mittellinien-/Verlagerungen und Hirnödem festgestellt werden. Diese pathologischen Veränderungen verlangen einen schnellen Operationsentscheid. Mit der Angio-/Perfusions-CT können zudem Gefäßpathologien (Aneurysma, Dissektion, Thromboembolien und Ischämiezonen) nachgewiesen werden. Daraus resultieren ebenso dringlich Revaskularisationsmaßnahmen: systemische Thrombolyse, interventionelle Thrombolyse etc.

Für Prozesse (Tumor, Infekt/Abszess) in der hinteren Schädelgrube ist die MRT besser geeignet, ebenso für **spinale** Prozesse. Ist eine MRT nicht zeitnah verfügbar, kann die CT evtl. eine Verdachtsdiagnose bestätigen.

Thorakale Angio-CT Dank der Multi-Detektor-Technologie ist sie zum Standard für die Diagnostik der Lungenembolie, der Aortendissektion und des rupturierenden Bauchaortenaneurysmas geworden. Das sog. **Triple-Rule-Out** ermöglicht zudem die definitive Diagnosestellung, insbesondere wenn die klinische/sonografische Differenzierung zwischen Aortendissektion, Lungenarterienembolie und Koronarverschluss nicht gelingt. Ebenso ist die CT manchmal in der Differenzierung Pneumothorax versus Bulla, Pleuraerguss versus Pleuraempyem versus Hämatothorax (Dichteunterschied, HU) und Pneumonie versus ARDS hilfreich.

Tab. 8.19 Computertomografie als Zusatzuntersuchungen nichttraumatischer Störungen

Region/Indikation	Typische Zeichen	Bemerkungen (Cave!, DD etc.)
Kraniozerebral		
Hirnödem	• Grau-weiß-Substanz-Differenzierung wird aufgelöst. • Sulci sind verstrichen. • Weite der Liquorräume (interne, externe) nimmt ab.	**Cave:** Zunahme im Verlauf (Dynamik)! → transtentoriale und subfalcine Herniation („Einklemmung")
Hydrozephalus	Liquorräume erweitert	DD: Hirnatrophie
Intrakranielle Blutungen (nichttraumatisch)	• Hyperdense Areale, Mittellinienverlagerung • Einbruch ins Ventrikelsystem, Liquorzirkulationsstörung	**Cave:** Coup-Contrecoup! DD Verkalkungen, ggf. Effective z-Zahl
Raumforderungen	• Anatomische Veränderung im Nativ-CT • Mittellinienverlagerung oder Liquorzirkulationsstörung	Diagnose mittels Kontrastmittel (Schrankenstörung) DD: Infektion, Hirnabszess
Spinal-/kanal		
Radikulärer Ausfall	Herniation in den Wirbelkörper (Schmorl-Knoten) oder Prolaps in den Spinalkanal: Einengung der Neuroforamen	Bei neurologischen Defiziten: MRT erwägen DD: Spinalkanalstenose (Einengung < 1 cm), Raumforderung (Neoplasie, Blutung)
Thorax		
Pneumothorax (spontaner)	Areale ohne Lungengewebe; nur pleuranaher Spalt (okkulter Pneumothorax)	**Spannungspneumothorax** (klinischer Begriff) = Pneumothorax + Schock (i. d. R. mit Mediastinalverlagerung zur Gegenseite)
Pleuraempyem	Flüssigkeit in den schwerkraftabhängigen Arealen der Thoraxhöhle, ca. 35 hU	DD: Hämatothorax, massiver Hämatothorax → Spannung mit Lungenkompression
Infiltrate	Umschriebene oder diffuse hyperdense Areale	DD: Pneumonie, Lungenödem, ARDS Diagnose der atypischen Pneumonie schwierig
Lungenembolie	• Aussparung des KM in der CTA • Reitende (frische Thromben), zentrale Embolien (Pulmonalis-Hauptstamm)	**Cave:** Rechtsherzbelastung suchen! (ergänzend fokussierter Herzultraschall, Notfallechokardiografie)
Aortendissektion	• Dissektionsmembran, Dissektion (mit Okklusion) der zervikalen oder thorakalen Gefäße; Hämatoperikard • Komplikation: Aortenklappeninsuffizienz	Diagnose wird mittels Kontrastmittel gestellt **Cave:** beim Aneurysma immer begleitende Blutung (evtl. nur gedeckte Perforation) suchen!
Abdomen/Becken		
Bauchaortenaneurysma, rupturierend	• Erweiterung der Aorta über 5 cm • Bei (gedeckter) Perforation Blutaustritt um das Aneurysma ohne/mit aktivem KM-Austritt	Andere Ursachen für periaortale Flüssigkeit prüfen Multiphasische CT zur Diagnose erforderlich
Mesenterialischämie	• Okklusion der AMS (evtl. nur distal) • Minderperfusion umschriebener Darmabschnitte, Luft in den Portalästen	Diagnose mit Kontrastmittel **Cave:** Durchwanderungsperitonitis!
Hohlorganperforation	Freie Luft intraperitoneal	DD: rupturierter Abszess; postoperativ
Ileus	• Dilatierte Darmschlingen, Spiegelbildung • Mechanischer Ileus: lokalisierter Abbruch der Dilatation und konsekutiv „Hungerdarm"	Diagnose sonografisch Lokalisation der Obstruktion mit CT (OP-Indikation)
Steine/Konkremente	• Hyperdenses Konkrement im Verlauf des Ureters, Erweiterung Ureter etc. • Komplikation: Fornixruptur	Obstruktion wird sonografisch festgestellt: Erweiterung des Harnleiters und/oder des Nierenbeckenkelch-system, Urineinstrom (Jet) in Harnblase fehlend oder vermindert.
Pyelonephritis	• „Tigermuster" des Nierenparenchyms • Aufgetriebene Niere • Evtl. Lufteinschlüsse	Diagnose mit Kontrastmittel

Abdominale CT Diese profitiert ebenfalls von der oben erwähnten Multi-Detektor-Technologie. Für die Notfallaufnahme an erster Stelle stehen das rupturierende Aortenaneurysma, die Mesenterialischämie, die Hohlorganperforation, der Ort der Obstruktion beim mechanischen Ileus, die „Stein-CT", d. h. die Lokalisation eines Konkrements im Ureter bei Urolithiasis mit akuter Obstruktion. Kann sonografisch eine Obstruktion ausgeschlossen werden, ändert die CT das weitere Vorgehen nicht. So verhält es sich auch bei vielen anderen abdominalen pathologischen Befunden, für deren Prozedere die Sonografie das Verfahren der Wahl ist, z. B. für die akute Appendizitis, die Divertikulitis niedrigen Schweregrades etc.

MERKE

Unabhängig von Körperregionen und Organen ist die CT bei der Suche einerseits nach Blutungen/Blutungsquellen andererseits nach Gefäßverschlüssen hilfreich für die **weitere Therapieplanung:** operativer Eingriff, endovaskuläres interventionelles Verfahren oder konservatives, evtl. medikamentöses Vorgehen.

Magnetresonanztomografie

Die MRT hat sich als weiteres Schnittbildverfahren im klinischen Alltag bewährt, steht aber nicht in allen Krankenhäusern 24 h zur Verfügung. Vorteile der MRT sind die fehlende Strahlenexposition, die bessere Darstellung von neuronalem Gewebe und Weichteilstrukturen sowie der Binnenstrukturen von Gelenken.

Indikationen

Daraus können die Indikationen der MRT in der Notaufnahme abgeleitet werden:

- Für **Schwangere und Kinder** können die Indikationen der CT fast uneingeschränkt auf die MRT übertragen werden. Denn nicht nur neuronale Strukturen werden exzellent abgebildet, sondern auch thorakale und abdominale Fragestellungen, z. B. die Frage nach Appendizitis, können problemlos beantwortet werden.
- Beim **ischämischen Stroke** vermag die MRT unmittelbar nach dem Ereignis die betroffenen Bezirke, inklusive die Penumbra, abzugrenzen. Der Nachweis der diffus axonalen Schädigung nach SHT wird i. d. R. erst im weiteren Verlauf gefordert.
- **Spinal-neuronale Schädigungen** bei Querschnitts-Symptomatik mit fehlender ossärer Beteiligung (SCIWORA) und beim Cauda-equina-Syndrom können notfallmäßig nachgewiesen werden. Bei **Rückenmarksprozessen** (epidurales Hämatom, rückenmarksnaher Abszess, intrameduläre Raumforderung [maligner] Genese oder Spondylodiszitis) ist die MRT die Methode der Wahl.
- Unbestritten ist der Stellenwert der MRT auch bei **Gelenks-/Binnenverletzungen und okkulten Frakturen** (z. B. Hüftgelenk, Handgelenk etc.). Da diese Verletzungen weder Leben noch Extremität akut gefährden, wird die Untersuchung vorzugsweise aus der ZNA angemeldet, erfolgt aber im Verlauf von wenigen Tagen.
- Beim klinischen **Verdacht auf nekrotisierende Fasziitis** sollte – wenn eine Zeitverzögerung verantwortbar ist – ein schnelles Verfahren gewählt werden und nicht die zeitintensivere und der Sonografie/CT gleichwertige MRT bevorzugt werden.

8.4.3 Bildgebung beim (Schwer-)Verletzen

Schwer verletzte Patienten werden weltweit nach dem **ATLS®-Konzept** oder einem vergleichbaren Vorgehen behandelt, das eine Erstsichtung nach dem Notfall-ABCDE und eine Zweitsichtung entsprechend den Körperregionen „head to toe" beinhaltet. Die S3-Leitlinie Polytrauma/Schwerverletzten-Behandlung, Revision 2016 und Gültigkeit bis 06/2021, fordert zudem die Anwesenheit eines Radiologen im erweiterten Schockraumteam. Entsprechend dieser Vorgaben wird im Folgenden der Einsatz bildgebender Verfahren beim Schwer-/Verletzten besprochen.

Erstsichtung

Die Erstsichtung (Primary Survey) beinhaltet die E-FAST-Untersuchung, ein Thoraxröntgenbild a. p. liegend und eine Beckenübersicht ebenfalls a. p. liegend. Die Untersuchungen sind in dieser Phase darauf ausgerichtet, im Schockraum therapiebare und lebensbedrohliche Verletzungen zu entdecken. Der Wert der Röntgenbilder im Rahmen des Primary Survey ist bei Vorhandensein eines CT zunehmend in den Hintergrund gerückt, offiziell aber noch Teil des Primary Survey.

Indikationen

INFO

E-FAST

Mit E-FAST, einer standardisierten sonografischen Untersuchung im ATLS®-Konzept, werden folgende Verletzungen gesucht:

- **Perikarderguss:** kann auf Perikardtamponade hindeuten.
- **Hämatothorax:** kann auf massiven Hämatothorax mit Spannungswirkung oder hamorrhagischen Schock hindeuten.
- **Hämatoperitoneum:** kann auf hämorrhagischen Schock hindeuten.

Es existieren ausreichend evidente Studien, die den Einsatz der E-FAST, evtl. kombiniert mit einer gezielten und zeitlich sequentiellen Bildgebung, gegenüber einer Ganzkörper-CT bezüglich Outcome als gleichwertig evaluiert haben.

Thorax-Röntgenbild Das Thorax-Röntgenbild (a. p., liegend) gibt Hinweise auf mediastinale Gefäßverletzungen, speziell die traumatische Aortendissektion, respektive Ruptur, und evtl. auf Lungenkontusion, respektive Lazeration, die wiederum die Ursache für eine respiratorische Insuffizienz eines Patienten sein kann.

Beckenübersichtsaufnahme Diese deckt Frakturen auf, die Ursachen anämisierender Blutungen und damit eines hämorrhagischen Schocks sein können.

Die drei erwähnten bildgebenden Verfahren unterstützen das weitere Vorgehen während der Erstsichtung oder dann für die Zweitsichtung: Indikation für Notfallinterventionen (Perikardiozentese/-fensterung, Thorakozentese), Indikation für einen Notfalleingriff (Schockraumthorakotomie, REBOA, Notfalllaparotomie, endovaskulärer Eingriff/Coiling) oder der Entscheid zur weitergehenden Bilddiagnostik (CT, evtl. MRT).

Zweitsichtung

Die Zweitsichtung (Secondary Survey) erfolgt **nach** der Ganzkörper-CT. Sie beinhaltet die Untersuchung von „Kopf bis Fuß" mit der **für eine Körperregion** spezifischen Bildgebung: Sonografie mit/ohne Kontrastmittel (CEUS), konventionelles Röntgen, CT oder MRT, sofern die Gesamtsituation eine spezifische Bildgebung zum einen erfordert, zum anderen dies bei instabilen Patienten möglich ist.

Indikationen

Sonografie Indikation für die kontrastmittelunterstützte Sonografie beim stumpfem Abdominaltrauma und fehlendem Nachweis von freier intraperitonealer Flüssigkeit ist der Verdacht auf eine Milz-, Leber- oder Nierenlazeration. Für Gelenksergüsse und (intramuskuläre) Hämatome ist die Sonografie erste Wahl.
Röntgen Indikationen für konventionelle Röntgenuntersuchungen sind Becken- und/oder Extremitätenfrakturen (➤ Tab. 8.20).
CT Ergänzend werden heute häufig CT-Untersuchungen mit/ohne Angiografie angeschlossen; hier hilft die Möglichkeit der dreidimensionalen Rekonstruktion zusätzlich zur Operationsplanung. Die Wirbelsäule, insbesondere die HWS, wird regelmäßig mittels CT abgeklärt. Der Einsatz mittels validierter Algorithmen wie z. B. der *Canadian CT Head Rule* oder *Canadian C-Spine Rule* hilft, den übermäßigen Gebrauch zu reduzieren.

Die **hochzeilige CT,** in der Regel mit Kontrastmittel, liefert zuverlässige Diagnosen für alle Organe und Organbereiche. Zudem dauert eine Multislice-Ganzkörper-CT nur wenige Sekunden. Entsprechend kann die Untersuchungszeit reduziert werden; das ist wiederholt wissenschaftlich untersucht und nachgewiesen worden. Weniger signifikant ist der Überlebensvorteil der Ganzkörper-CT gegenüber einer gezielten Bildgebung und/oder einem zeitlich sequentiellen Vorgehen. Argumente für die beiden Vorgehensweisen sind hier zusammengestellt.

8

INFO

Gezielte CT vs. Ganzkörper-CT

Gezielte CT

Für ein Vorgehen mit **gezielter Bildgebung** sprechen:

- Ort der Krafteinwirkung auf den Körper eruierbar, z. B.:
  - Oberhalb Klavikula (Kopf, Gesicht, Hals)
  - Oberhalb Zwerchfell (apikaler und mittlerer Thorax, obere Extremitäten)
  - Unterhalb Zwerchfell (Abdomen, Becken, untere Extremitäten)
- Alter < 50-jährig
- Wach, ansprechbar und kooperativ (Schmerzangaben bei der Untersuchung etc.)

Ein solches gezieltes Vorgehen ist z. B.:

Kraniozerbrales CT, inklusive HWS	Bei Verletzungen oberhalb der Klavikula
Thorax-CT, inklusive BWS + evtl. CEUS Abdomen (CEUS: Milz, Nieren, Leber)	Bei Verletzungen oberhalb des Zwerchfells: • Bei Sturz aus > 3 m Höhe auf den Rumpf • Bei instabilem Thorax (Rippenserien-Fx, Flail chest) • Bei offener Thoraxverletzung • Bei Hämato-/Pneumothorax, Perikarderguss (im E-FAST)
Abdomen-CT, inklusive LWS + Becken-CT	• Bei Verletzungen unterhalb des Zwerchfells • Bei Hämatoperitoneum (im E-FAST)

→ Evtl. CCT + Thorax-CT, bei zusätzlichen Kombinationen empfiehlt sich ein Ganzkörper-CT.

Ganzkörper-CT

Für das Vorgehen mit Ganzkörper-CT sprechen (➤ Tab. 8.21):

- Explosionsverletzung (inklusive Granat-/Splitterverletzung)
- Schussverletzung an Hals und/oder Rumpf (insbesondere ohne „Austritt")
- Lawinenverschüttung
- Akute respiratorische Insuffizienz (mit Intubation/Beatmung; Fettembolie?)
- Schock unklarer Ursache (inklusive *transient responder*)
- Querschnittssymptomatik (komplett oder inkomplett)
- Hochrasanztraumen (Delta > 30 km/h)

Tab. 8.20 Konventionelle Röntgenuntersuchung bei Schwer-/Verletzten während der Zweitsichtung

Region/ Krankheitsbild	Typische Zeichen Cave!	Bemerkungen (DD etc.)
Wirbelsäule		
Frakturen	Konturunterbrechung der Kortikalis Prävertebrale Weichteilschwellung kann ein Zeichen der (aktiven) Blutung darstellen.	Alignment 4 Linien: anteriore und posteriore, spinolaminäre und posteriore Linie prüfen
Beckenringfraktur		
Typ A AO-Klassifikation	Kortikalisunterbrechung	Ggf. Inlet- und Outlet-Untersuchung anfordern
Typ B AO-Klassifikation	• Vorderer und hinterer Beckenring betroffen • Vertikale Stabilität erhalten • Rotationsinstabilität	Bei Typen B und C massiver Blutverlust (hypovolämer Schock) möglich CT zur detaillierteren Darstellung und Darstellung weiterer Verletzungen (Ausmaß Blutung, Weichteilverletzungen etc.) Häufig operative Versorgung nötig (Damage Control bei Polytraumatisierten) Notfalloperation bei massiver Blutung: Blutstillung, ggf. Anlage Fixateur externe Beckengurt ggf. präklinisch bzw. im Schockraum
Typ C AO-Klassifikation	• Hinterer Beckenring vollständig instabil • Vertikale Instabilität • Rotationsinstabilität • Verlust der Kraftübertragung auf Femur	
Extremitäten		
Fraktur, Luxation	Frakturlinie, Konturunterbruch der Kortikalis	Immer 2 Ebenen anfordern und ansehen

Tab. 8.21 Fragen zu lebensbedrohlichen Verletzungen im Ganzkörper/-CT – geordnet „von Kopf bis Fuß"

Region	Fragestellung/Zeichen	Potenzielle Folgen
Intrazerebrales Hämatom	• Hyperdense Areale im CT, Zeichen des/der SDH, EDH, SAB, ICB • Coup-Contrecoup-Läsion • Mittellinienverlagerung	Massenwirkung → Koma
Hirnödem	• Grau-weiß-Substanz schlecht abgrenzbar • Verstreichen der Sulci • Abnahme der internen/externen Liquorräume	Erhöhter Hirndruck: transtentoriale und subfalcine Herniation, Einklemmung → Koma
Schädelfrakturen	• Unterbrechung der Kalottenstruktur • Luft intrakraniell (offenes SHT)	Einstrahlung in die Schädelbasis → Dissektion der A. carotis interna
Orbitaverletzung	• Klinisch Doppelbilder • Einklemmung des M. rectus inferior in den Frakturspalt zum Sinus maxillaris	Erhöhter Intraokulardruck: Kompartment, retroorbitales Hämatom → Visusverlust (sekundär)
Wirbelsäulenverletzung	Konturunterbrechungen, aber auch Kompression und Dichteanhebung	Einengung des Spinalkanals: → Myelonkompression
Halsverletzung	Dissektion Halsarterien	Stroke (sekundär)
	Pharynx-/Larynxschwellung	Atemwegsverlegung
	Larynxverletzung	Atemwegsverlegung
	Trachea-/Bronchusverletzung	Respiratorische Insuffizienz
Pneumothorax	• Im Lungenfenster klare Areale ohne Lungengewebe • Rippenfrakturen als Risikofaktoren	Entwicklung zum Spannungspneumothorax (Verlagerung des Mediastinums) → Respiratorische Insuffizienz, Schock
Hämatothorax	• Erhöhte Dichte der Flüssigkeit (35–70 hU) • Rippenfrakturen als Risikofaktoren	Aktive Blutung aus Interkostalarterien etc.: Entwicklung zum massiven Hämatothorax → Respiratorische Insuffizienz, Schock
Lungenlazeration	Grad ≥ 4	→ Respiratorische Insuffizienz, Schock
Fettembolie	„Uhrglasartige" Einschlüsse im Interstitium	Schock
Aortenruptur	Diffuse Einblutung in das umliegende Gewebe/Mediastinum	Aktive Blutung oder Wiedereinblutung, wenn der Blutdruck durch Therapiemaßnahmen steigt → Schock
Zwerchfellruptur	• Läsion im Diaphragma • Nachweis von Darm (oder Magen) kranial des Zwerchfells	→ Respiratorische Insuffizienz
Organlazerationen (Milz, Leber, Nieren)	• Grad 4–5 • Aktive Blutung (mittels Kontrastmittelgabe) suchen	Zweizeitige (Milz-)Ruptur → Schock
Hohlorganperforation (Magen, Darm, Blase, Pankreas)	Quelle der Perforation ersichtlich?	Operatives/endoskopisches Vorgehen
Becken	Beckenblutung: arteriell, venös	→ Schock
	Retroperitoneale Blutung	→ Retroperitoneales Kompartment
Arme, Beine	Aktive Blutung	Arteriell, venös → Schock
Fehllagen	Trachealtubus, Thoraxdrainage, ZVK	

8.4.4 Interventionelle Angiografie

Indikationen Arteriell sind die Rekanalisation, d. h. die lokale Lyse und die mechanische Eröffnung thromboembolisch verschlossener Gefäße sowie der Verschluss blutender Gefäße mittels endovaskulärer Embolisation (z. B. Coiling) die Hauptindikationen. Damit ergibt sich in vielen Bereichen, u. a. auch in der Traumatologie die Möglichkeit der kathetertechnischen Blutstillung. Die sog. offene Chirurgie wird in diesen Situationen nur noch bei fehlender Verfügbarkeit des Interventionalisten oder bei Versagen seiner Methode zum Einsatz kommen.

8.4.5 Strahlenschutz und Kontrastmittelanwendung in Sondersituationen

Bei der Entscheidung für oder gegen eine Röntgen-/Kontrastmittelanwendung spielen zwei Situationen eine Rolle:

- Der Strahlenschutz bei Schwangerschaft
- Die Kontrastmittelanwendung bei Niereninsuffizienz

Strahlenschutz bei Schwangerschaft

MERKE

Der Schwellenwert für fetale Strahlenschäden liegt bei 100 mGy. Weiterhin ist die fetale Radiosensitivität im Alter der 4.–12. SSW, d. h. im Zeitfenster der Organogenese, am höchsten.

Konventionelle Röntgenaufnahmen (z. B. Röntgen-Thorax ap = 0,02 mGy [Thorax a.p.], Becken-Übersicht = 0,1–1 mGy) liegen also weit unter den oben erwähnten 100 mGy; selbstverständlich müssen der Nutzen einer Untersuchung mit ionisierenden Strahlen für das weitere Prozedere ausgewiesen sein und alternative Methoden (Sonografie, MRT etc.) erwogen worden sein. Bei entsprechender Indikation ist auch die CT-Untersuchung (1–15 mGy maternaler Ganzkörperdosis; die fetale Dosis ist niedriger) zu erwägen; wiederholte CTs sollen vermieden werden.

Im Falle einer nicht erkannten Schwangerschaft kann nach bereits erfolgter Becken-Röntgen-Aufnahme und CT-Untersuchung beruhigt werden, da im Falle einer Fruchtschädigung in den ersten 4–5 SSW ein Abort das Resultat gewesen wäre und in späteren Schwangerschaftsstadien die oben genannten Dosiswerte bei sachgemäßer Anwendung von diagnostischen Verfahren nicht erreicht werden. Bei Bedarf ist eine Berechnung der fetalen Dosis möglich.

Kontrastmittelanwendung bei Niereninsuffizienz

Kontrastmittel wird in der Regel nur bei CT-Untersuchungen und angiografischen Verfahren eingesetzt. Hinsichtlich allgemeiner unerwünschter Wirkungen gilt es, nach einer **„Iodallergie"** oder nach **Risikofaktoren für das Auftreten einer akuten Niereninsuffizienz** zu fragen und zu suchen: Niereninsuffizienz, lange bestehender Diabetes mellitus, Einnahme von Metformin oder nephrotoxischen Medikamenten sowie Hypovolämie.

8

Mit Erscheinen der Richtlinien der European Society of Urogenital Radiology (ESUR, Version 10) wurde das Risiko der intravenösen Gabe iodhaltiger Röntgenkontrastmittel geringer eingestuft. Erst bei einer GFR < 30 ml/min/1,73 m^2 oder akutem Nierenversagen besteht ein relevantes Risiko für die *post contrast acute kidney injury* (PC-AKI).

Für die **arterielle Gabe** gilt ein GFR-Grenzwert von < 45 ml/min/1,72 m^2. Die vorbereitende Behandlung von Patienten mit erhöhtem Risiko besteht lediglich in der ausreichenden Hydrierung, andere Maßnahmen werden nicht empfohlen.

VERWENDETE LITERATUR

Blank W, Mathis G, Osterwalder J (Hrsg.). Kursbuch Notfallsonografie, nach dem Curriculum von DEGUM, ÖGUM und SGUM. 2. Aufl. Stuttgart: Thieme, 2019.

Dondelinger R F (Hrsg.). International day of Radiologie, an initiative of ESR, ACR and RSNA. Published by the International Society of Radiology (ESR), 2017.

European Society of Emergency Radiology, Oslo: Eser Workshop: Syllabus, 2019.

e. V. DGfrMP. DGMP- und DRG-Bericht DGMP-Bericht, 2002; (7).

Fornell Perez R. Focused assessment with sonography for trauma (FAST) versus multidetector computed tomography in hemodynamically unstable emergency patients. Radiologia, 2017; 59(6): 531–4.

Grunherz L et al. Early computed tomography or focused assessment with sonography in abdominal trauma: what are the leading opinions? Eur J Trauma Emerg Surg, 2018; 44(1): 3–8.

Huber-Wagner S et al. Whole-body computed tomography in severely injured patients. Curr Opin Crit Care, 2018; 24(1): 55–61.

Johnson J-O. Emergency Imaging: Case Review Series. 2nd ed. Elsevier, 2020.

Kozar RA et al. Organ injury scaling 2018 update: Spleen, liver, and kidney. The journal of trauma and acute care surgery, 2018; 85(6): 1119–22.

Lang P et al. The role of whole-body computed tomography in the diagnosis of thoracic injuries in severely injured patients – a retrospective multi-centre study based on the trauma registry of the German trauma society (TraumaRegister DGU®). Scandinavian Journal of Trauma, Resuscitation and Emergency Medicine, 2017; 25: 82.

Linder F et al. Routine whole body CT of high energy trauma patients leads to excessive radiation exposure. Scandinavian Journal of Trauma, Resuscitation and Emergency Medicine, 2016; 24: 7.

S3-Leitlinie Polytrauma/Schwerverletzten-Behandlung. AWMF Register-Nr. 012/019, aktuelle Version gültig bis 30.6.2021.

Sauter TC et al. Detection of pneumothoraces in patients with multiple blunt trauma: use and limitations of eFAST. Emerg Med J, 2017; 34(9): 568–72.

Sierink JC et al. Immediate total-body CT scanning versus conventional imaging and selective CT scanning in patients with severe trauma (REACT-2): a randomised controlled trial. Lancet, 2016 Aug 13; 388(10045): 673–83.

Thomsen H S (Chairman). ESUR Guidelines on Contrast Agents 10.0. Contrast Media Safety Commettee, 2018.

KAPITEL

9

Sven Koscielny, Lisanne Kostek und Christian Hohenstein

HNO-Prozeduren

9.1 Nase und Nasenrachen

9.1.1 Rhinoskopie

Zum Diagnostikalgorithmus von Patienten mit den Leitsymptomen „Epistaxis“ oder „nasaler Fremdkörper“ in der Notaufnahme gehört primär die Untersuchung der inneren Nase (Rhinoskopie). Diese kann entweder mit einem Nasenspekulum und geeigneter Lichtquelle erfolgen oder mit einem flexiblen Endoskop. Die fokussierte Untersuchung dient der Beantwortung folgender Fragestellungen:

- Kann die Blutungsquelle bei Epistaxis visualisiert werden und welches Management eignet sich zur Blutstillung?
  - Lokale Vasokonstriktoren, Kauterisation, vordere oder hintere Nasentamponade?
- Ist der Fremdkörper sichtbar und entfernbar?

Vor der Untersuchung sollten möglichst **Lokalanästhetika** angewandt werden. Um sich bei Patienten mit Epistaxis optimale Untersuchungsbedingungen zu schaffen, erfolgt eine topische Anwendung von Vasokonstriktoren (Oxymetazolin, Epinephrin 1:1000) und größere Koagel werden mit einem starren Absaugkatheter (10–12 French) entfernt. In der Notaufnahme sistiert bei etwa 65 % der Patienten die Epistaxis bereits nach Applikation von Oxymetazolin-Nasenspray und manueller Kompression der Nasenflügel (10–15 min). [1]

Anteriore Rhinoskopie

Das Nasenspekulum wird in geschlossenem Zustand unter Sicht vorsichtig in das Nasenloch eingeführt und dort langsam geöffnet. Durch leichtes Kippen des Spekulums können die einzelnen Nasengänge inspiziert werden. Wichtig ist, dass das Spekulum in senkrechtem Winkel eingeführt und geöffnet wird. Nach Beendigung der Untersuchung wird das Spekulum leicht geöffnet aus der Nase entfernt, um ein schmerzhaftes Ausreißen von Nasenhaaren zu vermeiden.

Fremdkörper können unter Zuhilfenahme einer kleinen Zange über das Nasenspekulum entfernt werden.

Eine **hintere Epistaxis** liegt wahrscheinlich vor bei:

- Fehlender Visualisierbarkeit einer vorderen Blutungsquelle
- Blutung aus beiden Nasenlöchern
- Blutung entlang der hinteren Rachenwand
- Blutung sistiert nicht unter Kompression der Nasenflügel

MERKE

Cave: Eine Obstruktion des Nasenganges durch vordere Blutkoagel kann das Erscheinungsbild einer posterioren Epistaxis imitieren.

9.1.2 Nasenendoskopie

In der Notaufnahme eignen sich flexible Endoskope zur Nasenendoskopie am besten, um alle Nasenabschnitte zu beurteilen. Nach Lokalanästhesie mit beispielsweise Xylocain- oder Lidocain-Gel können vordere Nasenabschnitte, Nasengänge sowie der Nasenrachen suffizient inspiziert werden.

9.1.3 Therapeutische Prozeduren bei Epistaxis

In der Notaufnahme weisen 90 % der Patienten mit Epistaxis eine anteriore Blutungsquelle, meist im Bereich des Locus Kiesselbachi auf. Nachdem die Blutungsquelle identifiziert werden konnte, ergeben sich mehrere Behandlungsoptionen.

Nasale Kauterisation

Eine lokale Blutstillung durch Kauterisation kann entweder chemisch (Silbernitrat-Ätzstäbchen) oder elektrisch (bipolarer Elektrokauter) erfolgen.
Obligat sind:

- Adäquate Lokalanästhesie
- Lokale Applikation maximal 4–5 s und nicht an korrespondierenden Stellen der Septumseiten (Gefahr der Septumperforation)
- Unilaterale Anwendung
- Applikation von peripher nach zentral und von superior nach inferior

Auch bei einer Koagulopathie, z.B. einer notwendigen oralen Antikoagulation, kann eine Kauterisation notwendig sein.

Nasentamponaden

Alternativ kann bei vorderer Epistaxis eine Applikation von resorbierbaren Gelatineschwämmen oder die Auflage von hämostyptischen Gazestreifen, bei gleichzeitig lockerer Tamponade der Nase zur Blutstillung versucht werden.

Sistiert die Blutung trotz dieser Maßnahmen nicht, erfolgt die Insertion einer **vorderen Nasentamponade** nach Applikation von Lokalanästhetika.
Dafür stehen unterschiedliche Tamponaden zur Verfügung:

- Ballontamponaden (z.B. Rapid Rhino™, Doppelblockballontamponade)
- Nasale Tampons (Zellulose, Schaumstoff)
- Mullstreifen/Vaseline-Gaze: klassisches Nasal-Packing
- Belloq-Tamponade

Ballontamponade Im Setting einer interdisziplinären Notaufnahme eignen sich Ballontamponaden, wie beispielsweise das Rapid Rhino™ oder Doppelblockballontamponade, am besten, da ihre Insertion schnell, einfach und suffizient erfolgen kann. Gleichzeitig bieten diese den größten Komfort für den Patienten, in Bezug auf Schmerzentstehung bei Anlage und Entfernung im Vergleich zu anderen Tamponaden.

Unterschiedliche Größen der Ballons bestimmen den Einsatz als vordere (etwa 5,5 cm) oder **anterior-posteriore** Tamponade (7,5–9 cm).

Nach kurzer Befeuchtung der beschichteten Oberfläche mit NaCl wird die Ballontamponade in einer Hand gehalten, die Nasenspitze des Patienten mit der anderen Hand nach kranial gezogen und die Tamponade im 90°-Winkel zum Gesichtsschädel in den unteren Nasengang vorgeschoben, bis das Ende der Tamponade im Nasenvorhof zum Liegen kommt. Anschließend wird der Ballon durch Luftinsufflation über eine Spritze entfaltet.

Nasale Tamponaden Ebenfalls einfach anzuwenden sind nasale Tamponaden aus selbstexpandierendem Zellulosematerial, mit und ohne Beschichtung. Diese Tamponaden werden unter Sicht nach Aufhalten des Nasenlochs mit einem Nasenspekulum durch eine Bajonettpinzette oder Kornzange in das Nasenlumen eingeführt und mit sterilem Kochsalz oder Wasser befeuchtet, worauf sich die Tamponade ausdehnt.

Nasal-Packing (Streifentamponade) Wenn nasale Tampons oder Ballons nicht zur Verfügung stehen, stellt das klassische Nasal-Packing eine mögliche Alternative dar. Auf Diskomfort durch Schmerzen muss hierbei besonders geachtet werden. Ein doppelt gelegter 1 cm breiter Mullstreifen wird schichtweise mit einer Bajonettpinzette oder Kornzange in das durch ein Spekulum geöffnete Nasenlumen eingeführt. Ein beidseitiges Packing ist notwendig, wenn der Patient eine signifikante Septumdeviation aufweist, um eine adäquate Kompression der Blutungsquelle zu gewährleisten.

Doppelblockkatheter Handelt es sich um eine **hintere Epistaxis** und ist eine sofortige chirurgische HNO-Versorgung nicht möglich, kann über die Einführung eines Doppelblockkatheters (hinterer kleinerer Ballon für den Nasenrachen, vorderer größerer Ballon für die Nase) und Füllung zunächst des Nasenrachens, danach des Nasenballons, die Aspiration von Blut sicher verhindert werden.

Stehen Rapid Rhino™ posterior oder Doppelblockkatheter nicht zur Verfügung, kann alternativ ein 10–14-French-Blasenkatheter mit 30-ml-Ballon verwendet werden, der im Nasopharynx geblockt wird, um eine Aspiration von Blut zu vermeiden.

Belloq-Tamponade Die klassische Variante ist eine Belloq-Tamponade. Dazu wird ein 2–3 cm großer Tupfer mit zwei eingenähten Fäden armiert. Ein Faden wird von retronasal zum Nasenloch herausgeführt und der Tupfer daran in den Nasenrachen gezogen. Anschließend wird die Nase tamponiert und der Faden vor der Tamponade verknotet. Der zweite Faden wird als Rückholfaden zum Mund herausgeführt und fixiert.

Nasentamponaden sollten in der Regel nicht länger als 24 h in situ verbleiben, eine prophylaktische Antibiotikatherapie wird nicht empfohlen.

9.2 Oropharynx und Larynx

In der Notaufnahme erfolgt überwiegend an Patienten mit dem Leitsymptom „Halsschmerz“ eine fokussierte Untersuchung des Oropharynx. Der Patient wird aufgefordert, den Mund zu öffnen. Es werden mit einem Mundspatel zunächst die Wangen abgehalten und der Mundvorhof inspiziert. Danach erfolgt die Untersuchung der Tonsillenlogen und des Oropharynx unter vorsichtigem Herabdrücken der Zunge. Anschließend werden unter Zur-Seite-Drängen der Zunge der Mundboden und die Zungenunterseite inspiziert.

Multiresistente Erreger

Gleiches gilt für den Umgang mit multiresistenten Erregern.

Patienten mit MRSA, 4MRGN und symptomatischen *C. difficile* müssen in der Notaufnahme isoliert werden und das Personal muss entsprechende Schutzmaßnahmen ergreifen: Handschuhe, Schutzkittel, ggf. MNS und Haube.

Heute sind Einrichtungen des Gesundheitswesens bei Verlegungen (Überleitungs-Management) verpflichtet, Infektionen oder Kontaminationen mit kritischen Keimen anzugeben. Dies wird jedoch nach wie vor nicht flächendeckend umgesetzt, sodass man bei jedem Patienten zunächst davon ausgehen muss, dass dieser potenziell mit (multiresistenten) Erregern besiedelt ist.

MERKE

Besondere Vorsicht – insbesondere im Hinblick auf eine Besiedelung mit MRGN – gilt für folgende Risikopatienten:
- Alle durch den Rettungsdienst bereits isolierte Patienten
- Risikopatienten für 4MRGN, insbesondere
  - Bei Verlegung aus dem Ausland
  - Patienten mit Krankenhausaufenthalt im Ausland in den letzten 12 Monaten
  - Patienten, die früher 4MRGN-Träger waren, auch wenn sie als negativ entlassen wurden
  - Patienten mit direktem Kontakt zu bekannten 4MRGN-Trägern
  - Patienten aus Heimen oder Stationen mit hoher 4MRGN-Prävalenz

Für derartige Patienten ist hausintern zu regeln, ob bereits in der Notaufnahme ein Screening (und in welchem Umfang) erfolgt.

Im Hinblick auf das MRE-Screening haben sich Regelungen bewährt, dass Patienten grundsätzlich über die Aufnahme stationär aufgenommen werden und dass das Screening dort erfolgt.

Im Falle größerer Ausbruchsszenarien über die lokalen Strukturen hinaus – in der Vergangenheit z. B. bei Grippewellen und EHEC – hat es sich teilweise bewährt, derartige (Verdachts-)Patienten einem gesonderten Eingang zuzuweisen, sodass die Versorgung abgetrennt von der „normalen" Notaufnahme erfolgen kann.

Bei Verlegungen nach größeren Operationen sollte beim Eingang auf jeden Fall eine **Fotodokumentation von Wunden** erfolgen. Im Hause muss geklärt werden, ob dies auf der Station oder bereits in der Notaufnahme erfolgt.

Verhalten bei Ebolafieber oder ähnlichem hämorrhagischen Fieber Da in diesem Fall das Vorgehen sehr unterschiedlich zum Handeln bei üblichen Infektionskrankheiten ist, sollte auch hierfür ein Konzept vorliegen.

Achtung: Diese Diagnose (auch Verdachtsdiagnose) nur nach Rücksprache mit zuständigem Oberarzt stellen!

Ein begründeter Verdacht auf eine Ebolafieber-Erkrankung liegt nur bei Personen vor, die in den letzten 21 Tagen aus Gebieten mit Ebolafieber-Erkrankungen eingereist sind, mindestens Fieber oder erhöhte Temperatur mit Ebolafieber-typischen Begleitsymptomen haben **und** vor Ort Kontakt zu Ebolafieber-Erkrankten oder -Verstorbenen, mit deren Körperflüssigkeiten oder mit kranken Wildtieren gehabt haben. Das RKI hat eine Orientierungshilfe für Ärzte veröffentlicht, um abzuklären, ob ein Verdacht auf Ebolafieber begründet ist (www.rki.de/ebola).

INFO

Vorgehen, wenn die **Verdachtsdiagnose Ebola** gestellt wird, z. B. in der Notaufnahme:
- Der Patient (nebst begleitenden Angehörigen) verbleibt im Raum!
- Das im Raum anwesende Personal verlässt nicht mehr den Raum und legt die maximal zur Verfügung stehende Schutzkleidung an:
  - FFP3-Maske (mit Ausatemventil möglich) (ansonsten absteigend FFP2 > Mund-Nasen-Schutz)
  - Einmalschutzanzug mit Kapuze und vorzugsweise Stiefelsocken (CE Kat. III Typ 3B) sowie Einmalüberziehstiefel oder Gummistiefel S5, falls nicht vorhanden Schutzkittel, Überschuhe und Haube
  - Doppelte Handschuhe (möglichst mit Stulpen, überlappend zur Schutzkleidung)
  - Zur Seite dichter Augenschutz (beschlagfreie Schutzbrille CE Kat. II, Rahmenkennzeichnung 5 nach DIN EN 166; oder Gesichtsschutzschild, sofern die FFP3-Maske keinen Spritzschutz hat)
  - Möglichst die einzelnen Teile mittels Klebeband gegeneinander fixieren
- Folgende Grundsätze sollten unbedingt eingehalten werden:
  - Zur anamnestischen Abklärung Mindestabstand zum Patienten von 1,5 m
  - Direkten Kontakt zum Patienten vermeiden
- In der Wartezeit können schon die folgenden Daten erhoben werden:
  - Name und Alter des Patienten
  - Genaue Angaben über Beschwerden/Symptome und deren Beginn und Schwere
  - Angabe von Vorerkrankungen und Medikamenteneinnahme, z. B. Impfungen und Malariaprophylaxe (schließt eine Malaria nicht grundsätzlich aus)
  - Genauer Zeitraum des Aufenthalts in einem Ebolafieber-Ausbruchsgebiet
  - Art und Ort der Unterkunft
  - Genaue Angabe der Reiseroute
  - Aufenthalt in (Fledermaus-)Höhlen
  - Berufliche Tätigkeiten in Laboren
  - Weitere Angaben zum Aufenthalt, z. B. Tourismus, Besuch bei Verwandten, berufliche Tätigkeit im Ausbruchsgebiet
  - Kontakt zu Wildtieren, Verzehr von Wildtierfleisch
  - Erkrankte Personen im Umfeld, Beerdigungen

Informationsweitergabe:
- Sofort Krankenhaushygiene und Ärztlichen Direktor informieren.
- Sofort das Gesundheitsamt informieren (ggf. über Rettungsleitstelle).
- Ggf. Kontakt aufnehmen zur örtlichen Feuerwehr und zur Bio-Task-Force der Feuerwehr Essen.
- Ggf. Kontakt aufnehmen zum Netzwerk von Kompetenz- und Behandlungszentren (STAKOP) über die Telefonzentrale des RKI.
- Ansprechpartner für Labordiagnostik ist das Bernhard-Nocht-Institut in Hamburg.

Laborproben:
- Nach Äußerung des Verdachts auf eine Ebola-Infektion dürfen keine Proben mehr in Labore gebracht werden.

- Falls schon Proben an Labore abgegeben wurden, müssen diese sofort benachrichtigt werden. Betroffene Labore informieren unverzüglich ihre Laborleitung.

Der Raum darf von allen Beteiligten erst verlassen werden, wenn der Amtsarzt vor Ort ist und dies erlaubt.

Ablegen der Schutzkleidung erst nach Desinfektion unter Anweisung des Amtsarztes. Gleiches gilt für nachfolgende Desinfektionsmaßnahmen von Oberflächen etc.

12.4 Dekontamination

Eine Dekontamination von Patienten in der Notaufnahme kommt nur im Falle einer Kontamination mit toxischen oder radioaktiven Substanzen infrage. In diesem Fall empfiehlt sich akut immer die schnelle Kontaktaufnahme mit der örtlichen Feuerwehr und der Giftnotrufzentrale.

VERWENDETE LITERATUR

ABAS. Beschluss 610. Schutzmaßnahmen für Tätigkeiten außerhalb von Sonderisolierstationen bei der Versorgung von Patienten, die mit hochpathogenen Krankheitserregern infiziert oder krankheitsverdächtig sind. 2016.

Empfehlung der Kommission für Krankenhaushygiene und Infektionsprävention (KRINKO) beim Robert Koch-Institut (RKI) und des Bundesinstitutes für Arzneimittel und Medizinprodukte (BfArM). Anforderungen an die Hygiene bei der Aufbereitung von Medizinprodukten. Bundesgesundheitsbl, 2012; 55: 1244–310.

Empfehlung der Kommission für Krankenhaushygiene und Infektionsprävention (KRINKO) beim Robert Koch-Institut. Prävention von Infektionen, die von Gefäßkathetern ausgehen. Teil 1 – Nichtgetunnelte zentralvenöse Katheter. Bundesgesundheitsbl, 2017; 60: 171–206.

Empfehlung der Kommission für Krankenhaushygiene und Infektionsprävention (KRINKO) beim Robert Koch-Institut. Prävention von Infektionen, die von Gefäßkathetern ausgehen. Teil 2 – Periphervenöse Verweilkanülen und arterielle Katheter. Bundesgesundheitsbl, 2017; 60: 207–215.

Empfehlung der Kommission für Krankenhaushygiene und Infektionsprävention (KRINKO) beim Robert Koch-Institut. Infektionsprävention im Rahmen der Pflege und Behandlung von Patienten mit übertragbaren Krankheiten. Bundesgesundheitsbl, 2015; 58: 1151–70.

Jürs U. Hygiene in der Notaufnahme – Reine Organisationssache. Heilberufe/ Das Pflegemagazin, 2013; 65: 13–15.

Popp W. Kurz-Lehrbuch der Krankenhaushygiene für Medizinstudentinnen und -studenten, Auszubildende in Gesundheitsberufen und Hygienebeauftragte. 2021. www.hykomed.de (letzter Zugriff 1.12.2019).

RKI: Antworten auf häufig gestellte Fragen zu Ebolafieber. RKI, 9.5.2018.

TRBA 250: Biologische Arbeitsstoffe im Gesundheitswesen und in der Wohlfahrtspflege. 2018. https://www.baua.de (letzter Zugriff 1.12.2019).

KAPITEL

13 Muskuloskelettale Techniken

Christian Pietsch

13.1 Gelenkpunktion

Die Punktion von Gelenken zu therapeutischen oder diagnostischen Zwecken erfordert eine gewisse Vorbereitung. Nach Aufklärung und Einwilligung des Patienten sollte die Punktion in geeigneter Umgebung in einem möglichst sterilen Umfeld, z. B. in einem extra dafür vorgesehenen Eingriffsraum, durchgeführt werden. Gründliche Hautdesinfektion, sterile Abdeckung und sterile Handschuhe sind erforderlich. Vor der Punktion kann u. U. noch eine Lokalanästhesie erfolgen.

Im Bereich entzündlicher oder infektiöser Hautveränderungen darf wegen der Gefahr einer Keimverschleppung ins Gelenk keine Punktion vorgenommen werden.

13.1.1 Schulter

Indikation

Punktion und Infiltration der Bursa subacromialis bei Impingement-Syndrom oder Bursitis subacromialis (z. B. im Rahmen einer Tendinitis calcarea) mit 1 ml eines Retard-Kortikosteroids und 2–5 ml eines Lokalanästhetikums, wenn andere konservative Maßnahmen nicht erfolgreich waren. Nadellänge 7–8 cm. Die Injektion kann bis zu 3-mal im Abstand von jeweils 2 Wochen wiederholt werden.

Kontraindikationen

Absolute Kontraindikation Entzündungen oder Infektionen der Schulterweichteile gelten als absolute Kontraindikation. Eine Punktion sollte nur bei hochgradigem Verdacht auf eine septische Arthritis durchgeführt werden, am besten nach Rücksprache mit der weiterbehandelnden Fachabteilung.

Relative Kontraindikation Infektion des Schultergelenks, chronische Entzündungen distal der Punktionsstelle, Diabetes mellitus, gestörte Blutgerinnung.

Lokalanästhesie

Kühlspray oder Lokalanästhesie an der Punktionsstelle.

Equipment

- Sterile Handschuhe, sterile Abdeckung, sterile Tupfer und Kompressen
- Hautdesinfektionsmittel
- 18-G-Kanüle zum Aufziehen, 25-G-Kanüle für die Lokalanästhesie
- Lokalanästhetikum (und Kortikoid)
- 5- bis 10-ml-Spritzen zur Aspiration, 5-ml-Spritze zur Infiltration mit Lokalanästhetikum (und ggf. Kortikoid)
- Lange 18-G-Kanüle zur Punktion, Aspiration und Infiltration
- Probenbehälter für Mikrobiologie und Zytologie

Lagerung

Patient in sitzender Position, Arme hängend. Falls der Patient nicht ausreichend entspannt, kann der subakromiale Raum durch axialen Zug am im Ellenbogen gebeugten Arm geöffnet werden.

Technik

- Aufsuchen des lateralen Akromionrands und gründliche Hautdesinfektion
- Punktion ca. 2–3 cm unterhalb der Mitte des lateralen Akromionrands
- Vorschieben der Kanüle nach medial und leicht kranial in Richtung Bursa subacromialis (Eindringtiefe je nach Weichteilen 2–8 cm) (➤ Abb. 13.1) [1]
- Aspiration zur Lagekontrolle und Infiltration von 6–7 ml Lokalanästhetikum/Kortikoid

MERKE
Die Injektion muss „butterweich" möglich sein. Bei Widerstand unter Injektion, oder wenn die Injektion für den Patienten sehr schmerzhaft ist, die Nadel ca. 1 cm zurückziehen. Andernfalls besteht die Gefahr von intratendinöser oder periostaler Verabreichung.

Komplikationen

- Iatrogene Infektion durch mangelnde Hygiene
- Kortikoidinjektion in Sehne mit daraus resultierender Sehnenruptur
- Vorübergehender Blutzuckeranstieg bei Patienten mit Diabetes mellitus

13.1.2 Knie

Indikation

Punktion aus therapeutischen (Entlastung) oder diagnostischen Gründen.

Kontraindikationen

Absolute Kontraindikationen bestehen nicht. Dies gilt insbesondere bei klinischem Verdacht auf eine Gelenkinfektion, bei der eine Punktion vor allem auch aus diagnostischen Gründen notwendig ist, sofern nicht eine unmittelbare operative Intervention (Arthroskopie, Arthrotomie) angedacht ist.

Relative Kontraindikationen
- Hautläsionen oder Entzündungen über der Punktionsstelle (stationäre Aufnahme und i. v. Antibiotikatherapie ist notwendig)
- Bekannte Bakteriämie
- Vorhandene Endoprothese (ggf. durch Orthopäden/Unfallchirurgen durchzuführen)
- Unkontrollierte Koagulopathie

Lokalanästhesie

Infiltration der Punktionsstelle mit 2–3 ml eines Lokalanästhetikums. Dabei sind tiefe Injektionen in das Gelenk zu vermeiden.

Equipment

- Sterile Handschuhe, sterile Abdeckung, sterile Tupfer und Kompressen
- Hautdesinfektionsmittel
- 5-ml-Spritze, 18-G-Kanüle zum Aufziehen, 25- bis 27-G-Kanüle für die Injektion
- Lokalanästhetikum
- Mehrere 20-ml-Spritzen
- Lange 18-G-Kanüle zur Punktion
- Probenbehälter für Mikrobiologie und Zytologie

Lagerung

Rückenlage. Die Unterpolsterung des Knies mit einer zusammengerollten Decke o. Ä. entlastet den M. quadriceps und eröffnet den Gelenkspalt. Dadurch wird die Punktion erleichtert.

Technik

Hautdesinfektion

- Punktion der Haut und zügiges Vorschieben der Kanüle in Richtung Gelenkspalt unter vorsichtiger Aspiration, bis in ca. 1–2 cm Tiefe Synovialflüssigkeit aspiriert werden kann
- Bei Knochenkontakt wird die Nadel etwas zurückgezogen, Lage und Punktionsrichtung werden kontrolliert und dann die Nadel wieder vorsichtig vorgeschoben.
- Kann keine Flüssigkeit mehr aspiriert werden, so kann durch sanften Druck auf die suprapatelläre Region noch Synovialflüssigkeit mobilisiert werden.

Zugangswege

Parapatellärer Zugang
- Aufsuchen der Mitte des lateralen oder medialen Patellarands
- Punktion 3–4 mm unterhalb des jeweiligen Mittelpunkts
- Vorschieben der Nadel in Richtung Fossa intercondylaris

Suprapatellärer Zugang
- Aufsuchung der Mitte des supralateralen oder supramedialen Rands der Patella
- Punktion in Richtung Fossa intercondylaris
- Mit dieser Technik wird die Bursa suprapatellaris punktiert, die aber bei ca. 10 % der Bevölkerung fehlt.

Infrapatellärer Zugang
- Der Patient sitzt am Rand der Untersuchungsliege, das Bein in 90 ° gebeugt.
- Aufsuchen von Patellarsehne und unteren Rändern der Patella
- Punktion am unteren Rand unmittelbar lateral der Patellarsehne

MERKE
Cave: Verletzungen der Patellarsehne sind zu unterlassen!

sche Heparinisierung ist eine Kontraindikation, solange die aPTT über 50 s liegt.

MERKE

50er-Regel für die Lumbalpunktion

Eine Lumbalpunktion ist möglich, wenn sicher keine Einnahme von NOAKs vorliegt und die Gerinnungswerte wie folgt sind:

- Thrombozyten über 50.000 Gpt/l
- Quick unter 50 % (INR < 1,8)
- aPTT < 50 s

Technik

Die Lumbalpunktion ist sowohl im Sitzen als auch im Liegen möglich. Wenn möglich, sollte die sitzende Position gewählt werden, da hier die Erfolgswahrscheinlichkeit für eine erfolgreiche Punktion höher ist.

Der Patient wird bequem in den Sitz gelagert mit angestellten Beinen und sein Kopf mit einem Kissen unterpolstert. Der Patient wird aufgefordert, das Kinn auf die angezogenen Knie zu legen (➤ Abb. 14.1).

Der Raum zwischen LWK 3 und LWK 4 oder LWK 4 und LWK 5 wird getastet; er entspricht dem Schnittpunkt der Verbindungslinie der Beckenkämme mit der Wirbelsäule (➤ Abb. 14.2).

Der Zwischenwirbelraum wird mit Lokalanästhetikum (z. B. 2 ml 1–2%ige Lidocain-Llösung) infiltriert. Dann wird eine Einführungskanüle ca. 10° nach kranial zwischen die Dornfortsätze geschoben. Die Punktionskanüle (z. B. Sprotte 22 G) wird durch die Einführungskanüle vorgeschoben, bis der Liquorraum erreicht ist. Treten Parästhesien auf, ist die Stichrichtung entgegengesetzt zu den Parästhesien zu korrigieren.

Nach Zurückziehen des Mandrins entleert sich bei erfolgreicher Punktion Liquor. Sofern die Indikation zu einer **Liquordruckmessung** besteht, ist diese der Liquorentnahme voranzustellen. Die Druckmessung sollte im Liegen erfolgen. Normwerte des Liquordrucks liegen zwischen 10 und 25 cm H_2O. Der Liquor sollte im Normalfall eine wasserähnliche Färbung aufweisen. Ein trüb-eitriger Liquor spricht für eine bakterielle Entzündung. Ist der Liquor blutig, erfolgt die **Drei-Gläser-Probe.** Dabei werden jeweils ca. 5 ml Liquor in drei Probenröhrchen abgelassen. Bei akzidentell blutiger Punktion wird der Liquor allmählich klarer, bei Subarachnoidalblutung bleibt die Färbung gleich. Die Aussagekraft der Drei-Gläser-Probe ist aber gering und sollte nur zur ersten Orientierung vor dem Eintreffen des Laborergebnisses verwendet werden.

Nach Beendigung der Liquorabnahme wird der Mandrin wieder vollständig in die Punktionskanüle eingeführt und die Kanüle entfernt. Dies ist wichtig, um feinste Fasern der Arachnoidea encephali (Spinnwebenhaut), die möglicherweise in das Lumen der Sprotte eingeschwemmt wurden, wieder zurückzuschieben. Dieses Vorgehen soll das Entstehen einer Liquorleckage entlang an Arachnoidalfasern, die dann durch die Dura mater gezogen werden könnten, verhindern.

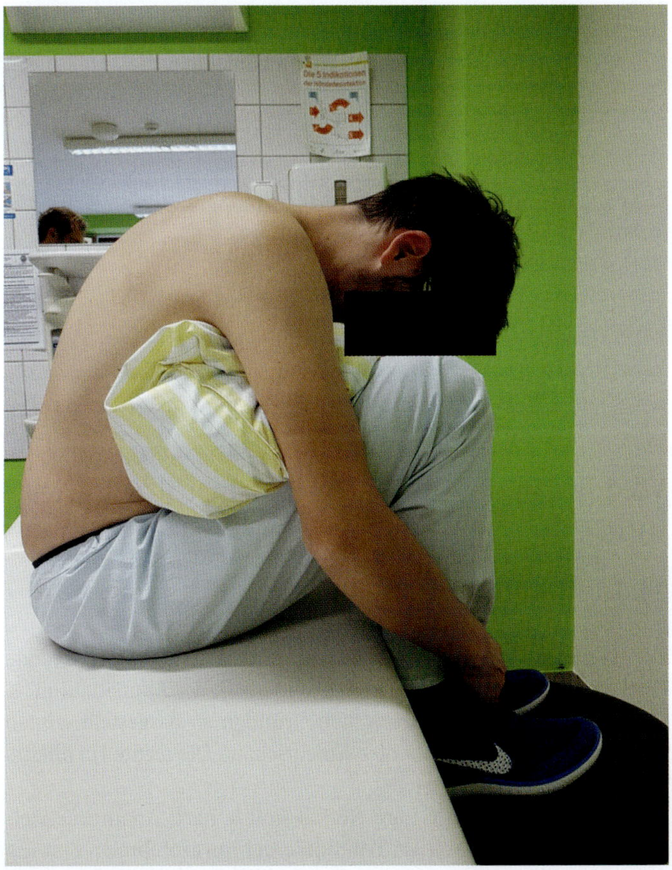

Abb. 14.1 Positionierung des Patienten für die Lumbalpunktion [P677]

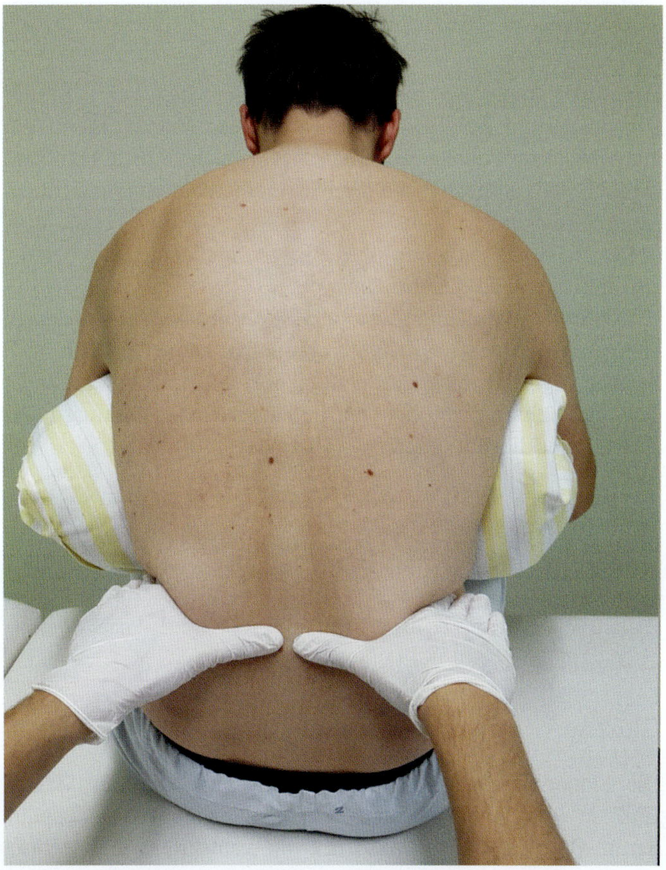

Abb. 14.2 Ertasten der Lokalisation für die Lumbalpunktion [P677]

Die Punktionsstelle wird mit einem Pflasterverband versorgt. Der Patient kann nach kurzer Zeit wieder mobilisiert werden. Ein längeres Liegen nach der Punktion ist nicht mehr erforderlich.

Laborchemisch wird in jedem Fall der Liquorstatus (Eiweiß, Zellzahl, Laktat, Glukose) erhoben. Weitere Untersuchungen (Bakteriologie, PCR, Elektrophorese etc.) werden nach klinischer Fragestellung angefordert.

Interpretation von Liquorbefunden

Für die Akutmedizin sind die nachstehend beschriebenen Parameter von Bedeutung.

Zellzahl

Der Nachweis von Leukozyten im Liquor über die Grenze von 5/µl hinaus ist Zeichen eines entzündlichen Geschehens des zentralen Nervensystems. Dies ist immer als pathologisch zu bewerten. Bei viralen Infektionen und Begleitreaktionen liegt die Zellzahl zwischen 20 und mehreren hundert pro Mikroliter, bei bakteriellen Meningitiden im Bereich von mehreren tausend. Tuberkulöse Meningitiden führen zu Zellzahlen von mehreren hundert pro Mikroliter.

Eine Zellzahlerhöhung kann auch Ausdruck vorausgegangener Punktionen, abgelaufener epileptischer Anfälle oder Invasion des Liquorraums durch maligne Zellen sein.

Zellen

Der Mikroskopie kommt ein wesentlicher Stellenwert in der Differenzierung der Störung zu. Bakterielle Infekte lassen ein granulozytäres Zellbild erwarten, bei viralen Infektionen sind Lymphozyten vorherrschend. Die Neurotuberkulose verursacht ein gemischtes Zellbild.

Der Nachweis auch nur einer einzigen malignen Zelle beweist eine Infiltration des Liquorraums.

Erythrozyten im Liquor sind zumeist Ausdruck einer akzidentell blutigen Punktion (was häufig vorkommt), können jedoch auch Zeichen einer Subarachnoidalblutung sein. In letzterem Fall findet sich eine Xanthochromie, wenn die Subarachnoidalblutung mehr als 6 h zurückliegt.

INFO

Bei einer blutigen Punktion kann es fälschlicherweise zu einer erhöhten Zellzahl im Liquorbefund kommen, da die im Blut befindlichen Leukozyten mit ausgezählt werden. In diesem Fall kann ein korrigierter Leukozytenwert nach Erythrozytenzählung berechnet werden. Als Faustregel gilt: Auf etwa 1000 Erythrozyten kommt 1 Leukozyt.

Glukose

Die Liquor-Glukose muss im Zusammenhang mit der Serum-Glukose interpretiert werden. Ein Abfall unter 50 % (Liquor/Serum-Quotient < 0,5) ist Ausdruck von vermehrtem Stoff-wechsel im Liquorraum. Ursachen können bakterielle und tuberkulöse Infektionen, Pilzinfektionen und maligne Zellen im Liquor sein. Leichte Glukoseerniedrigungen sind jedoch häufig unspezifisch.

Laktat

Ein Anstieg des Liquor-Laktats ist zu interpretieren wie ein Abfall des Glukosewerts und ein Ausdruck abnomaler Stoffwechselprozesse. Der Laktatwert gilt als sensitiver und hat in manchen Laboratorien den Glukosewert ersetzt.

Protein

Erhöhtes Liquor-Protein ist Ausdruck einer Schrankenstörung, bei der vermehrt Protein über die Blut-Hirn-Schranke tritt. Auch intrathekale „autochthone“ Proteinsynthese ist möglich. Notfallmedizinisch relevant ist die Proteinkonzentrationserhöhung auf ein Mehrfaches der Norm bei unauffälliger Zellzahl im Rahmen des Guillain-Barré-Syndroms. Dieses Phänomen wird **zytoalbuminäre Dissoziation** genannt.

Infektionen führen ebenfalls zur Proteinerhöhung, bei der Tuberkulose ist das Phänomen am stärksten ausgeprägt.

Bei der Sinusvenenthrombose ist das Liquor-Protein ebenfalls erhöht.

Makroskopischer Aspekt

Die einfache visuelle Inspektion des Liquors erlaubt oftmals bereits wesentliche Schlussfolgerungen in entscheidenden Fragestellungen (➤ Tab. 14.2).

Tab. 14.2 Visuelle Liquorbeurteilung

Diagnose	Visueller Liquorbefund
Normalbefund	Wasserklar
Artifizielle Blutbeimengung	Rötlich verfärbt
Bakterielle Meningitis	Weißlich trüb
Virale Meningitis	Wasserklar
Subarachnoidalblutung	Fleischfarbener Liquor
Neurotuberkulose	Spinnenwebenartige Fäden

14.4 Interpretation neuroradiologischer Befunde

14.4.1 Computertomografie

Die Computertomografie des Schädels (CCT) ist die dominierende neuroradiologische Untersuchungsmethode in der Akutsituation.

Die Bilder sind aus historischen Gründen so dargestellt, als ob man von unten in den Patienten hineinschaut. Die rechte Hirnhälfte wird im Bild links dargestellt.

Die Fragen an das CCT im Notfall sind je nach Anamnese vielfältig. Exemplarisch seien CT-Befunde bei intrazerebraler Blutung

KAPITEL

16 Ophthalmologische Arbeitsweisen

Ludwig M. Heindl und Georg Michelson

Auf eine ausführliche Anamnese, bestehend aus Familien-, Eigen-, Augen- und Jetztanamnese folgt eine orientierende Basisuntersuchung, die in der Regel eine Prüfung der Sehschärfe, des Gesichtsfelds, der Pupillenreaktion, -form und -symmetrie sowie der Augenmotilität umfasst. Auch eine palpatorische Schätzung des Augeninnendrucks sowie eine einfache Inspektion des Auges sollten durchgeführt werden. Da dem in der allgemeinen Notaufnahme tätigen Arzt nur selten ophthalmologische Geräte wie eine Spaltlampe, ein Ophthalmoskop oder ein Echogerät für die ophthalmologische Untersuchung zur Verfügung stehen, werden auch einfachere Operationstechniken wie das Entfernen von Fremdkörpern oder eine laterale Kanthotomie meist in die Hände des augenärztlichen Konsiliarius gelegt.

In naher Zukunft wird die ophthalmologische Notversorgung durch augenheilkundliche Telemedizin unterstützt werden (➢ Kap. 16.9).

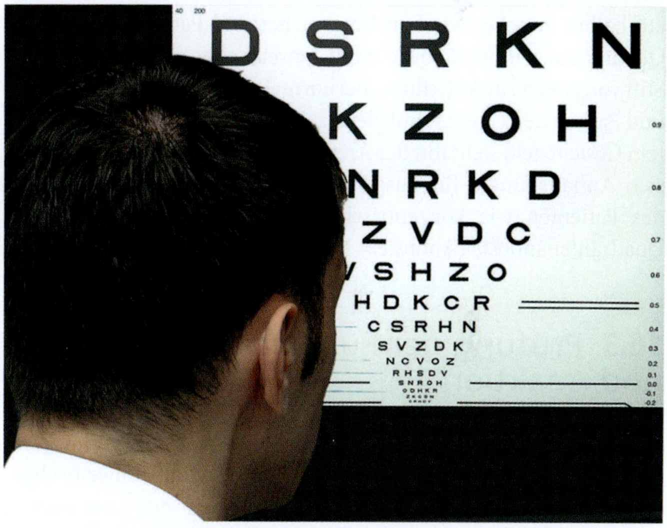

Abb. 16.1 Orientierende Visusprüfung mittels Lesetafel [F364]

16.1 Prüfung der Sehschärfe (Visus)

Zur orientierenden Prüfung der Sehschärfe deckt der Patient das nicht zu untersuchende Auge durch Vorhalten seiner Hand zu. Mithilfe einer Sehprobentafel wird die Sehschärfe für die Ferne ermittelt (➢ Abb. 16.1). Diese Sehzeichen sind so konstruiert, dass Optotypen von einer bestimmten Größe in einer bestimmten Entfernung (= Sollentfernung; neben dem jeweiligen Sehzeichen in Meter vermerkt) von einem normalsichtigen Auge gerade noch aufgelöst werden können. Die Sehprobentafel wird dem Patienten zunächst in 5 m Entfernung gut beleuchtet angeboten. Die ermittelte Sehschärfe ist der Quotient aus Ist-Entfernung (= tatsächliche Entfernung des Patienten von der Tafel) und Soll-Entfernung. Der normale Visus beträgt 1,0 (Ist-Entfernung = Soll-Entfernung). Erkennt der Patient die Sehzeichen nicht, prüft man Fingerzählen, die Richtung der Handbewegungen und die Wahrnehmung der Lichtprojektion einer Taschenlampe.

Der Augenarzt prüft die Sehschärfe nach Festlegung der objektiven Brechkraft (Refraktion) mit einem in die Untersuchungseinheit integrierten Brillensystem (Phoropter) oder Gläserkasten und einem Sehzeichenprojektor (projiziert die Sehzeichen in einem fest definierten Abstand vor das Auge). Der Visus ist bei konstanter Ist-Entfernung bereits umgerechnet und neben der Visuszeile in Dezimalen angegeben. Bei Weitsichtigkeit (Hyperopie) werden Plusgläser (Konvexgläser), bei Kurzsichtigkeit (Myopie) Minusgläser (Konkavgläser) und bei Stabsichtigkeit (Astigmatismus) Zylindergläser vorgesetzt.

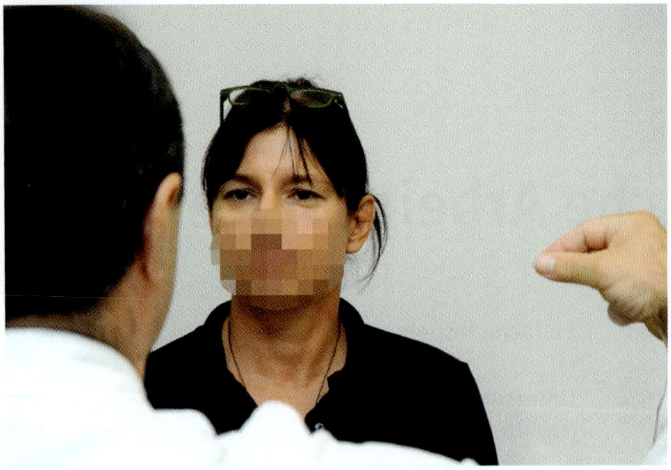

Abb. 16.2 Konfrontationstest [F364]

16.2 Prüfung des Gesichtsfelds

Im Konfrontationstest befinden sich Untersucher und Patient in 1 m Abstand voneinander mit den Augen auf gleicher Höhe (➤ Abb. 16.2). Sie fixieren sich mit gegenüberliegenden Augen, wobei sie das andere Auge mit dem Handteller abdecken. Der Untersucher führt auf halber Strecke zwischen Untersucher und Patient in allen vier Quadranten temporal sowie nasal (jeweils oben und unten) einen Stift von außen zur Mittellinie. Bei normalem Gesichtsfeld sehen Arzt und Patient den Gegenstand gleichzeitig, bei pathologisch verändertem Gesichtsfeld sieht ihn der Arzt früher als der Patient. So ergeben sich Anhaltspunkte für ausgeprägte Gesichtsfeldeinschränkungen des Patienten wie konzentrische Einengung, Hemianopsie oder Quadrantenanopsie (Anopsie = Nichtsehen).

16.3 Prüfung der Pupillenweite, -form und -reaktion

Die Pupille ist bei etwas abgedunkelter Umgebung immer im Seitenvergleich zu beurteilen. Zunächst soll die Pupillenweite abgeschätzt werden. Seitenunterschiede der Pupillenweite (Anisokorie) > 1 mm sind meist pathologisch (z. B. Schädel-Hirn-Trauma mit intrakranieller Drucksteigerung, Glaukomanfall, Uveitis). Auch die Pupillenform ist zu untersuchen. Stärkere Entrundungen treten nach medikamentöser Pupillenerweiterung, bei seltenen Bewegungsstörungen der Pupille und insbesondere bei mechanischen Pupillenveränderungen (Trauma, Verwachsungen) auf. Die Pupillenreaktion wird durch Beleuchtung mit einer hellen Lichtquelle am besten 45° von unten geprüft; bei der direkten Lichtreaktion wird die ipsilaterale Pupille, und bei der indirekten Lichtreaktion die kontralaterale Pupille beurteilt. Bei der Konvergenzreaktion fixiert der Patient auf der Mittellinie beider Augen z. B. einen Stift in 1 m Abstand. Der Stift wird rasch bis auf 15 cm auf die Nasenspitze zubewegt, dabei verengt sich die Pupille. Anschließend blickt der Patient wieder in die Ferne und die Pupille erweitert sich wieder.

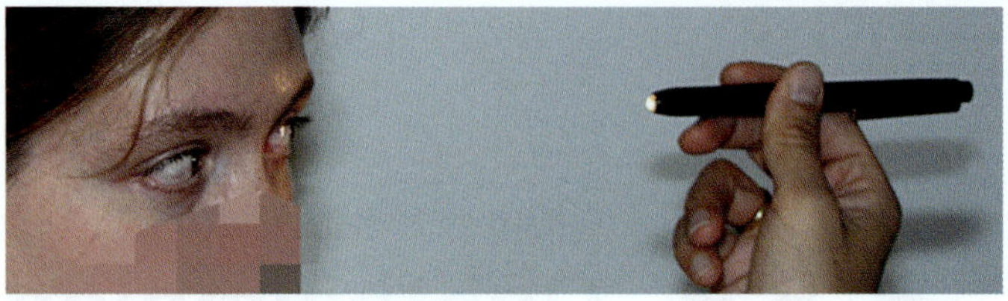

Abb. 16.3 Augenmotilitätsprüfung [F364]

16.4 Prüfung der Augenmotilität

Bei ruhig gehaltenem Kopf lässt man den Patienten in die neun Hauptblickrichtungen schauen (1. geradeaus, 2. rechts, 3. rechts oben, 4. oben, 5. links oben, 6. links, 7. links unten, 8. unten, 9. rechts unten). So kann man Schielstellungen, Augenmuskellähmungen wie auch Blickparesen diagnostizieren (➤ Abb. 16.3, ➤ Abb. 16.4).

16.5 Prüfung des Augeninnendrucks

Der Patient schließt die Augen; der Untersucher palpiert mit dem rechten und linken Zeigefinger durch das Oberlid. Die Hände des Untersuchers sind dabei am Kopf des Patienten abgestützt. Wichtig ist ein Seitenvergleich des Palpationsbefunds. Ein „steinharter" Bulbus findet sich nur bei akutem Winkelblockglaukom; geringe Augendrucksteigerungen, wie sie beim chronischen Glaukom vorliegen, sind nicht sicher tastbar.

In Zukunft werden in die allgemeine Notaufnahme auch immer mehr einfach zu bedienende Geräte wie z. B. der Tonopen oder das ICare zur quantitativen Bestimmung des Augeninnendrucks Einzug halten.

Der Tonopen ist ein handgehaltener Stift, der senkrecht der Hornhaut aufgesetzt wird und aus der Messung der verwendeten Kraft pro Zeit den Augeninnendruck kalkuliert. Er ist sehr leicht bedienbar und kann im Notfall valide den Augeninnendruck abschätzen. Das ICare Tonometer basiert auf der Rebound-Technik, bei der eine sich bewegende Sonde auf die Hornhaut trifft und von ihr zurückgeworfen wird, wobei die Geschwindigkeit, mit der die Sonde zurückkommt, mit dem Augeninnendruck korreliert. Das Gerät ist sehr einfach handhabbar und wird mittlerweile schon von Patienten selbst verwendet. Aufgrund der einfachen Bedienbarkeit und der validen Messergebnisse sollten Tonopen oder ICare auch in die Notaufnahmen Einzug halten.

16.6 Einfache Inspektion des Auges

Bei der einfachen Inspektion des Auges untersucht man zuerst das gesunde Auge, dann im Seitenvergleich das erkrankte Auge und folgt am besten der anatomischen Reihenfolge Lider – Bindehaut – Hornhaut – Vorderkammer. Insbesondere bei Kontusionstraumata sind Orbitarand und Lider im Seitenvergleich vorsichtig zu palpieren. Hierbei muss auf Druckschmerz (Kontusion, Fraktur), Parästhesien (Nervenläsion), Schwellungen (Kontusion, Hämatom), Luftemphysem (Fraktur) und Knochenstufen (Fraktur) geachtet werden. Die Bindehaut ist nur vollständig nach Umschlagen des Unter- und Oberlides (Ektropionieren) einzusehen.

Tab. 17.3 Komplikationen einer therapeutischen Hypothermie und deren Häufigkeit

Häufig	Koagulopathie: Blutungszeit ↑, aPTT ↑
	Thrombozytopenie, Thrombozytenfunktionsstörung
	Elektrolytstörung: Kalium, Magnesium, Phosphor, Kalzium
	Hypovolämie
	Immunsuppression
	Veränderte Pharmakokinetik und -dynamik
	Insulinresistenz
	Atemwegsinfektionen
	Wundinfektionen, Wundheilungsstörungen
	Herzrhythmusstörungen und myokardiale Ischämie
	Pankreatitis
Selten	Intrazerebrale Blutung

17.2.3 Komplikationen der therapeutischen Hypothermie

➤ Tab. 17.3 gibt potenzielle Komplikationen einer therapeutischen Hypothermie und deren Häufigkeit wieder [15].

17.3 Wärmetechniken

Hypotherme Patienten sind in der Notfallmedizin zu jeder Jahreszeit anzutreffen, nicht nur in traumatischen Situationen. Therapeutisch steht neben einer symptomorientierten Intensivtherapie zur Sicherung und Stabilisierung der Vitalfunktionen die Erwärmung im Mittelpunkt. Hierbei können selbst bei schwerer Hypothermie mit Kreislaufstillstand ausgezeichnete Ergebnisse erzielt werden.

Prinzipiell richtet sich die Wiedererwärmung von Patienten nach dem jeweiligen Stadium der Hypothermie. Sie sollte wegen der Komplikationen (Azidose, Herz-Kreislauf-Versagen) nicht schneller als 1 °C/h erfolgen [15].

17.3.1 Wärmetechnik in Abhängigkeit vom Hypothermiestadium

In Stadium I (32–35 °C) stehen wärmeprotektive Maßnahmen wie warme Infusionsflaschen, warme Umgebungstemperaturen und Wärmeisolierung (Decken, Folien) im Vordergrund. Ziel ist der Anstieg der Körpertemperatur durch eigene Wärmeproduktion von ca. 0,4 °C/h.

Bei Temperaturen unter 32 °C (Stadium II) wird Wärme aktiv durch Wärmematten, Decken oder Warmluftgebläse zugeführt.

Hauptkomplikationen der aktiven externen Erwärmung sind zum einen ein Wiedererwärmungsschock durch periphere Vasodilatation, Senkung des peripheren Gefäßwiderstands und daraus resultierender Hypotonie oder die Gefahr, dass der Körperkern durch den Einstrom von kaltem Blut aus der Körperschale noch mehr gekühlt wird *(Afterdrop)* und durch Anfall von sauren Stoffwechselprodukten eine Laktatazidose verstärkt wird.

Im Stadium III (< 28 °C) muss eine aktive zentrale Wiedererwärmung erfolgen. Geeignete Verfahren hierzu sind die extrakorporalen Maßnahmen wie die kontinuierliche venovenöse Hämofiltration oder Dialyse sowie bei therapierefraktärem Kammerflimmern oder Asystolie der Einsatz der extrakorporalen Membranoxygenierung (ECMO). Zusätzlich werden endovaskuläre Systeme zur aktiven Wiedererwärmung in der Notaufnahme erfolgreich genutzt [15, 16].

Der Erfolg einer Defibrillation bei Körpertemperaturen < 28 °C ist fraglich.

17.3.2 Maßnahmen zur Wärmeprävention

Eine Hypothermie kann während der Notfallbehandlung, z. B. nach Umlagerung des Patienten ohne Bettdecke, entstehen. Daher müssen Patienten durch präventive Maßnahmen frühzeitig vor Wärmeverlusten geschützt werden: Die Patienten sollten mit wärmeisolierenden oder vorgewärmten Decken zugedeckt werden, zudem ist zur Minderung der Wärmeabstrahlung unnötiges Aufdecken oder Entkleiden zu vermeiden. Die Extremitäten sollten zusätzlich vor Wärmeverlusten geschützt werden. Zudem gilt es, die Isolationswerte der Abdeckmaterialien zu beachten (einlagige Baumwolltücher und Silberfolie besitzen im Vergleich zu Frottee- und Moltontuch nur einen geringen Isolationswert) [18].

17.3.3 Infusionswärmer und Anwärmsysteme

Die Gabe von 4 Litern ungewärmter Infusionslösung (16–20 °C) senkt die Körpertemperatur um rund 1 °C. Bei Gabe von großen Mengen Volumen ist daher der Einsatz von Infusionswärmern zur Hypothermieprävention indiziert. Werden nur geringe Mengen Volumen infundiert, sind zur aktiven Erwärmung Infusionswärmer nur in Kombination mit anderen Maßnahmen sinnvoll. Zudem können bei Applikation von Blutprodukten Anwärmsysteme benutzt werden, die je nach Gerät Temperatureinstellungen zwischen 37 und 41 °C ermöglichen.

17.3.4 Atemluftbefeuchter und -erwärmer

Durch die Verwendung von Wärme- und Feuchtigkeitstauschern kann bei beatmeten Patienten der Wärmeverlust um ca. 80 % gesenkt werden. Dieses Verfahren ist bei längerfristiger Therapie bevorzugt im intensivmedizinischen Bereich angesiedelt und spielt für die Notfallbehandlung eine untergeordnete Rolle.

17.3.5 Maßnahmen zur aktiven Erwärmung

OP-Tischauflagen und Wärmematten

Beheizbare Tischauflagen, z. B. in Kombination mit einer Gelmatte, führen auf konduktive Weise Wärme zu. Tischauflagen werden in der Regel mit warmem Wasser durchspült. Der Nachteil dieser Verfahren ist jedoch der nach kurzer Zeit sehr gering werdende Temperaturgradient zwischen Auflage und anliegendem erwärmendem Körpergewebe, sodass der Wärmefluss klein wird. Bei einer eingestellten Wassertemperatur von 37 °C ist die Wärmebilanz sogar negativ, da die Mattentemperatur unter dem Rücken niedriger ist als die eingestellte Temperatur. Es muss also auf eine möglichst große Kontaktfläche bei der Anwendung geachtet werden.

Wärmedecken, Matratzen

Körperteildecken, Spezialdecken (Bair-Hugger®) und auch Spezialbetten (z. B. Therakair®, TheraPulse®) sind Systeme, bei denen innerhalb von Matratzen oder Schlauchsystemen wahlweise einstellbare temperierte Luft zirkuliert und diese an die Patientenoberfläche abgibt. Diese konvektiven Luftwärmesysteme stellen derzeit die effektivste Form der Wärmeübertragung dar. Die Wärmedecken schmiegen sich bestens an den Patienten an und können einfach in einen normalen Deckenbezug eingezogen werden. Zusätzlich sind Wärmedecken wischdesinfizierbar und besonders gut für Bereiche mit hohem Patientendurchsatz geeignet.

Direkte Wärmung des Ösophagus

Hierbei wird an einer zentralen, gut vaskularisierten Stelle ein mit warmem Wasser (37–39 °C) erhitzter Körper platziert. Allerdings ergeben sich aus der zentralen Anwendung nur ein kleiner Temperaturgradient und eine relativ kleine Gesamtfläche. Eine alleinige Anwendung ist nicht ausreichend.

Lavage

Bei Patienten mit instabiler Kreislauffunktion kann der Aufwärmprozess durch Peritoneallavage mit ca. 40 °C warmer Dialyseflüssigkeit oder mittels warmer Blasen- oder Rektallavage aktiv betrieben werden. Eine Magenlavage ist grundsätzlich mit einem erhöhten Aspirationsrisiko verbunden.

Im Umgang mit konduktiven (Wärmematte) oder konvektiven Wärmeverfahren (Matratze) sind verschiedene Vorsichtsmaßnamen einzuhalten [18]:

- Angaben des Herstellers zur Indikation, Wiederverwendung und Desinfektion sind zu beachten.
- Wärmequellen mit direktem Hautkontakt können thermische Schäden verursachen. Eine Arbeitstemperatur von maximal 42 °C sollte nie überschritten werden.
- Eine engmaschige Kontrolle der Körperschalen- und Körperkerntemperatur sowie die kontinuierliche Kontrolle der Wärmezufuhr sind essenziell.

Extrakorporale Zirkulation

Wesentliche Vorteile der kontinuierlichen venovenösen Hämofiltration oder Dialyse sind die zentrale Aufwärmung des unterkühlten Organismus, verbesserte Gewebeperfusion durch die Hämodilution und die rasche Korrekturmöglichkeit von metabolischen Entgleisungen. Bei einer Unterkühlung liegt die initiale Wassertemperatur für den Wärmetauscher bei 28 °C. Mit dem aktiven Aufwärmen wird nach einer Stabilisierungsphase von 10 min begonnen. Aufgrund des extrakorporalen Verfahrens können allerdings vermehrt Komplikationen eintreten.

Die extrakorporale Zirkulation (Herz-Lungen-Maschine, HLM) stellt bisher das Standardverfahren für die Aufwärmung und Wiederbelebung von Patienten mit Herz-Kreislauf-Stillstand aufgrund von Unterkühlung dar. Die ECMO, eine Art Mini-HLM, die statt mit einer Rollerpumpe (wie bei der HLM) mit einer Kreiselpumpe ausgestattet ist, zeigt für diesen Einsatz weitere Vorteile. Im Gegensatz zur HLM muss die Kreislaufunterstützung durch ECMO nicht auf wenige Stunden begrenzt werden, um eine Hämolyse, d. h. den massiven Zerfall von Blutzellen, zu verhindern und der wesentlich geringeren Aktivierung von Entzündungsmediatoren mit konsekutivem Gefäßleck zu begegnen. Patienten können bei instabilen Kreislaufverhältnissen sogar mehrere Tage durch ECMO unterstützt werden. Das ist besonders wichtig, weil Hypothermiepatienten üblicherweise im Rahmen der Aufwärmung ein schweres Reperfusionslungenödem sowie eine schwere diastolische Funktionseinschränkung des Herzens aufweisen und daher eine längerfristige externe Kreislaufunterstützung benötigen [19].

17.4 Kühlung von Hitzschlagpatienten

Um das Risiko einer Organschädigung zu vermindern, ist eine sofortige Kühlung zur Absenkung der Körperkerntemperatur auf 38,5–39 °C entscheidend. Eine externe Kühlmaßnahme kommt hierbei am schnellsten und einfachsten zur Anwendung. Eispacks werden dazu in der Axilla und Inguinalregion sowie am oberen Thorax und am Hals platziert. Kühlende Tücher werden dann über die gesamte Länge des Körpers angeordnet. Sollte es bei der externen Kühlung zum Kältezittern kommen (kontraproduktiv, da Wärmeerzeugung), können additiv Benzodiazepine zur leichten Sedierung und zur Behandlung des Kältezitterns ebenfalls von Vorteil sein. Eine weitere sehr effektive Methode ist das Kühlen durch Verdampfen, wobei man die Haut mit klarem Wasser (ca. 15 °C) besprüht und dann föhnt, um die Verdunstung des Wassers zu fördern. Mit dieser Methode kann die Körpertemperatur um ca. 0,3 °C/min abgesenkt werden (➤ Kap. 17.2).

Semi-invasive Methoden wie rektale oder peritoneale Lavage oder interne Kühlmaßnahmen können eine rasche Abkühlung induzieren, sind aber den oben genannten Maßnahmen bei deutlich erhöhtem Risiko (Verletzung, Infektion, Blutung) nicht überlegen. Der Nutzen weiterer medikamentöser Maßnahmen neben Benzodiazepinen wie Dantrolen 2–4 mg/kg zur Minderung der Muskelkontraktion und damit der Wärmeproduktion ist nicht eindeutig erwiesen [20, 21].

LITERATUR

[1] Mackowiak PA, Worden G. Carl Reinhold August Wunderlich and the evolution of clinical thermometry – Historical Article. Clin Infect Dis 1994; 18: 458–67.

[2] Obermeyer Z, Samra J K Mullainathan S. Individual differences in normal body temperature: longitudinal big data analysis of patient records. bmj, 2017; 359: j5468.

[3] Hausfater P, Zhao Y, Defrenne S et al. Cutaneous infrared thermometry for detecting febrile patients. Emerg Infect Dis, 2008; 14: 1255–8.

[4] Cork R, Vaughan RW, Humphrey LS. Precision and accuracy of intraoperative temperature monitoring. Anesthesia & Analgesia, 1983; 62: 211–4.

[5] Nimah MM, Bshesh K, Callahan JD et al. Infrared tympanic thermometry in comparison with other temperature measurement techniques in febrile children. Pediat Crit Care Med, 2006; 7: 48–55.

[6] Lawson L, Bridges EJ, Ballou R et al. Accuracy and precision of noninvasive temperature measurement in adult intensive care patients. Am J Crit Care, 2007; 16: 485–96.

[7] Sessler D. A proposal for new temperature monitoring and thermal management guidelines. Anesthesiology, 1998; 89: 1298–300.

[8] Green MM, Danzl DE, Praszkier H et al. Infrared thermography in the emergency department. J Emerg Med, 1989; 7: 437–40.

[9] Bernard SA, Gray TW, Buist MD et al. Treatment of comatose survivors of out-of-hospital cardiac arrest with induced hypothermia. New Engl J Med, 2002; 346: 557–6.

[10] Nolan JP, Morley PT, van den Hoek TL et al. Therapeutic hypothermia after cardiac arrest-an advisory statement by the advanced life support task force of the international liaison committee on resuscitation. Circulation, 2003; 108: 118.

[11] Kampmeyer M, Callaway C. Method of cold saline storage for prehospital induced hypothermia. Prehosp Emerg Care, 2009; 13: 81–4.

[12] Arrich J, Behringer W, Holzer M et al. Therapeutische Hypothermie. Wann, wie schnell, wie lange, welche Methode? Notfall Rettungsmed, 2008; 11: 453–8.

[13] Varon J, Acosta P. Therapeutic hypothermia – past, present, and future. Chest, 2008; 13: 1267–74.

[14] Guluma KZ, Hemmen TM, Olsen ES et al. A trial of therapeutic hypothermia via endovascular approach in awake patients with acute ischemic stroke. Acad Emerg Med, 2008; 13: 820–7.

[15] Polderman KH. Mechanism of action, physiological effects, and complications of hypothermia. Crit Care Med, 2009; 37: 186–202.

[16] Laniewicz M, Lyn-Kew K, Silbergleit R. Rapid endovascular warming for profound hypothermia. Ann Emerg Med, 2008; 51: 160–3.

[18] Depenbusch-Landgräber G. Perioperative Temperaturregulation bei Kindern. Intensiv, 2009; 17: 122–32.

[19] Ruttmann E, Weissenbacher A, Ulmer H et al. Prolonged extracorporeal membrane oxygenation-assisted support provides improved survival in hypothermic patients with cardiocirculatory arrest. J Thorac Cardiovasc Surg, 2007; 134: 594–600.

[20] Casa DJ, McDermott BP, Lee EC et al. Cold water immersion: The gold standard for exertional heatstroke treatment. Exercise and Sport Sci Rev, 2007; 35: 141–9.

[21] Bouchama A, Knochel JP. Heatstroke. New Engl J Med, 2002; 346: 1978–88.

KAPITEL

18 Patiententransport und Telenotfallmedizin

Matthias Deininger

Ist die Initialversorgung in der Notaufnahme abgeschlossen, gilt es zu entscheiden, ob eine Entlassung möglich ist oder die stationäre Aufnahme zur weiteren Diagnostik, Therapie oder Überwachung erfolgen muss. Ist Letzteres der Fall, kann der Patiententransport häufig durch nichtärztliches Personal der Station oder des Transportdienstes erfolgen. Bei kritisch kranken Patienten jedoch, ist je nach Verletzungsschwere und Versorgungsmöglichkeiten entweder ein arztbegleiteter Transport auf die Intensivstation oder die Verlegung in ein externes Krankenhaus erforderlich. Derartige Sekundärverlegungen, ob intra- oder interhospital, bedürfen einer gewissenhaften Vorbereitung, um Komplikationen während des Transports bestmöglich vorzubeugen. Zwischenfälle gefährden das Leben des Patienten. Die Zahlen zu diesem Thema sind allerdings heterogen. Ältere Studien detektierten bei zwei von drei Transporten Zwischenfälle. Eine aktuelle prospektive multizentrische Studie aus Belgien geht davon aus, dass einer von sechs Patienten beim Interhospitaltransport einen Zwischenfall erleidet [1]. Unabhängig von der Häufigkeit zeigen die Untersuchungen eindeutig, dass die meisten Zwischenfälle auf unzureichender Vorbereitung und Prüfung des Equipments sowie auf Kommunikationsfehlern beruhen und folglich vermeidbar wären [2].

18.1 Transportindikation

Die Entscheidung, ob ein Patient durch den Transportdienst auf Normalstation, mit Arztbegleitung auf die Intensivstation oder in ein anderes Krankenhaus verlegt wird, obliegt dem behandelnden Team der Notaufnahme unter ärztlicher Leitung. Ein Interhospitaltransport sollte nur erfolgen, wenn der Zustand des Patienten dies erforderlich macht. Verlegungen aus Kapazitätsgründen ohne medizinische Indikation sollten die Ausnahme bleiben. Für spezielle Indikationen kann es hilfreich sein, die Expertise von Fachzentren in die Entscheidungsfindung miteinzubeziehen.

Vor einem Interhospitaltransfer bieten **telemedizinische Verfahren** die Chance, die Zweckmäßigkeit einer Verlegung zu eruieren, die Zahl der Transporte und damit das Risiko für den Patienten zu minimieren, die Ressourcennutzung zu optimieren und überdies Kosten zu senken (➤ Kap. 18.4).

18.2 Auswahl des Transportmittels

Bevor das Transportmittel für den Interhospitaltransfer bestimmt werden kann, gilt es, ein **geeignetes Transportziel** zu identifizieren. Dabei sollte neben der Möglichkeit zur definitiven Versorgung des Patienten auch die Entfernung berücksichtigt werden. Im **Arzt-zu-Arzt-Gespräch** sollte die Übernahme des Patienten abgestimmt werden. Es empfiehlt sich unter anderem, die Anamnese, bisherige Diagnostik, Behandlung und den aktuellen Patientenzustand prägnant darzustellen sowie die Transportindikation und -dringlichkeit zu erläutern. Die übernehmende Klinik kann sodann den Transport entweder ablehnen, weitere Diagnostik oder Überwachung vor dem Transport anfordern oder den Transport direkt bestätigen.

MERKE

Definition: Sekundäreinsatz (gemäß DIN 13050)

„Der Einsatz zur Beförderung von Patienten einer Gesundheitseinrichtung bzw. eines Krankenhauses, unter sachgerechter Betreuung einschließlich der Erhaltung und Überwachung der lebenswichtigen Körperfunktionen, zu weiterführenden medizinischen Versorgungseinrichtungen oder zurück."

Unter Berücksichtigung der Parameter **Dringlichkeit, Verfügbarkeit der Transportmittel, Distanz, Patientenzustand, Behandlungsinvasivität** und **Umgebungsfaktoren** (z. B. Wetter) wird im Konsens mit der Rettungsleitstelle das Transportmittel ausgewählt. Grundsätzlich lassen sich **arztbegleitete** von **nichtarztbegleiteten Transporten** unterscheiden. Nachfolgendes Flussdiagramm kann bei der Auswahl des geeigneten Rettungsmittels als Orientierung dienen (➤ Abb. 18.1). Regional können die Vergaberichtlinien für Rettungsmittel divergieren.

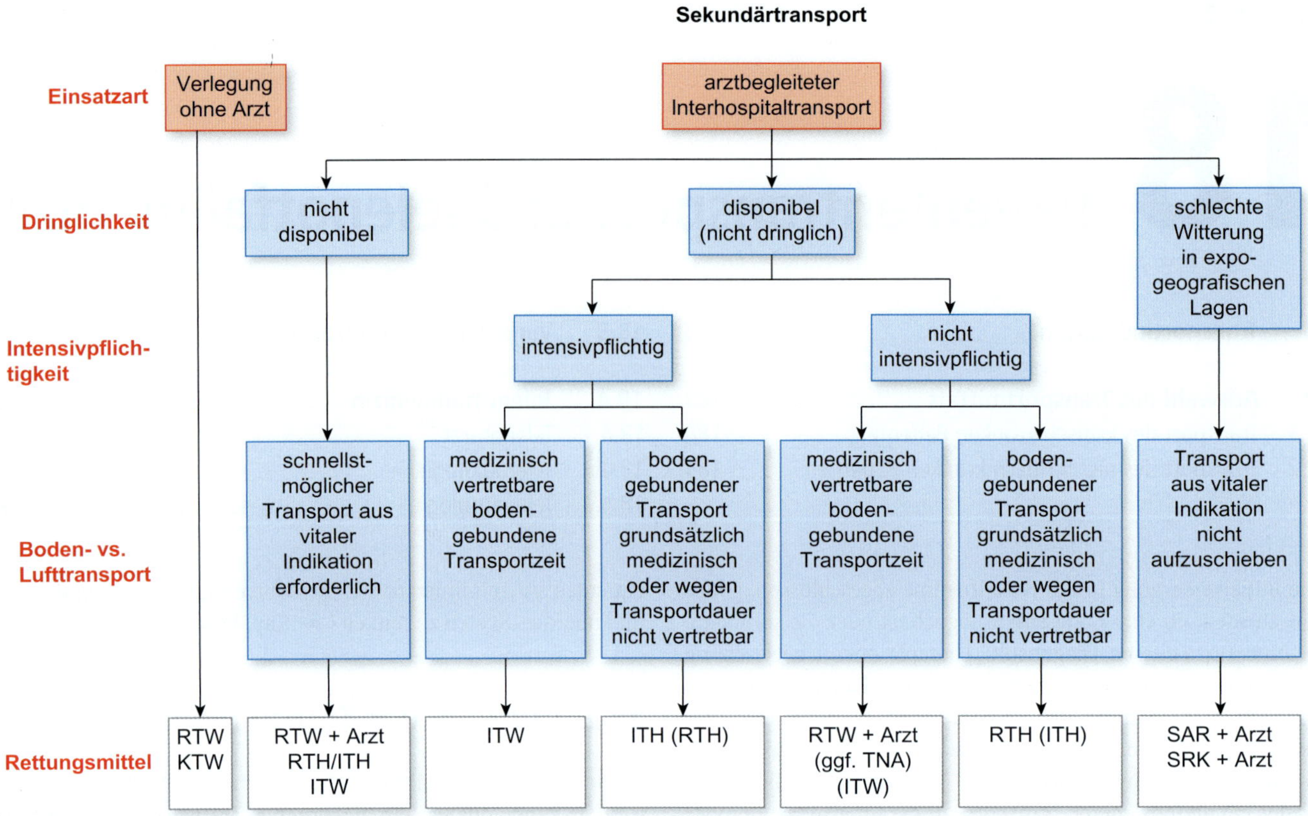

Abb. 18.1 Flussdiagramm zur Auswahl des geeigneten Transportmittels (RTW = Rettungswagen, KTW = Krankentransportwagen, ITW = Intensivtransportwagen, RTH = Rettungshubschrauber, ITH = Intensivtransporthubschrauber, TNA = Telenotarzt, SRK = Seenotrettungskreuzer, SAR = Search and Rescue für Flug- und Seenotrettung) [3] [L231]

18.2.1 Transport des kritisch kranken Patienten

Besonders der Transport kritisch kranker Patienten bedarf einer gründlichen Vorbereitung und Abstimmung mit allen am Transport Beteiligten. Für den schonenden und sicheren Transfer dieser Patienten wurden in Deutschland spezielle Rettungsmittel etabliert, deren Ausstattung und personelle Besetzung die des Rettungswagens (RTW) übersteigen.

MERKE

Definition: Intensivtransport (gemäß DIN 13050)

„Sekundäreinsatz zur Beförderung eines intensivüberwachungs- und behandlungspflichtigen Patienten, bei dem Notarzt und Rettungsassistent mit besonderer intensivmedizinischer Qualifikation sowie ein geeignetes Rettungsdienstfahrzeug (Intensivtransportmittel) erforderlich sind."

Bodengebunden erfüllt der Intensivtransportwagen (ITW, DIN 75076) diese Aufgabe und weist beispielsweise eine umfangreiche Strom- (230V) und Sauerstoffversorgung (mind. 4.000 l), mindestens sechs Perfusoren und ein BGA-Gerät auf. Im Lufttransport werden viele Helikopter im *dual-use* betrieben und können sowohl als Rettungstransporthubschrauber (RTH) in der Primärrettung als auch als Intensivtransporthubschrauber (ITH) eingesetzt werden. Aufgrund räumlicher und zuladungsbedingter Limitation divergiert die Ausstattung von ITW und ITH (DIN EN 13718-2). Für spezielle Indikationen müssen klinikseitig Medizinprodukte und ggf. zusätzliches Fachpersonal gestellt werden, beispielsweise beim Transport eines Patienten mit *Extracorporeal Life Support* (ECLS) oder intraaortaler Ballonpumpe (IABP).

Auch beim Personal gelten für Intensivtransporte spezielle Vorgaben. So sollte gemäß der Empfehlung der Deutschen Interdisziplinären Vereinigung für Intensiv- und Notfallmedizin (DIVI) der **transportierende Arzt** folgende **Voraussetzungen** erfüllen:

- 3 Jahre klinische Weiterbildung in einem Fachgebiet mit intensivmedizinischen Versorgungsaufgaben
- 6 Monate nachweisbare Vollzeittätigkeit auf einer Intensivstation
- Qualifikation für den Einsatz als Notarzt im Rettungsdienst nach landesrechtlichen Vorschriften (Zusatzbezeichnung Notfallmedizin)
- Aktiver Notarzt mit mindestens einjähriger Einsatzerfahrung und regelmäßigem Einsatz im Notarztdienst
- 20-stündiger Kurs Intensivtransport gemäß DIVI

18.2.2 Transport des nichtkritisch kranken Patienten

Intra- und Interhospitaltransporte von vital nicht bedrohten Patienten können häufig ohne Arztbegleitung erfolgen. Besteht jedoch die Indikation zur ärztlichen Begleitung werden interhospitale Sekundärtransporte nicht selten durch Notärzte absolviert, da nicht allerorts ein spezieller Verlegenotarzt für solche Aufgaben zur Verfügung steht. Nachteil dieses Vorgehens: Der Notarzt steht für die Zeit des Transports nicht für Primäreinsätze zur Verfügung. Angesichts der steigenden Zahl von Sekundärverlegungen bei gleichzeitig steigenden Einsatzzahlen in der Primärrettung ist die Ressource Notarzt begrenzt. Als Ergänzung und damit Entlastung für dieses Spannungsfeld wurde in einigen Regionen Deutschlands zur telemedizinischen Unterstützung des Rettungsdienstes der Telenotarzt etabliert (➤ Kap. 18.4.1).

18.3 Vorbereitung und Transport

Abgebende Klinik

Vor dem Eintreffen des Transportteams gilt es, den Patienten zu stabilisieren und für den Transport vorzubereiten. Es empfiehlt sich, einen detaillierten Arztbrief anzufertigen und beim Interhospitaltransfer alle relevanten Befunde inklusive Bildgebung beizufügen. Insbesondere beim beatmeten Patienten sollten eine aktuelle BGA-Analyse sowie ein aktuelles Röntgenthoraxbild vorliegen. Nach Ankunft des Transportteams sollte bettseitig eine **strukturierte Übergabe** erfolgen, beispielsweise unter Nutzung des von der WHO zur Steigerung der Patientensicherheit empfohlenen **SBAR-Schemas** [4]. Nachfolgend sind – ohne Anspruch auf Vollständigkeit – zentrale Aspekte der Patientenübergabe unter Berücksichtigung des SBAR-Schemas aufgeführt (➤ Info-Box)

INFO

SBAR-Schema

Situation	Patientendaten (Name, Alter, Gewicht, Geschlecht), Diagnose, Verlegungsgrund, Dringlichkeit, Verlegungsziel (Klinik und Station ggf. Ansprechpartner)
Background	Anamnese, Allergien, Komorbiditäten, Ergebnisse bisheriger Diagnostik, klinischer Verlauf, Komplikationen (z. B. schwieriger Atemweg)
Assessment	Neurologischer und kardiorespiratorischer Zustand, Organdysfunktionen und ggf. Ersatzverfahren, Volumenstatus, Monitoring, Zugänge und ggf. einliegende Drainagen, Medikation (inkl. Antibiotika), Perfusoren, Sedierung, Analgesie, ggf. letzte Relaxansgabe, Volumentherapie, letzte BGA, Laborwerte, Infektionsstatus
Recommendation	Empfehlungen und Hinweise für den Transport (z. B. besondere Lagerung) und die weiterbehandelnde Klinik , ggf. Isolationsmaßnahmen

Transportteam

Das transportierende Team sollte noch vor der Umlagerung einen **ersten Eindruck vom Patientenzustand** gewinnen. **Auffälligkeiten** gilt es nach Möglichkeit **vor Transportbeginn zu beheben**. Ein respiratorisch erschöpfter Patient beispielsweise sollte elektiv intubiert werden, bevor dies während des Transports notfallmäßig unter suboptimalen Konditionen erfolgen muss.

Ein strukturiertes Vorgehen bei der Patientenevaluation kann Fehlern vorbeugen. Untersuchungen zu Zwischenfällen empfehlen in diesem Zusammenhang die Ausarbeitung einer Checkliste auf Grundlage lokaler Gegebenheiten [2]. Nachfolgend ist exemplarisch eine Mnemonic auf Basis des bekannten ABCDE-Schemas (➤ Info-Box) dargestellt. Ohne Anspruch auf Vollständigkeit zeigt dieses Beispiel eine strukturierte Vorgehensweise für den Interhospitaltransfer. Für den Intrahospitaltransport können analoge Konzepte angewendet werden (beispielsweise gemäß [5]). Der **strukturierte Patientencheck** sollte neben der initialen Übernahme auch nach dem Verladen ins Transportmittel, während des Transports bei Komplikationen und vor Übergabe des Patienten in der Zielklinik wiederholt werden.

INFO

ABCDE-Schema

Airway	Atemweg frei Korrekte Lage des Endotrachealtubus, Tiefe markiert, Magensonde einliegend HWS-Schiene korrekt anliegend
Breathing	Atemexkursionen beidseits auskultierbar Ausreichende Spontanatmung Oxygenierung (aktuelle BGA) Kontinuierliche SpO_2-und CO_2-Messung Ausreichend O_2 in der Sauerstoffflasche Handbeatmungsbeutel und passende Maske Beatmungseinstellungen übernommen
Circulation	Venenzugänge: mind. 2 pVK oder ein ZVK (lagekontrolliert) Blutdruckmessung: NIBP mind. 5-minütlich oder invasiv arteriell Kreislaufstabilität beurteilt EKG: kontinuierliches 3-Kanal-EKG Perfusoren (Inhalt, Konzentration, Laufrate) Ggf. erweitertes Monitoring überprüft
Disability	Sedierung und Analgesie adäquat Blutzuckerspiegel normwertig (aktuelle BGA) Pupillenreaktion, neurologischer Status
Environment	Drainagen und Wunden am Patienten Schutz vor Auskühlung des Patienten Immobilisation und Fixierung des Patienten Notfallrucksack und -medikamente Akkuversorgung aller Geräte geprüft Arztbrief inkl. Befunde Mündliche Übergabe durch betreuenden Arzt und Pflegekraft

Vor dem Transport sollte die Zielklinik nochmals über den Transport und die geplante Ankunftszeit in Kenntnis gesetzt werden. Während des Transports ist es wichtig, die Vigilanz, Vitalfunktionen, das Volumenmanagement und bei längeren Transporten unter anderem zusätzlich die Temperatur, Laborwerte und Ausscheidung des Patienten zu überwachen und, wenn nötig, Korrekturen vorzunehmen, sodass der Patient auch während des Transports eine optimale Versorgung erfährt. In der Zielklinik angekommen, sollte eine strukturierte Übergabe an das weiterbehandelnde Team erfolgen, sodass ein bestmöglicher Informationstransfer gewährleistet ist. Hierfür kann beispielsweise das oben skizzierte SBAR-Schema genutzt werden (➤ Info-Box).

18.4 Telenotfallmedizin

„Telemedizin ermöglicht es, unter Einsatz audiovisueller Kommunikationstechnologien trotz räumlicher Trennung z. B. Diagnostik, Konsultation und medizinische Notfalldienste anzubieten."*(www.bundesgesundheitsministerium.de)*

18.4.1 Telenotarzt

18

Entwickelt wurde das Konzept des Telenotarztes in Aachen. Seit 2014 ist der Telenotarzt dort im Regelrettungsdienst integriert, andere Regionen folgten. Die landesweite Etablierung einer telenotärztlichen Versorgung ist ab 2022 unter anderem in Bayern und NRW geplant. 2018 wurde auf dem Deutschen Ärztetag §7 Abs. 4 MBO-Ä geändert. Seither ist die ausschließliche Fernbehandlung, wie im Falle der telenotärztlichen Konsultation, berufsrechtlich gestattet und der Weg frei für die Expansion der Telemedizin.

Alarmierung und Einsatzablauf

Die Entscheidung, ob und wann der Telenotarzt bei Primäreinsätzen alarmiert wird, erfolgt durch das behandelnde Team des RTW vor Ort. Sekundärverlegungen werden in Aachen aktuell im direkten Austausch zwischen verlegendem Arzt und Telenotarzt (TNA) geplant. Abhängig vom Patientenzustand erfolgt sodann die Auswahl des geeigneten Transportmittels unter ärztlicher oder telenotärztlicher Begleitung.

Zur optimalen Unterstützung des Rettungs- oder Transportteams vor Ort verfügt der Telenotarzt über den Zugriff auf Echtzeitdaten des Patientenmonitors, eine Sprachverbindung zum behandelnden Team, Zugriff auf eine hochauflösende, zoom- und schwenkbare Kamera im RTW sowie die Option zum Empfang von Fotos, die Medikamentenpläne, Arztbriefe, Dokumente oder Impressionen vom Einsatzort liefern (➤ Abb. 18.2). Die gesamte Kommunikation ist verschlüsselt und der Patient muss – sofern ansprechbar – vor Konsultation des TNA einwilligen.

Ein großer Vorteil für das Rettungsdienstpersonal ergibt sich aus der Tatsache, dass beim Einsatz des TNA **Rechtssicherheit** besteht, wenn die **Applikation von Medikamenten** angezeigt ist, die einer ärztlichen Delegation bedürfen. Vor Einführung des TNA musste beispielsweise für die Applikation der meisten Analgetika oder Antihypertensiva ein Notarzt nachalarmiert und sodann auf dessen Ankunft gewartet werden, bevor die Therapie begonnen werden konnte. Dieses **therapiefreie Intervall** kann durch Konsultation des TNA **verkürzt** werden und die Ressource Notarzt steht indes für lebensbedrohliche Notfälle zur Verfügung. Auch beim Sekundärtransport besteht die Aufgabe des TNA primär darin, das transportierende Team zu unterstützen und bei Bedarf die Applikation von Medikamenten und stabilisierenden Maßnahmen anzuweisen.

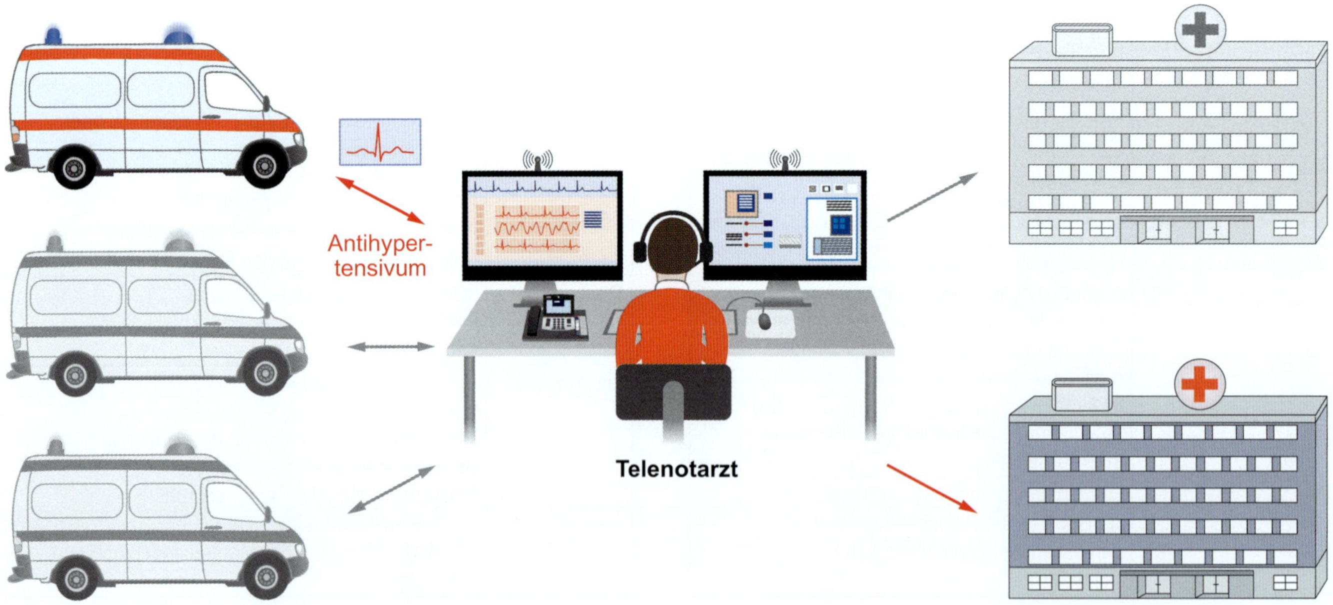

Abb. 18.2 Schematische Darstellung einer telenotärztlichen Konsultation bei hypertensiver Entgleisung [L231]

Zur strukturierten und leitlinienadhärenten Abarbeitung und Dokumentation des Einsatzes stehen dem TNA zahlreiche digitale Checklisten und Guidelines, ein digitales Patientenprotokoll und eine Positionskarte der Einsatzkräfte und nahegelegener Krankenhäuser zur Verfügung. Letztere ermöglicht die Identifikation der nächstgelegenen geeigneten Klinik zur schnellstmöglichen Versorgung des Patienten. Das digitale Einsatzprotokoll, wie auch weitere Dokumente, z. B. das 12-Kanal-EKG, können an die aufnehmende Notaufnahme als auch den RTW versandt und dort ausgedruckt werden.

In Aachen konnte durch den Einsatz des TNA die Zahl der Notarzteinsätze gegen den bundesweiten Trend deutlich gesenkt werden [6, 7].

Indikationen und Limitationen

Die **Grenzen** der telenotärztlichen Konsultation sind dann erreicht, wenn die **manuellen Fähigkeiten des Notarztes vor Ort** benötigt werden. In diesen Fällen fordert der TNA einen Notarzt nach, kann jedoch das therapiefreie Intervall bis zum Eintreffen des Notarztes überbrücken. Mögliche Indikationen für den Einsatz des Telenotarztes lassen sich gemäß der Strukturempfehlung der Deutschen Gesellschaft für Anästhesiologie und Intensivmedizin ableiten (➤ Tab. 18.1) [8].

Tab. 18.1 Indikationen für den Einsatz des Telenotarztes oder des konventionellen Notarztes (modifiziert nach [8])

Mögliche Indikationen für Telenotarzt	Indikationen für konventionellen Notarzt
• Hypertensive Entgleisung • Schmerztherapie bei nicht lebensbedrohlichen Verletzungen/Erkrankungen • Schlaganfall (ohne Bewusstlosigkeit) • Hypoglykämie • Hilfestellung bei unklaren Notfällen • Hilfestellung bei EKG-Interpretation • Transportverweigerung (u. a. rechtliche Absicherung für den NotSan, RettAss, RS) • Sekundärverlegungen nach definierten Kriterien • Zur Überbrückung bis zum Eintreffen des Notarztes grundsätzlich, sofern die Notfallsituation eine Konsultation erlaubt	• Reanimation, schwere Kreislaufinsuffizienz • Bewusstlosigkeit • ST-Hebungsinfarkt (STEMI) • Krampfanfall • Schwere Atemnot, Zyanose, Ateminsuffizienz • Polytrauma, Hochrasanztrauma • Pädiatrischer Notfall • PsychKG-Indikation oder psychiatrischer Notfall mit Minderjährigen • Schwere Unfälle (Verkehrsunfall, Badeunfall, Eiseinbruch, eingeklemmte Person etc.) • Feuer mit Personenschaden • Besondere Einsatzlagen (Geiselnahme, Amoklage etc.) • „Der akute lebensbedrohende Notfall"

18.4.2 Teleradiologie

Der digitale Transfer von radiologischem Bildmaterial im Rahmen eines Versorgungsnetzwerks bietet vielseitiges Potenzial zur Verbesserung der Patientenversorgung. Insbesondere Kliniken der Grund- und Regelversorgung können durch Nutzung teleradiologischer Verfahren allzeit eine radiologische Akutdiagnostik und -befundung vorhalten, auch wenn physisch kein Radiologe im Haus ist.

Für den Fall, dass sich bildmorphologisch ein interventionsbedürftiger Befund zeigt, der hausintern nicht versorgt werden kann, beispielsweise eine Subarachnoidalblutung oder Typ-A-Aortendissektion, offenbart die Teleradiologie einen zeitlichen Vorteil. Die Bilder können vorab an die weiterbehandelnde Klinik gesandt und dort gesichtet werden, bevor der Patient selbst eintrifft. OP-Vorbereitungen lassen sich somit optimieren und die Zeit bis zur definitiven Versorgung minimieren. In Bezug auf den Patiententransport lässt sich gerade dann ein Vorteil der Teleradiologie ableiten, wenn radiologische Befunde für die Behandler vor Ort nicht eindeutig sind. Hier kann die teleradiologische Expertise der externen Fachklinik die Indikationsstellung und Transportnotwendigkeit sichern oder falsifizieren und dadurch die Zahl übertriagierter Transporte reduzieren.

18.4.3 Teleneurologie

Bei Verdacht auf einen Schlaganfall bieten Video- und Audiosysteme, wie sie im Rahmen von teleneurologischen Projekten eingesetzt werden, einen Mehrwert gegenüber dem isolierten Transfer von Bilddaten. Kliniken ohne Neurologie erhalten durch Teilnahme an Netzwerken, wie TEMPiS in Bayern Zugriff auf die Expertise einer Stroke Unit. Über einen bidirektionalen Audio-Videostream ist es den Neurologen der Stroke Unit möglich, Anamnese und Untersuchung in direkter Interaktion mit dem Patienten durchzuführen, unterstützt durch das behandelnde Team vor Ort. In Zusammenschau mit den radiologischen Befunden kann so die **Zeit bis zur Diagnosestellung** und damit unter Umständen die *„time-to-needle"*, also die Zeit bis zum Beginn einer Lysetherapie beim ischämischen Schlaganfall, **verkürzt** werden [9]. Die telemedizinische Konsultation dient hier nicht nur zur Sicherung der Diagnose, zum frühzeitigen Therapiebeginn, sondern auch zur Ableitung einer Transportindikation, sodass nur die Patienten in die Stroke Unit verlegt werden, die davon auch profitieren.

Bisher sind telemedizinische Lösungen eher im Rahmen von regionalen Netzwerken etabliert. Das skizzierte Potenzial dürfte jedoch dazu führen, dass die Verfahren in den kommenden Jahren flächendeckenden Einsatz finden.

LITERATUR

[1] Lyphout C, Bergs J, Stockman W et al. Patient safety incidents during interhospital transport of patients: A prospective analysis. International Emergency Nursing, 2018; 36: 22–6.

18

[2] Bourn S, Wijesingha S, Nordmann G. Transfer of the critically ill adult patient. BJA Education, 2018; 18(3): 63–8.
[3] Reifferscheid F, Grasner J T, Hocker J. Interhospitaltransfer – Planung und Vorbereitung von Intensivtransporten/-verlegungen. Anasthesiol Intensivmed Notfallmed Schmerzther, 2013; 48(5): 352–6.
[4] Abdellatif A, Bagian J P, Barajas E R et al. Communication During Patient Hand-Overs: Patient Safety Solutions, Volume 1, Solution 3, May 2007. Joint Commission Journal on Quality and Patient Safety, 2017; 33(7): 439–2.
[5] Williams P, Karuppiah S, Greentree K, Darvall J. A checklist for intrahospital transport of critically ill patients improves compliance with transportation safety guidelines. Aust Crit Care, 2019 Apr 10. pii: S1036-7314 (18) 30231–5.
[6] Brokmann J C, Felzen M, Beckers SK et al. Telemedizin: Potenziale in der Notfallmedizin. Anasthesiol Intensivmed Notfallmed Schmerzther, 2017; 52(2): 107–17.
[7] Marx G, Dusch M, Czaplik M et al. Telemedizin für die vier Säulen der Anästhesiologie. Positionspapier der Deutschen Gesellschaft für Anästhesiologie und Intensivmedizin (DGAI) und der Deutschen Gesellschaft für Telemedizin (DG Telemed). Anästh Intensivmed, 2019; 60: 191–207.
[8] Präsidium der DGAI. Telemedizin in der prähospitalen Notfallmedizin: Strukturempfehlung der DGAI. Anästh Intensivmed, 2016; 57: 160–6.
[9] Völkel N, Hubert G J, Haberl R L. Telemedizin: „TEMPiS"-Netzwerk für Schlaganfallbehandlung in der Regelversorgung. Anasthesiol Intensivmed Notfallmed Schmerzther, 2017; 52(2): 127–36.

KAPITEL

19 Management von Wunden und Abszessen

Christian Pietsch

19.1 Voraussetzungen und Vorbereitungen

Das Tragen von Schutzkleidung inkl. Schutzbrille ist bei jeder Wundversorgung erforderlich; ferner müssen sterile Handschuhe, Mundschutz und OP-Haube, ggf. auch sterile Kittel, angelegt werden. Nach Möglichkeit sollte ein Eingriffsraum für sterile Eingriffe zur Verfügung stehen.

Größere Wundversorgungen, die u. U. auch eine Allgemeinnarkose benötigen, sollten besser im OP-Saal durchgeführt werden. Hierzu zählt auch eine Abszessdrainage, wenn – wie z. B. bei Glutealabszessen – eine großflächigere Spülung oder Entfernung von Debris erforderlich ist. Eine Versorgung ist dann in Lokalanästhesie meist nicht möglich und die Prozedur für den Patienten außerordentlich schmerzhaft.

Für kurze Eingriffe besteht neben der Versorgung in Lokalanästhesie oder in Allgemeinnarkose auch die Möglichkeit zur Durchführung einer kurzen i. v. Sedierung und Analgesie, der *procedural sedation* (PSA) (➤ Kap. 5.2).

19.2 Lokalanästhesie

19.2.1 Lokalanästhetika

Die zur Lokalanästhesie verfügbaren Medikamente gehören zur Gruppe der Ester und Amide. Wegen der hohen allergenen Potenz der Ester ist in ➤ Tab. 19.1 eine Auswahl von Amid-Lokalanästhetika aufgeführt.

MERKE

Prinzipiell gilt: So wenig Lokalanästhetikum wie möglich; so viel wie nötig!

19.2.2 Lokale Infiltrationsanästhesie (Feldblock)

Die notwendige Menge an Lokalanästhetikum hängt von der durchzuführenden Maßnahme und von der Wundgröße ab. Bei sehr kranken, sehr jungen oder alten Patienten ist die Dosis wegen eines evtl. eingeschränkten Metabolismus ggf. zu reduzieren.

Tab. 19.1 Lokalanästhetika (Auswahl) [1]

Amide für die Lokalanästhesie					
Wirkstoff	Handelsname	Wirkungseintritt, Wirkungsdauer	Erhältliche Konzentrationen	mg/ml	Max. Dosis/kg KG
Lidocain	Xylocain®	Rasch, 60–120 min	0,5 %, 1 %, 2 %	5, 10, 20	4 mg
Prilocain	Xylonest®	Relativ rasch, 90–180 min	0,5 %, 1 %, 2 %	5, 10, 20	6 mg
Mepivacain	Meaverin®, Scandicain®	Relativ rasch, 90–180 min	0,5 %, 1 %, 2 %	5, 10, 20	4 mg
Bupivacain	Carbostesin®	Langsam, 4–12 h	0,25 %, 0,5 %, 0,75 % **Cave:** 0,5 % auch hyperbar	2,5, 5, 7,5	< 2 mg
Etidocain	Dur-Anest	Rasch, 4–8 h	1 %	10	4 mg

Die Infiltrationsanästhesie eignet sich zur Lokalanästhesie prinzipiell für jede Wundversorgung und ist auch am einfachsten zu erlernen und anzuwenden (➤ Abb. 19.1). Bei großen Wunden kann allerdings für eine suffiziente Anästhesie schnell die toxische Dosis erreicht werden. Daher muss die Maximaldosis beachtet und die Wundversorgung ggf. in Allgemeinnarkose erfolgen.

INFO

Technik: Lokale Infiltrationsanästhesie

Der Patient soll entspannt liegen. Empfohlen wird die Erwärmung des Lokalanästhetikums auf 25–40 °C. Entlang der Wundränder wird die notwendige Menge Lokalanästhetikum verabreicht. Hierzu wird die Kanüle immer wieder neu angesetzt und nach Aspiration zur Überprüfung einer eventuellen Gefäßpunktion injiziert.

19.2.3 Finger-/Zehenblock

Die Blockade der Digitalnerven ist eine wichtige, in der Notfallmedizin häufig angewandte Technik. Für eine zuverlässige Exploration von Fingerverletzungen ist eine suffiziente Anästhesie unerlässlich.

Der Vorteil im Vergleich zum Feldblock liegt in der geringeren Anzahl notwendiger Injektionen. Außerdem quillt das Gewebe im Wundgebiet durch die Injektion nicht auf, was die Exploration und Versorgung der Wunden erschweren würde. Zur Blutstillung und besseren Wundübersicht kann einfach ein abgeschnittener Fingerling eines sterilen Einmalhandschuhs über den Finger gerollt werden.

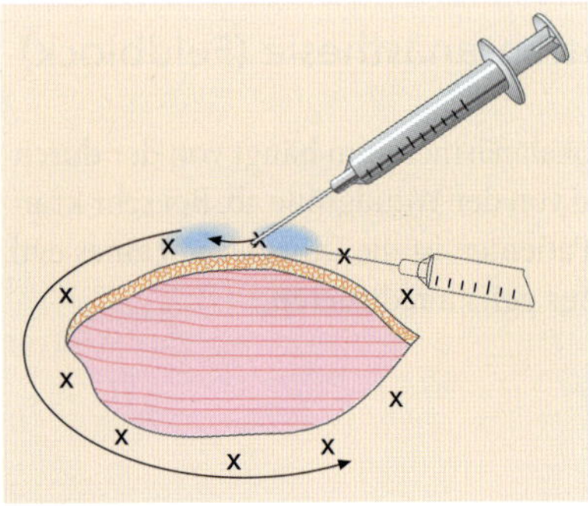

Abb. 19.1 Infiltrationsanästhesie [L235]

Die langsame Injektion kleiner Mengen eines Lokalanästhetikums mit einer kleinen Kanüle ist für den Patienten deutlich angenehmer.

Auf den Zusatz von Adrenalin zu Lokalanästhetika wird bei Anwendungen im Bereich der Finger oder Zehen verzichtet, damit es nicht zu einer unbeabsichtigten Vasokonstriktion der Arterien kommt, die zu kritischen Ischämien führen kann.

Kontraindikationen
- Eingeschränkte Durchblutung des Fingers
- Infektionen im Bereich der Injektionsstelle
- Bekannte Allergie auf Lokalanästhetika

Komplikationen Gilt die Leitungsanästhesie auch als sicheres Verfahren, so gibt es doch zahlreiche Risiken und Komplikationen zu beachten:
- Schmerzen an der Einstichstelle
- Infektion an der Einstichstelle
- Verletzung von Nerven und Sehnen, die zu andauernden Beschwerden (Neuropathie, Tendinitis) führen können
- Intravaskuläre Injektion: toxische Nebenwirkungen
- Allergische Reaktionen
- Vasovagale Synkope

Equipment
- Sterile Handschuhe, sterile Abdeckung, Tupfer
- Povidon-Iod (z. B. Betaisodona®, Braunol®) zur Desinfektion
- 5- bis 10-ml-Spritze, 18-G-Kanüle zum Aufziehen, 25- bis 30-G-Kanüle für die Injektion
- Lokalanästhetikum

Technik Für die Leitungsanästhesie von Fingern und Zehen bieten sich verschiedene Möglichkeiten an, von denen die gängigsten Verfahren im Folgenden beschrieben werden.

Dorsaler Oberst-Block

Indikation Wundversorgung, Fremdkörperentfernung.

Technik Infiltration eines subkutanen Depots dorsalseitig radial und ulnar in Höhe der Fingerbasis. Vorschieben der Kanüle nach palmar bis unter die Haut. Im Bereich des palmaren Nervenbündels. Nach Aspiration und Ausschluss einer Gefäßpunktion Applikation von ca. 1–2 ml Lokalanästhetikum ohne Zusatz von Adrenalin (➤ Abb. 19.2).

KAPITEL

21 Point-of-care-Ultraschall (POCUS)

Dorothea Hempel

21.1 Definition

Der Point-of-care-Ultraschall (POCUS) ermöglicht eine rasche bettseitige Diagnostik sowie eine Therapieüberwachung. Zudem führen ultraschallgestützte Punktionen zu einer Verringerung von Komplikationen. Es existieren Curricula unter anderem der Deutschen Gesellschaft für Ultraschall in der Medizin (DEGUM) für die Ausbildung in der Notfallsonografie (DEGUM) [1].

21.2 Fokussierte Echokardiografie

Zur Durchführung der fokussierten Echokardiografie werden verschiedene Standardanlotungen (➤ Abb. 21.1) benötigt. Im Unterschied zu einer vollständigen Echokardiografie im Echokardiografie-Labor werden bei der fokussierten Echokardiografie nicht alle Einstellungen und Messwerte erhoben, sondern es werden spezielle Fragestellungen beantwortet. Messungen mittels Doppler oder M-Mode werden in der Regel nicht durchgeführt.

MERKE

Die drei wichtigsten Fragen an die fokussierte Echokardiografie

Liegt ein Perikarderguss/-tamponade vor?
Liegt eine Rechtsherzbelastung/eine Dilatation des rechten Ventrikels vor?
Ist die linksventrikuläre Pumpfunktion beeinträchtigt?

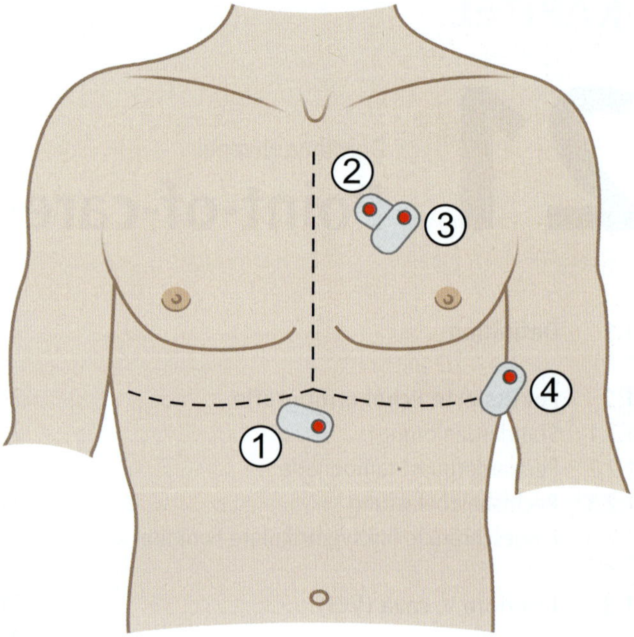

Abb. 21.1 Anlotungspositionen und Ausrichtung des Schallkopfes. 1 = subkostal, 2 = parasternal lang, 3 = parasternal kurz, 4 = apikal. [L231]

21.2.1 Standardanlotung

(➤ Abb. 21.2, ➤ Abb. 21.3, ➤ Abb. 21.4, ➤ Abb. 21.5)

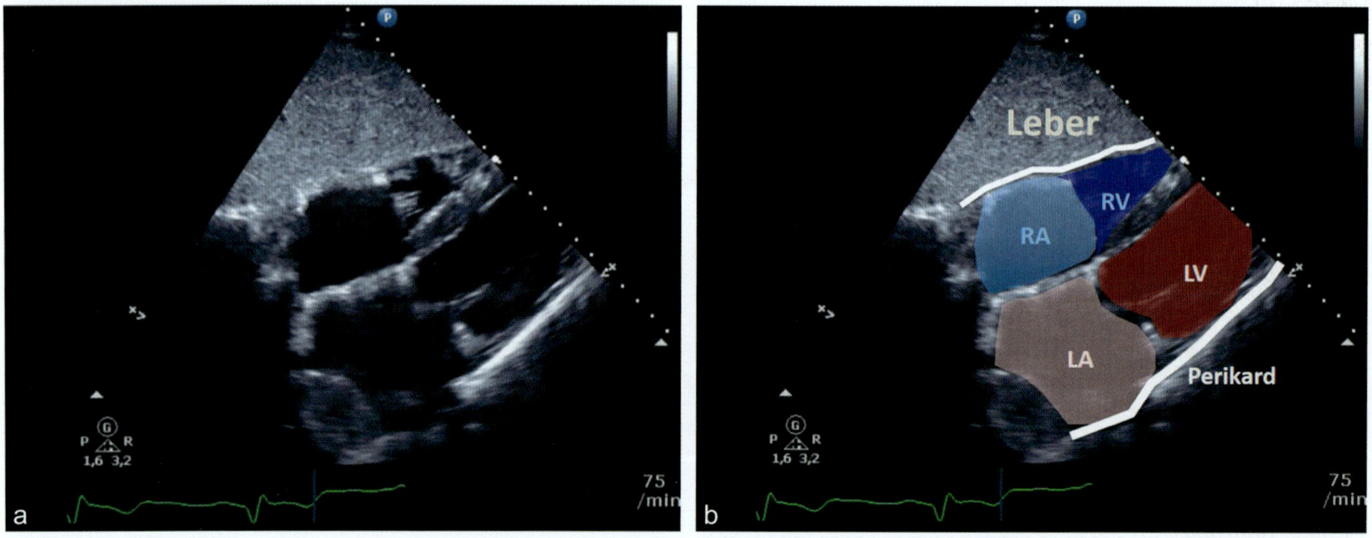

Abb. 21.2 Subkostaler Vierkammerblick. LV = linker Ventrikel, RV = rechter Ventrikel, RA = rechtes Atrium, LA = linkes Atrium. [P678]

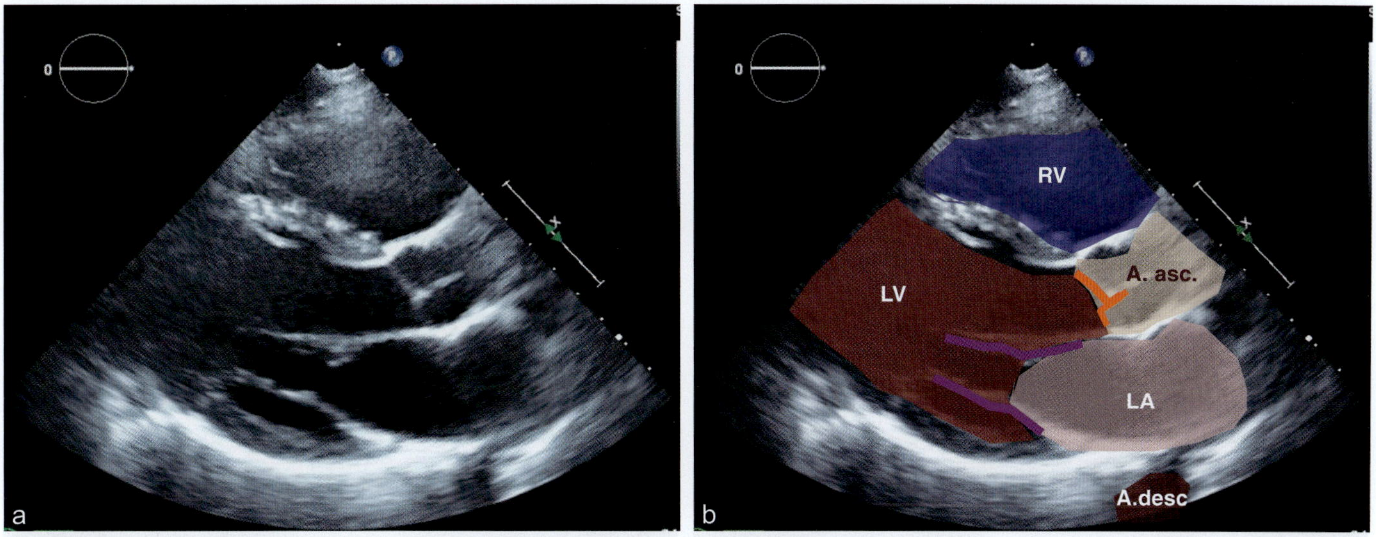

Abb. 21.3 Parasternale lange Achse. Das Septum läuft annähernd horizontal durchs Bild. Die Mitralklappe (lila) steht im Zentrum des Bildes. LV = linker Ventrikel, RV = rechter Ventrikel, LA = linkes Atrium. A. asc. = Aorta ascendens, A. desc. = Aorta descendens. [P678]

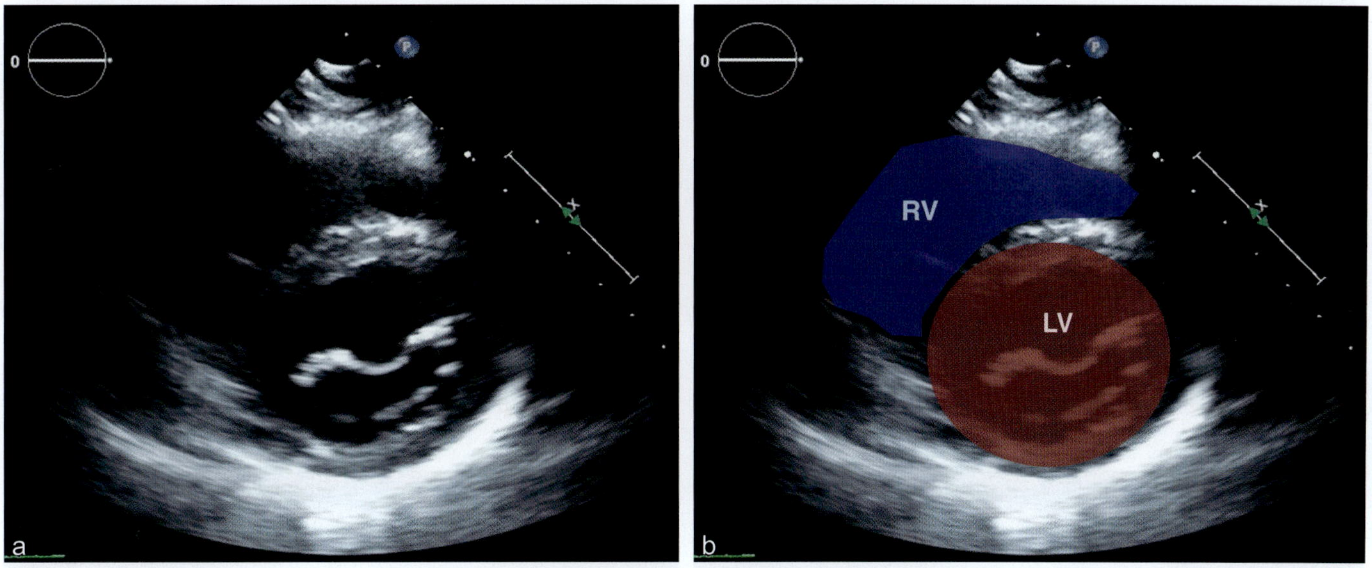

Abb. 21.4 Parasternale kurze Achse. Der linke Ventrikel ist rund. Hier ist ein Schnitt auf Höhe der Mitralklappe zu sehen. LV = linker Ventrikel, RV = rechter Ventrikel. [P678]

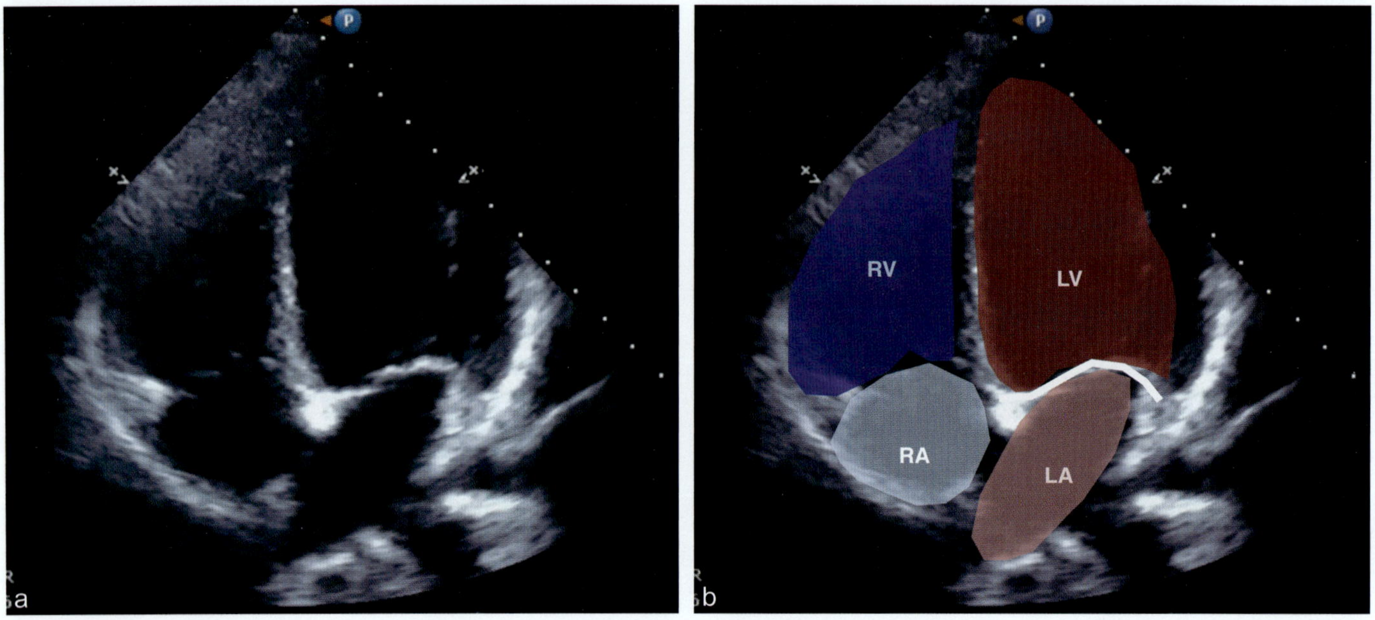

Abb. 21.5 Apikaler Vierkammerblick. Das Septum steht vertikal und der LV bildet die Herzspitze. LV = linker Ventrikel, RV = rechter Ventrikel, RA = rechtes Atrium, LA = linkes Atrium. [P678]

21.2.2 Perikarderguss/-tamponade

Ein Perikarderguss kann in jeder der Standardanlotungen erkannt werden. Einen guten Überblick liefert im Notfall der **subkostale Vierkammerblick** (➤ Abb. 21.6).

Ein Erguss, ob Blut oder seröse Flüssigkeit, stellt sich als echoarmer bis echofreier Saum zwischen dem Herz und dem parietalen Perikard dar.

Die Zusammensetzung der Flüssigkeit lässt sich sonografisch nicht bestimmen; frisches Blut besitzt die gleiche Echogenität wie ein seröses Transsudat.

MERKE

Echokardiografische Zeichen einer Tamponade

- Inversion des rechten Atriums
- Kollaps des rechten Ventrikels in der Diastole
- Eine erweiterte, nicht atemvariable V. cava inferior

Die Größe eines Ergusses korreliert nicht mit der hämodynamischen Auswirkung. Die Zeitdauer der Entstehung ist ausschlaggebend. So kann ein schmaler Flüssigkeitssaum von 5 mm bereits Auswirkung auf die Kreislaufverhältnisse haben, wenn er über einen kurzen Zeitraum entstanden ist.

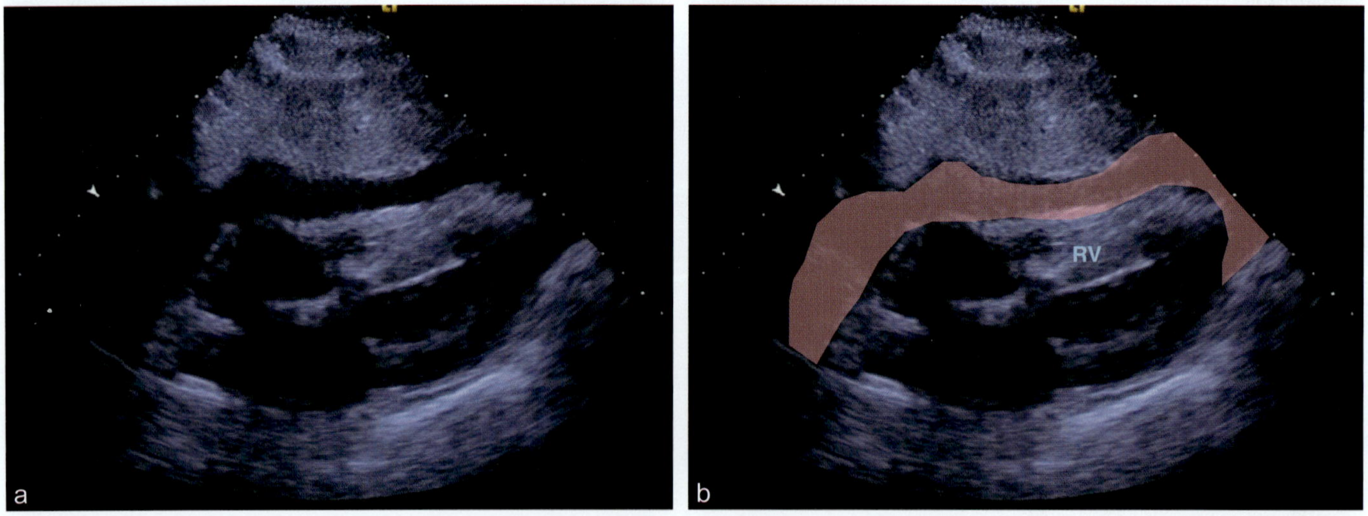

Abb. 21.6 Subkostaler Vierkammerblick mit Perikarderguss (farbig in b). Der rechte Ventrikel (RV) wird in der Diastole komprimiert. Dies ist ein Zeichen für eine Tamponade. [P678]

21.2.3 Rechtsherzbelastung

Eine akute Druckbelastung des rechten Ventrikels, z. B. aufgrund einer Lungenarterienembolie, führt zu einer Dilatation des RV. Im weiteren Verlauf kommt es hierdurch zu einer eingeschränkten Sauerstoffzufuhr und einer Reduktion der Kontraktilität.

Im physiologischen Zustand ist der RV schmaler als der LV und bildet nicht die Herzspitze. In der parasternalen kurzen Achse imponiert bei einer Rechtsherzbelastung das sog. **D-Sign:** Der linke Ventrikel, der sonst rund ist, nimmt in der Diastole die Form eines gekippten „D" an (➤ Abb. 21.7). In der Diastole unterschreitet der Druck im LV den Druck im RV, wodurch das Septum Richtung LV gedrückt wird. Dies wird auch als **paradoxe Septumbewegung** bezeichnet. Bei **chronischer Rechtsherzbelastung** kommt es zudem zu einer Hypertrophie, sodass die freie Wand des RV hypertrophiert und der RV herzspitzenbildend wird.

In seltenen Fällen können Thromben im rechten Ventrikel oder in der A. pulmonalis dargestellt werden.

MERKE

Echokardiografische Zeichen einer Rechtsherzbelastung

- Dilatation des rechten Ventrikels mit einem Verhältnis des RV : LV von > 0,6 : 1
- Dilatation des rechten Atriums
- D-Sign in der kurzen Achse
- Paradoxe Septumbewegung
- Dilatierte und nicht atemvariable VCI
- Eingeschränkte Kontraktilität des RV

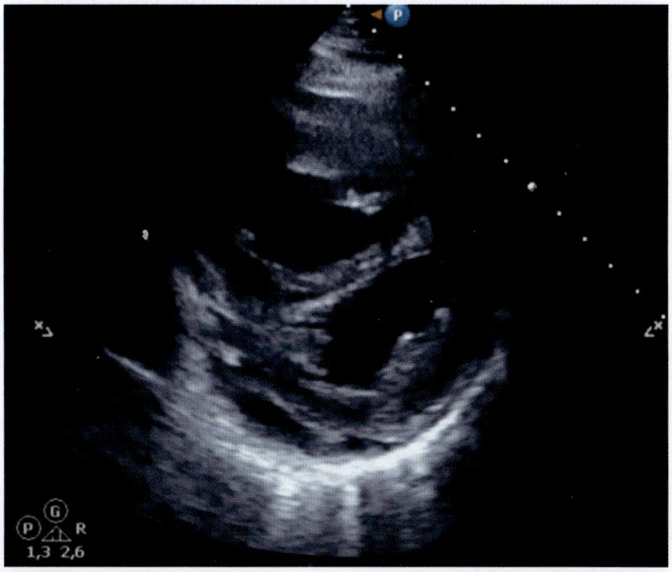

Abb. 21.7 D-Sign in der parasternalen kurzen Achse [P678]

21.2.4 Eingeschränkte linksventrikuläre Funktion

Die normale systolische Ejektionsfraktion (EF) beträgt > 55 %. Verschiedene Methoden sind geeignet, die LV-Funktion zu bestimmen. In der kardiologischen Diagnostik hat sich hierzu die sog. **Simpson-Methode** (zweidimensional) durchgesetzt. Auch 3D-Messungen der LV-Funktion sind möglich.

In der fokussierten Echokardiografie ist jedoch das sog. **„Eyeballing"**, d. h. die visuelle Abschätzung der LV-Funktion ausreichend. Eine genaue Bezifferung der EF ist in der Akutsituation nicht notwendig, sodass eine Einteilung in drei Abstufungen zu empfehlen ist: **normal – eingeschränkt – hochgradig eingeschränkt.**

MERKE

Visuelle Einschätzung der LV-Funktion

- Bewegung des anterioren Mitralsegels bis an das Ventrikelseptum
- Einwärtsbewegung aller Endokardabschnitte
- Wanddickenzunahme aller Wandabschnitte

Die Beobachtung der Wanddickenzunahme und der Wandbewegung erlaubt dem Geübten zudem das Erkennen von regionalen Wandbewegungsstörungen.

Die Messung der **MAPSE** (engl. *mitral annular systolic plane excursion*) ist ein gut reproduzierbarer Messwert, der eine hohe Korrelation mit anderen Parametern der linksventrikulären Funktion aufweist. Werte > 12 mm sprechen für eine gute, Werte < 8 mm für eine schlechte LV-EF.

21.3 Inferiore V. cava (VCI)

21.3.1 Darstellung

Die V. cava inferior kann sowohl im Längs- wie auch im Querschnitt dargestellt werden. Die Messung des maximalen Diameters erfolgt ca. 2 cm unterhalb des Diaphragmas bzw. distal der Einmündung der Lebervenen. Zur Abschätzung des Volumenstatus sind der maximale Diameter sowie der sog. Kollaps-Index zu messen.

INFO

V. cava

Kollaps-Index: $IVC_{max}/(IVC_{max} - IVC_{min})$ → normal > 50 %
Normale Weite: < 25 mm

21.3.2 Aussagekraft

Die respiratorische Variabilität der VCI beruht auf einem erhöhten venösen Rückstrom während der Inspiration bei einem spontan atmenden Patienten. Bei kontrollierter Beatmung kommt es während der Exspiration zu einer Abnahme des Diameters.

21

Eine Erweiterung der VCI > 25 mm sowie ein Kollaps von weniger als 50 % sprechen für eine **erhöhte zentralvenöse Füllung.**

Eine VCI von < 1 cm und ein Kollaps von > 50 % sprechen für einen **Volumenmangel.** Liegen diese Parameter bei einem Patienten mit einer Hypotension oder einem Schock vor, sollte Volumen appliziert werden.

21.4 FAST (Focussed Assessment with Sonography in Trauma)

Der FAST-Algorithmus, mit der Erweiterung um die Thoraxsonografie als E-FAST (extended FAST) bezeichnet, ist im Rahmen der Traumaversorgung als Bestandteil des Primary Survey verankert. Ziel ist es, freie Flüssigkeit in der Peritonealhöhle oder in der Pleura darzustellen bzw. auszuschließen. FAST ist keine Organdiagnostik!

21.4.1 Anlotungen

Der Schallkopf wird im Bereich des thorako-abdominellen Überganges rechts aufgesetzt. Zielstruktur ist zunächst das Diaphragma, um Flüssigkeit oberhalb bzw. unterhalb des Diaphragmas zwischen Diaphragma und Leber darzustellen.

Anschließend wird der **Morison Pouch,** der Raum zwischen Leber und Niere, dargestellt.

Entsprechend wird auf der linken Seite verfahren. Der Raum zwischen linker Niere und Milz wird auch als **Koller-Raum** bezeichnet.

Freie Flüssigkeit im kleinen Becken stellt sich im rektovesikalen Raum bzw. im Excavatio rectouterina, dem sog. **Douglas-Raum** dar.

21.4.2 Aussage

Der Nachweis freier Flüssigkeit spricht für eine Organverletzung. Abhängig vom klinischen Zustand des Patienten muss eine weitere Diagnostik oder eine sofortige Laparotomie erfolgen. Die Unterscheidung von Aszites und Blut ist sonografisch nicht möglich.

MERKE
Wenn keine freie Flüssigkeit vorliegt, ist eine Organverletzung trotzdem nicht ausgeschlossen!

21.5 Extrauterine Schwangerschaft (EUG)

In der Frühschwangerschaft sind die Fragen, welche mittels POCUS beantwortet werden müssen: Liegt eine **intrauterine Schwangerschaft** vor? Diese ist bewiesen bei Nachweis eines Dottersackes innerhalb der Chorionhöhle. Er stellt sich als echoreiche Ringstruktur in dem runden, scharf begrenzten Chorionsack dar und ist transabdominell ab der 6. SSW darstellbar. Die alleinige Darstellung der Chorionhöhle reicht nicht aus, da sich in ca. 10–20% aller EUGs ein sog. **Pseudogestationssack** ausbilden kann!

Ab der 7. SSW lässt sich bereits eine fetale Herzaktivität nachweisen.

Findet sich keine intrauterine Schwangerschaft bei entsprechendem Verdacht, dann wird wie folgt vorgegangen:

- Bei **kreislaufinstabilen Patientinnen** mit klinischem Verdacht auf eine EUG reicht die Suche nach freier Flüssigkeit bei positivem Schwangerschafts-Schnelltest und nichtdarstellbarer intrauteriner Schwangerschaft aus
- Bei **kreislaufstabilen Patientinnen** finden sich häufig (noch) keine größeren Mengen an freier intraabdomineller Flüssigkeit, sodass nach weiteren Zeichen gesucht werden muss. Ab einem beta-HCG-Wert > 2.000 U/l muss eine intrauterine Fruchthöhle sichtbar sein, ansonsten besteht der hochgradige V.a. eine EUG.

MERKE
Nicht immer kann die extrauterine Schwangerschaft selbst dargestellt werden. Daher ist immer eine Zusammenschau aus beta-HCG und sonografischem Befund notwendig.

95% der extrauterinen Schwangerschaften sind in den Tuben lokalisiert, die restlichen im Bereich der Ovarien, intraabdominell oder interligamentär.

21.6 Aorta abdominalis

21.6.1 Darstellung

Die Aorta abdominalis sollte in ihrem gesamten einsehbaren Verlauf im Querschnitt dargestellt werden, beginnend oberhalb des Truncus coeliacus bis zur Bifurkation der Aa. iliacae. Der Schallkopf wird im Transversalschnitt vom Epigastrium bis oberhalb des Nabels geführt.

21.6.2 Aortenaneurysma

Eine Erweiterung > 3 cm spricht für eine Ektasie, ab 5 cm spricht man von einem Aneurysma. Die meisten Aneurysmata liegen infrarenal. Bei Vorliegen eines Aneurysmas sind die Ausdehnung im Längsschnitt sowie die Lokalisation zu beschreiben [2].

21.6.3 Aortendissektion

Eine Aortendissektion stellt sich durch eine echoreiche Membran innerhalb des Gefäßlumens dar (➤ Abb. 21.8). Mittels Farbdoppler kann das perfundierte Lumen vom nichtperfundierten unterschieden werden.

21

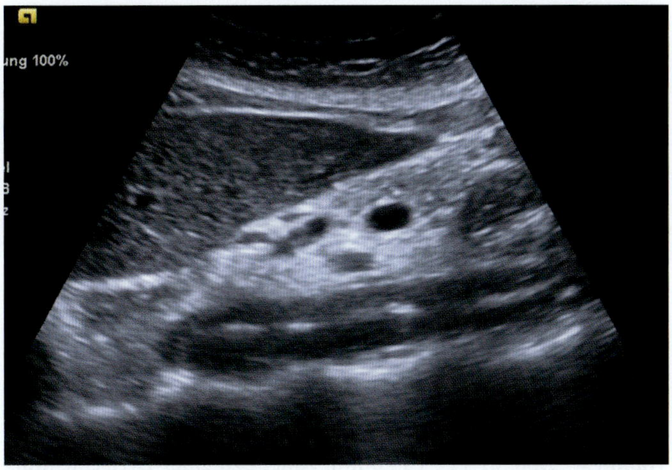

Abb. 21.8 Aortendissektion [P678]

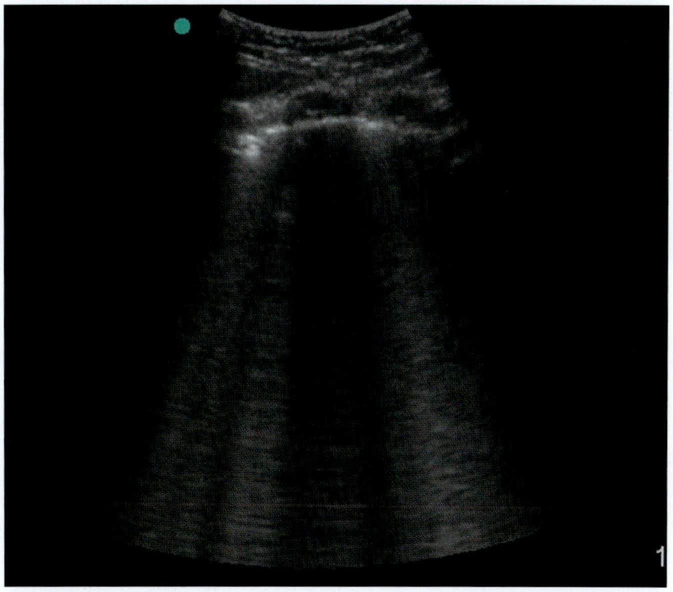

Abb. 21.9 Multiple B-Linien, ausgehend von der Pleura [P678]

21.7 Thoraxsonografie

21.7.1 Sonoanatomie und Artefakte

Die Thoraxsonografie basiert auf der **Interpretation von Artefakten.** Aufgrund des großen Impedanzsprungs kommt es an der Pleura visceralis zu einer Totalreflektion der Schallwellen. Der Schallkopf wird in kraniokaudaler Ausrichtung auf den Thorax aufgesetzt. Es sollten immer zwei Rippen mit der dorsalen Schallauslöschung zu sehen sein, um die Pleura dahinter sicher identifizieren zu können. Die beiden Rippen mit der dahinterliegenden Pleura werden als „Bat Sign" bezeichnet.

MERKE

Immer zuerst das Bat Sign suchen!

INFO

- **A-Linien:** horizontale Linien, die durch Reverberationen entstehen. Entsprechend erscheinen horizontale echoreiche Linien in regelmäßigen Abständen entsprechend dem Abstand Thoraxwand zu Pleura.
- **B-Linien:** entstehen an den pleuranahen Alveolen, sobald es innerhalb der Alveole zu einer Flüssigkeitsansammlung kommt (➤ Abb. 21.9). So spricht das Vorliegen von > 3 B-Linien in einem Interkostalraum für eine Flüssigkeitsansammlung im Lungengewebe.
- **Lungenpuls:** Die Übertragung der Herzbewegung auf die Pleura parietalis stellt sich sowohl im B-Bild wie auch im M-Mode dar [3].

21.7.2 Pneumothorax

Das Vorliegen von **Lungengleiten** an der untersuchten Stelle schließt einen Pneumothorax aus. Das Fehlen von Lungengleiten beweist jedoch nicht das Vorliegen eines Pneumothorax. Bei Fehlen von Lungengleiten müssen andere Artefakte, wie B-Linien, Lungenpuls und Lungenpunkt gesucht werden.

Das Vorliegen eines **Lungenpunkts** beweist hingegen einen Pneumothorax. Der Lungenpunkt ist das Areal, wo anliegende und abgelöste Lunge aneinandergrenzen.

21.7.3 Interstitielles Syndrom

Das Vorliegen von multiplen B-Linien bilateral lässt auf ein **Lungenödem** schließen (➤ Abb. 21.9). Da B-Linien durch flüssigkeitsgefüllte pleuranahe Alveolen entstehen, führen auch ein Thoraxtrauma sowie eine Entzündung zur Entstehung von B-Linien. Durch die Lokalisation, bilateral vs. lokalisiert, lassen sich Rückschlüsse auf die Genese ziehen.

21.7.4 Konsolidierungen

Es können **entzündliche** von **nichtentzündlichen Konsolidierungen** unterschieden werden. Jede Form ist gekennzeichnet durch Verdrängung der Luft aus dem Lungengewebe, sodass es zu einer pathologischen Schalltransmission kommt. Zu beachten ist, dass Konsolidierungen nur erkennbar sind, solange sie Kontakt zur Pleura haben; zentrale Prozesse lassen sich sonografisch nicht darstellen!

MERKE

Entzündliche Konsolidierung

- Pneumonisch
- Gekennzeichnet durch ein dynamisches Aerobronchogramm

Nichtentzündliche Konsolidierung

- Dystelektasen
- Kompressionsatelektasen
- Resorptionsatelektasen
- Lungeninfarkt

21.7.5 Tubuslage

Bei einer **einseitigen Ventilation** liegt auf der ventilierten Seite ein deutliches Lungengleiten vor, der Lungenpuls ist meist weniger deutlich zu erkennen. Auf Seite der nichtventilierten Lunge zeigt sich kein Lungengleiten, da die Verschiebung der Pleurablätter gegeneinander fehlt. Der Lungenpuls ist hingegen sehr deutlich zu erkennen.

21.8 Nieren und ableitende Harnwege

21.8.1 Darstellung

Die Niere wird im Bereich der Flanke im Längs- sowie im Querschnitt dargestellt.

Eine normale Niere hat ca. 10 cm Länge, 4 cm Breite und 4 cm Dicke. Das Nierenbecken stellt sich aufgrund der Gefäßwände und des eingelagerten Fettgewebes echoreich dar. Die Nierenrinde, welche bei zunehmendem Alter an Dicke verliert, stellt sich hingegen echoärmer dar.

21.8.2 Harnstau

Ein Harnstau ist gekennzeichnet durch ein pathologisch echoarmes Nierenbecken. Es muss immer beidseitig untersucht werden!

INFO

Schweregradeinteilung (➤ Abb. 21.10)

I. Parenchym normal, Nierenbecken erweitert
II. Parenchym normal, Nierenbecken erweitert, Kelche erweitert
III. Parenchym verschmälert, Kelche erweitert und verplumpt
IV. Nahezu komplette Atrophie des Parenchyms

21.9 Leber und Gallenwege

21.9.1 Darstellung der Gallenblase

Die Gallenblase wird von subkostal oder interkostal angelotet.

Die normale Größe beträgt maximal 10 cm Länge und 4 cm Breite. Werden diese Werte überschritten, spricht man von einem Gallenblasenhydrops. Die echoreiche Wand misst < 4 mm.

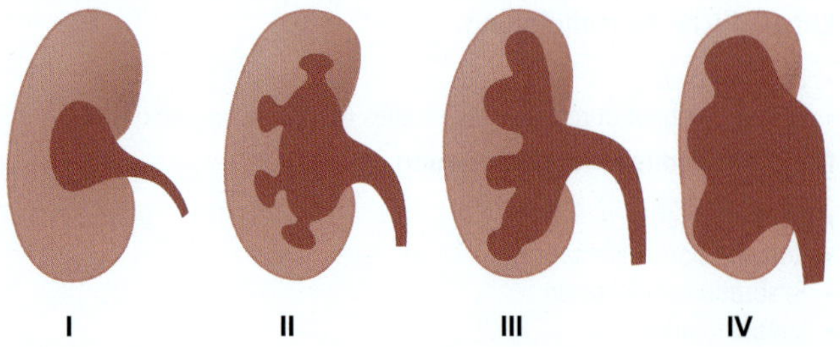

Abb. 21.10 Stadieneinteilung der Hydronephrose [L231]

21.9.2 Cholezystolithiasis

Das Vorliegen von Gallensteinen wird gesichert durch einen echoreichen Reflex mit dahinterliegender Schallauslöschung. Die Größe der Steine variiert beträchtlich.

Bei echoreichen wandständigen Strukturen ohne Schallschatten sollte an Polypen gedacht werden.

21.9.3 Zeichen einer Cholezystitis

Die höchste Sensitivität für das Vorliegen einer Cholezystitis haben das sonografische **Murphy-Zeichen** (Druckschmerz bei Anpressen des Schallkopfes unterhalb des Rippenbogens) und die verdickte Wand (➤ Abb. 21.11). Es kommt zudem zu einer Dreischichtung der Wand und zu umgebender Flüssigkeitsansammlung. In den allermeisten Fällen liegt begleitend eine Choledocholithiasis vor. Vorsicht ist geboten bei Aszites und Herzinsuffizienz, da es hier auch zu einer Verdickung der Wand, jedoch ohne pathologische Bedeutung, kommen kann.

21.9.4 Darstellung des Ductus hepatocholedochus (DHC)

Der DHC wird im sog. **Schulter-Nabel-Schnitt** aufgesucht. Auch eine Anlotung von interkostal ist möglich. Leitstruktur für den DHC ist die V. porta. Der DHC findet sich meist ventral der V. porta, begleitet von der A. hepatica. Der DHC misst bis 6 mm, nach Cholezystektomie bis 9 mm.

21.9.5 Erweiterung des DHC

Eine Erweiterung des DHC auf über 6 mm bzw. 9 mm spricht für eine **extrahepatische Cholestase.** Es sollte immer der Versuch unternommen werden, den DHC in seinem gesamten Verlauf darzustellen und mögliche Konkremente im DHC zu finden.

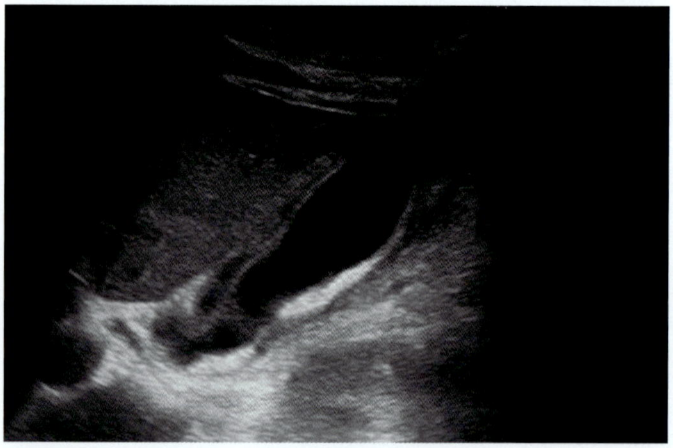

Abb. 21.11 Cholezystitis mit verdickter Wand und freier Flüssigkeit im Gallenblasenbett [P678]